临床常见心血管内科疾病救治精要

主编　崔振双　等

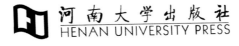
河南大学出版社
HENAN UNIVERSITY PRESS

·郑州·

图书在版编目（CIP）数据

临床常见心血管内科疾病救治精要 / 崔振双等主编
. -- 郑州：河南大学出版社，2021.10
ISBN 978-7-5649-4892-4

Ⅰ. ①临… Ⅱ. ①崔… Ⅲ. ①心脏血管疾病 - 诊疗
Ⅳ. ① R54

中国版本图书馆 CIP 数据核字 (2021) 第 216184 号

责任编辑： 陈　巧
责任校对： 孙增科
封面设计： 陈盛杰

出版发行： 河南大学出版社
　　　　　　地址：郑州市郑东新区商务外环中华大厦 2401 号
　　　　　　邮编：450046
　　　　　　电话：0371-86059750（高等教育与职业教育出版分社）
　　　　　　　　　0371-86059701（营销部）
　　　　　　网址：hupress.henu.edu.cn
印　　刷： 广东虎彩云印刷有限公司
版　　次： 2021 年 10 月第 1 版
印　　次： 2021 年 10 月第 1 次印刷
开　　本： 880 mm × 1230 mm　1/16
印　　张： 9.75
字　　数： 316 千字
定　　价： 58.00 元

编　委　会

主编简介

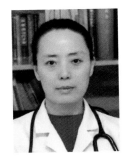

崔振双　解放军总医院第七医学中心（原陆军总医院）

　　崔振双，女，1971年11月出生，籍贯：河北省。毕业于解放军军医进修学院，心血管临床专业，博士研究生，现工作于解放军总医院第七医学中心心内科，副主任医师。擅长冠心病的介入治疗及超声心动图检查。发表SCI文章2篇，统计源文章20余篇。参与专著编写2部，主译外文专著1部，参译外文专著5部。同他人共同获中国人民解放军医疗成果奖二等奖一次。

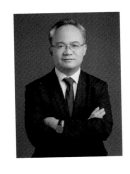

吴　淳　北京大学深圳医院

　　吴淳，男，1969年11月出生，籍贯：山东省临沂市，汉族。1995年5月博士毕业于北京大学医学部（原北京医科大学），现工作于北京大学深圳医院，副主任医师，现任职心血管内科主任。主要研究方向：冠心病、高血压、高脂血症、心衰等，多年从事冠心病、先天性心脏病、周围血管疾病介入治疗工作，具有相当丰富的理论与实践经验（曾获2011年全国五一劳动奖章，2010年广东省五一劳动奖章，现任广东省介入心脏病学会理事，深圳市医师协会心血管内科医师分会第二届理事会副会长等职）。主持省级、市级科研课题各一项，近几年来，身为第一作者发表论文3篇。

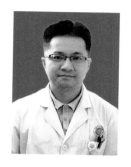

张进鹏　河源市人民医院

张进鹏，男，1979 年 9 月出生，籍贯：广东省河源市。2003 年毕业于汕头大学医学院临床医学本科，2008 年在广东省人民医院进修心血管内科一年，2015 年在广东省人民医院进修心脏起搏与电生理介入培训（国家卫生部组织）一年，现工作于河源市人民医院心血管内科，心功能科主任，副主任医师，房颤中心医疗总监。广东省医师协会心脏电生理分会委员，广东省健康管理学会心律学专业委员会委员，广东省基层医药学会中西医结合心血管专业委员会委员，河源市医学会心血管分会常务委员。尤其擅长于心律失常以及冠心病的介入治疗，如心脏永久起搏器植入术、埋藏式心律转复除颤器（ICD）植入术、心脏再同步化治疗起搏器（CRT）植入术；室上性心动过速，室性早搏，房性早搏，房扑、房颤的射频消融术以及冠脉造影、支架植入术。有扎实的理论基础和丰富的临床经验，熟练处理心血管专科的危重病人和疑难病人，擅长心律失常、冠心病、急性心肌梗死、心力衰竭、心肌病、高血压、风心病等疾病的诊治。组织参与多项科研立项，曾在省级及国家级杂志发表多篇论文。

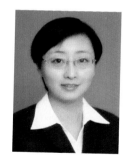

刘　萍　河南科技大学附属三门峡市中心医院

刘萍，女，1976 年 8 月出生。主任医师，现工作于三门峡市中心医院，心血管二病区副主任，国家卫计委心律失常介入诊疗资质获得者，河南省医学会三门峡市心血管病学专业委员会副主任委员，河南省医学会三门峡市心电生理起搏专业委员会副主任委员，多次在中国医学科学院阜外医院、北京大学人民医院、北京大学第一医院、南京医科大学第一附属医院进修学习心内科及心律失常介入诊疗技术，熟练掌握心内科各种常见病和疑难病的诊治及危重病的抢救治疗，尤其擅长常见及复杂心律失常心内电生理检查、射频消融治疗及心脏起搏器、心衰患者心脏再同步化治疗等现代先进介入诊疗技术，同时在冠脉造影及 PTCA+ 支架植入技术、先心病介入治疗等领域亦有较深造诣。多次获三门峡市医学会优秀医师奖、优秀学会工作者奖，三门峡市中心医院服务之星等嘉奖。

前　言

　　心血管疾病是临床常见病，其病种繁杂，且多为急危重症，致死率和致残率高，是危害人类健康的头号杀手。在我国，随着人民生活水平不断提高，生活节奏日益加快，以及群众心理压力不断增加，心血管疾病的发病率在人口死亡原因中所占的比例越来越大。心血管疾病成为困扰人们身心健康的主要疾病之一，并备受社会关注。与此同时，医学不断发展进步，心脏病的基础研究及临床治疗取得了很大的进展，新理论、新知识和新技术也随之不断涌现。广大医务工作者要不断提高心血管疾病的治疗水平，将心血管的理论知识灵活应用于临床，更好地为广大患者提供优质服务。

　　本书内容涵盖了心血管系统的生理、心电图检查、高血压、冠心病、心律失常、心力衰竭、先天性心脏病、瓣膜性心脏病、心肌疾病，以及心包疾病。本书重点突出、特色鲜明、形式新颖、条理清晰，对于临床上的热点、难点问题，给出了客观准确的描述和解析，对心血管内科的日常临床工作有重要指导价值。

　　心血管疾病的致病原因复杂，诊疗方法多样，加之随着科技进步，心血管研究领域日新月异，本书在编校过程中难免存在疏漏及不足之处，恳请广大读者批评指正。

编　者
2021 年 10 月

目　录

第一章
心血管系统的生理

第一节　心脏的泵血功能

心脏在血液循环过程中起着泵的作用。心脏的泵血依靠心脏收缩和舒张的不断交替活动而得以完成。心脏舒张时容纳从静脉返回的血液，收缩时将血液射入动脉，为血液流动提供能量。心房和心室的有序节律性收缩和舒张引起各自心腔内压力、容积发生周期性变化，各心瓣膜随压力差开启、关闭，使血液按单一方向循环流动。心脏对血液的驱动作用称为泵血功能（pump function）或泵功能，是心脏的主要功能。

一、心肌细胞收缩的特点

心肌细胞中，产生收缩力的最小单元为肌节，Z 线是肌节的分界线。心肌细胞具有收缩能力的结构基础是细胞内的肌原纤维。收缩结构由大约 400 根肌原纤维纵向排列组成，每根肌原纤维包含大约 1 500 根粗肌丝与 3 000 根细肌丝。在纵向上，肌原纤维以大约 2 μm 的间距划分为肌节，因此平均长为 120 μm 的心肌细胞大约有 60 个肌节。在电镜下，肌原纤维呈明暗交替的条索状，分为 I 和 A 带，M 线和 Z 线，两 Z 线之间即为最小的收缩单位肌节。这些有序的肌原纤维构成了心肌兴奋 – 收缩耦联的最终效应器。心肌细胞兴奋时，通过兴奋 – 收缩耦联机制触发其收缩。心肌细胞与骨骼肌细胞同属于横纹肌，它们的收缩机制相似，在细胞质内 Ca^{2+} 浓度升高时，Ca^{2+} 和肌钙蛋白结合，触发粗肌丝上的横桥和细肌丝结合并发生摆动，使肌细胞收缩。但心肌细胞的结构和电生理特性并不完全和骨骼肌相同，所以心肌细胞的收缩有其特点。

（一）"全或无"式的收缩或同步收缩

心房或心室是功能性合胞体，兴奋一经引起，一个细胞的兴奋可以迅速传导到整个心房或整个心室，引起心房或心室肌细胞近于同步收缩，称为"全或无"（all or none）收缩，即心房和心室的收缩分别是全心房或全心室的收缩。同步收缩力量大，泵血效果好。

（二）不发生强直收缩

心肌细胞的有效不应期特别长，在收缩期和舒张早期，任何刺激都不能使心肌细胞兴奋，只有等有效不应期过后，即舒张早期结束后，接受刺激才能产生兴奋和收缩，因此，心肌不会产生强直收缩。这一特点保证了心肌细胞在收缩后发生舒张，使收缩与舒张交替进行，有利于血液充盈和射血。

（三）心肌细胞收缩依赖外源性 Ca^{2+}

心肌细胞的收缩有赖于细胞外 Ca^{2+} 的内流。流入胞质的 Ca^{2+} 能触发肌浆网终池释放大量 Ca^{2+}，使胞质内 Ca^{2+} 浓度升高约 100 倍，进而引起收缩。这种由少量 Ca^{2+} 的内流引起细胞内肌浆网释放大量 Ca^{2+} 的过程或机制称为钙诱导钙释放（calcium induced calcium release，CICR）。

二、心脏的泵血机制

（一）心动周期

心脏的一次收缩和舒张，构成一个机械活动周期，称为心动周期（cardiac cycle）。在一次心动周期中，心房和心室的机械活动包括收缩期（systole）和舒张期（diastole）。由于心室在心脏泵血活动中起主导作用，所以所谓心动周期通常是指心室的活动周期。

心动周期的持续时间与心率成反比关系，如成人心率为每分钟 75 次，则每个心动周期历时 0.8 s。如图 1-1 所示，心动周期从心室收缩开始计算，心室收缩历时约 0.3 s，之后舒张持续 0.5 s；在心室舒张的最后 0.1 s 心房处于收缩状态，即心房收缩 0.1 s，心房舒张 0.7 s。因此，心室舒张期的前 0.4 s 期间，心房也处于舒张状态，这一时期称为全心舒张期。由于血液的离心与回心主要靠心室的舒缩活动实现，故以心室的舒缩活动作为心脏活动的标志，将心室的收缩期和舒张期分别称为心缩期和心舒期。

心脏舒缩过程是个耗能的过程，其中心收缩期耗能较多，舒张期耗能较少。虽然舒张早期也是一个主动过程，胞质中 Ca^{2+} 回收入肌浆网及排出到细胞外也需要三磷酸腺苷（adenosine triphosphate，ATP）提供能量，但毕竟比收缩期耗能少，所以心舒张期可以被视为心脏的相对"休息"期。当心率加快时，心动周期缩短，收缩期和舒张期都相应缩短，由于心舒张期比心收缩期长，舒张期缩短的程度更明显，使心肌的休息时间缩短，工作时间相对延长，这对心脏的持久活动是不利的。因此，当心率加快时，耗能会增多，而在安静时心率相对较慢，有利于节约能量。

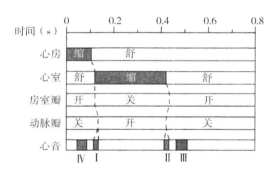

图 1-1　心动周期中心房和心室活动的顺序和时间关系示意图

（二）心脏的泵血过程

心脏之所以能使静脉血回心，又使回心血液射入动脉，主要由两个因素决定：一是由于心肌的节律性收缩和舒张，建立了心室与心房、动脉之间的压力梯度，这个压力梯度使得血液总是从压力高处向压力低处流动；二是心脏内具有单向开放的瓣膜，从而控制了血流方向。左右心室的泵血过程相似，而且几乎同时进行。以左心室为例，说明一个心动周期中心室射血和充盈的过程，以了解心脏的泵血机制，如图 1-2 所示。

1. 心室收缩期

心室收缩期可分为等容收缩期和射血期，而射血期又可分为快速射血期和减慢射血期。

（1）等容收缩期：心室开始收缩后，心室内压迅速上升，心室内压很快超过心房内压，当室内压超过房内压时，心室内血液向心房方向反流，推动房室瓣关闭，阻止血液反流入心房，此时心室内压仍低于主动脉压，主动脉瓣尚未开启，心室暂时成为一个封闭的腔，从房室瓣关闭直到动脉瓣开启前的这段时间，持续约 0.05 s，心室的收缩不能改变心室的容积，因而称此期为等容收缩期（isovolumic contraction phase）。此期心肌细胞的缩短不明显，故又称为等长收缩期（isometric contraction phase），由于此时心室继续收缩，因而室内压急剧升高，是室内压上升速度最高的时期。当主动脉压升高或心肌收缩力减弱时，等容收缩期将延长。

（2）快速射血期：当心室收缩使室内压升高至超过主动脉压时，主动脉瓣开放，这标志着等容收缩期的结束，进入射血期（ejection phase）。在射血早期，由于心室内的血液快速、大量射入动脉，射血量约占总射血量的 2/3，持续约 0.1 s，故称这段时期为快速射血期（rapid ejection phase）。室内压最高点就处于快速射血期末。

（3）减慢射血期：在射血期的后期，由于心室肌收缩强度减弱，心室容积的缩小也相应变得缓慢，射血速度逐渐减慢，这段时期称为减慢射血期（reduced ejection phase），持续约 0.15 s。在减慢射血期后期，室内压已低于主动脉压，但是心室内血液由于受到心室肌收缩的挤压作用而具有较高的动能，依靠其惯性作用，仍然逆着压力梯度继续流入主动脉。

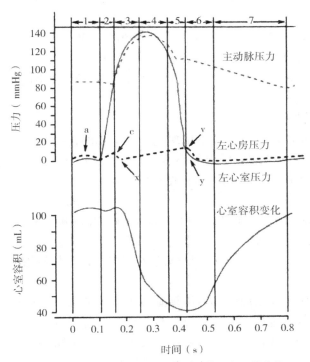

图 1-2　犬心动周期中左心压力、容积的变化
1. 心房收缩期；2. 等容收缩期；3. 快速射血期；4. 减慢射血期；5. 等容舒张期；6. 快速充盈期；7. 减慢充盈期。在每一个心动周期中，左心房压力曲线中依次呈现 3 个小的正向波，a 波、c 波和 v 波，以及两个下降波，x 波和 y 波。

2. 心室舒张期

心室舒张期可分为等容舒张期和充盈期，而充盈期又可分为快速充盈期和减慢充盈期。

（1）等容舒张期：心室收缩完毕后开始舒张，室内压急速下降，当室内压低于主动脉压时，主动脉内血液反流，冲击主动脉瓣并使其关闭。这时室内压仍明显高于心房压，房室瓣依然处于关闭状态，心室又成为封闭的腔。此时，虽然心室肌舒张，室内压快速下降，但容积并不改变。当室内压下降到低于心房压时，房室瓣便开启。从主动脉瓣关闭到房室瓣开启这段时间称为等容舒张期（isovolumic relaxation phase），持续 0.06 ~ 0.08 s。等容舒张期的特点是室内压下降速度快、幅度大，而容积不变。

（2）快速充盈期：随着心室肌的舒张，室内压进一步下降，当心室内压低于心房内压时，房室瓣开放，血液由心房流入心室。由于心房、心室同时处于舒张状态，房、室内压接近于零，此时静脉压高于心房和心室压，故血液顺房室压力梯度由静脉流经心房流入心室，使心室逐渐充盈。开始时因心室主动舒张，室内压很快降低，产生"抽吸"作用，血液快速流入心室，使心室容积迅速增大，故称这一时期为快速充盈期（rapid filling phase），持续约 0.11 s。此期充盈血量约占总充盈血量的 2/3。

（3）减慢充盈期：快速充盈期后，房室压力梯度减小，充盈速度渐慢，故称为减慢充盈期（reduced filling phase），持续约 0.22 s。

3. 心房收缩期

在心室舒张期的最后 0.1 s，心房开始收缩。由于心房的收缩，房内压升高，心房内血液挤入到尚处于舒张状态的心室，心室进一步充盈，可使心室的充盈量再增加 10% ~ 30%。心房在心动周期的大部分时间里都处于舒张状态，其主要作用是发挥临时接纳和储存从静脉回流的血液的作用。在心室收缩射血期间，这一作用尤为重要。在心室舒张期的大部分时间里，心房也处于舒张状态（全心舒张期），这时心房只是血液从静脉返回心室的一个通道。只有在心室舒张期的后期，心房才收缩，可以使心室再增加一部分充盈血液，对心室充盈起辅助作用，有利于心室射血。因此心房收缩可起到初级泵（priming pump）或启动泵的作用。

综上所述，推动血液在心房和心室之间以及心室和动脉之间流动的主要动力是压力梯度。心室肌的收缩和舒张是造成室内压力变化并导致心房和心室之间以及心室和动脉之间产生压力梯度的根本原因。心瓣膜的结构特点和开启、关闭活动保证了血液的单方向流动和室内压的急剧变化，有利于心室射血和充盈。

（三）心动周期中心房压力的变化

在每一个心动周期中，左心房压力曲线中依次呈现 3 个小的正向波，a 波、c 波和 v 波，以及 2 个下降波，x 波和 y 波（图 1-2）。心房收缩引起心房压力的升高形成 a 波，随后心房舒张，压力回降。心房收缩后，心室的收缩引起室内压急剧升高，血液向心房方向冲击，使房室瓣关闭并凸向心房，造成心房内压的第 2 次升高，形成 c 波。随着心室射血，心室容积缩小，房室瓣向下牵拉，心房容积扩大，房内压下降，形成 x 降波。此后，肺静脉内的血液不断流入心房，使心房内压随回心血量的增多而缓慢升高，形成第三次向上的正波，即 v 波。最后，房室瓣开放，血液由心房迅速进入心室，房内压下降，形成 y 降波。心房内压变化的幅度比心室内压变动的幅度小得多，其压力变化范围在 2 ~ 12 mmHg 之间。

（四）心音和心音图

在心动周期中，心肌收缩、瓣膜启闭和血液流速改变等对心血管壁的作用及血液流动中形成的涡流等因素引起的机械振动，可通过周围组织传到胸壁，用听诊器可在胸壁的一定部位听到由上述的机械振动所产生的声音，称为心音（heart sound）。如果用传感器把这些机械振动转变成电信号，经放大后记录下来，便可得到心音图（phonocardiogram）（图 1-3）。

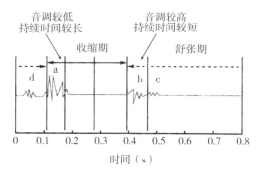

图 1-3　心音图示意图

a. 第一心音；b. 第二心音；c. 第三心音；d. 第四心音。

心音发生在心动周期的一些特定时期，其音调和持续时间也有一定的特征。每个心动周期中可产生 4 个心音，分别称为第一、第二、第三和第四心音。多数情况下只能听到第一和第二心音，在某些健康

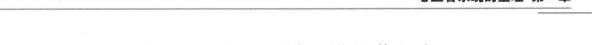

儿童和青年，也可听到第三心音，40 岁以上的健康人可能出现第四心音。

1. 第一心音（S_1）

第一心音发生在心缩期，标志着心室收缩的开始，在心尖搏动处（左第 5 肋间锁骨中线上）听诊音最清楚。其特点是音调较低，持续时间较长。第一心音的产生包括以下因素。①心室开始收缩时血液快速推动瓣膜，使房室瓣及心室肌发生振动而产生声音；②心室肌收缩力逐渐加强，房室瓣关闭，乳头肌收缩将腱索拉紧，紧牵房室瓣的尖部而引起振荡音；③血液由心室射入动脉，撞击动脉根部而产生声音。总之，第一心音是房室瓣关闭及心室收缩相伴随的事件而形成。心室肌收缩力越强，第一心音也越响。

2. 第二心音（S_2）

第二心音发生在心室舒张早期，标志着心室舒张期的开始，在胸骨旁第 2 肋间（即主动脉瓣和肺动脉瓣听诊区）听诊音最清楚。第二心音特点是频率较高，持续时间较短。总之，第二心音是半月瓣关闭及心室舒张相伴随的事件而形成。其强弱可反映主动脉压和肺动脉压的高低。

3. 第三心音（S_3）

第三心音出现在心室舒张期的快速充盈期，紧随第二心音之后，其特点是低频、低振幅。第三心音是由于血液由心房流入心室时引起心室壁和乳头肌的振动所致。在一些健康青年人和儿童，偶尔可听到第三心音。

4. 第四心音（S_4）

第四心音出现在心室舒张晚期，为一低频短音，在部分正常老年人和心室舒张末期压力升高的患者可以出现。第四心音是由于心房收缩引起心室主动充盈时，血液在心房和心室间来回振动所引起，故亦称为心房音。

心音和心音图在诊察心瓣膜功能方面有重要意义，例如听取第一心音和第二心音可检查房室瓣和半月瓣的功能状态，瓣膜关闭不全或狭窄时均可引起湍流而发生杂音。

三、心脏泵血功能的评定

心脏的主要功能是泵血，在临床医学实践和科学研究中，经常需要对心脏的泵血功能进行评定。心脏不断地泵出血液，并通过泵血量的不断调整，适应机体新陈代谢变化的需要。对心脏泵血功能的评定，通常用单位时间内心脏的射血量和心脏的做功量作为评价指标。

（一）心脏的输出血量

1. 每搏输出量与射血分数

一侧心室每次搏动所射出的血液量称为每搏输出量（stroke volume，SV），也称为搏出量或每搏量。SV 为舒张末期容积与收缩末期容积之差。正常人的左心室舒张末期容积约 120 ~ 140 mL，而搏出量为 60 ~ 80 mL。可见，每一次心跳并未泵出心室内的全部血液。搏出量占心室舒张末期血液容积的百分比称为射血分数（ejection fraction，EF），即射血分数 = 搏出量（mL）/ 心室舒张末期容积（mL）×100%，健康成年人安静状态下约为 55% ~ 65%。

正常情况下，搏出量始终与心室舒张末期容积相适应，即当心室舒张末期容积增加时，搏出量也相应增加，射血分数基本不变。射血分数反映心室的泵血效率，当心室异常扩大、心室功能减退时，尽管搏出量可能与正常人没有明显区别，但与增大的心室舒张末期容积不相适应，射血分数明显下降。因此，与搏出量相比，射血分数更能客观地反映心泵血功能，对早期发现心脏泵血功能异常具有重要意义。

2. 心排血量与心指数

一侧心室每分钟射出的血量称为心排血量（cardiac output，CO）。

心排血量（CO）= 搏出量（SV）× 心率（HR）

左右两侧心室的心排血量基本相等。如以搏出量为 70 mL、心率为 75 次 / 分计算，则心排血量为 5.25 L/min，一般健康成年男性在安静状态下，心排血量为 5 ~ 6 L/min，女性的心排血量比同体重男性约低 10%；心排血量随着机体代谢和活动情况而变化，在情绪激动、肌肉运动、怀孕等代谢活动增加时，心排血量均会增加，甚至可以增大 2 ~ 3 倍。另外，心排血量与年龄有关，青年人的心排血量高于老年人。

心排血量与机体的体表面积有关。单位体表面积（m²）的心排血量称为心指数（cardiac index，CI），即心指数 = 心排血量 / 体表面积（CI = CO/ 体表面积）。在安静和空腹情况下测定的心指数称为静息心指数，可作为比较不同个体心功能的评价指标。如以成年人体表面积约为 1.6 ~ 1.7 m² 为例，安静时心排血量为 5 ~ 6 L/min，则心指数约为 3 ~ 3.5 L（min·m²）。对应的每搏量与体表面积的比值称为心每搏指数，约为 45.5 mL/m²。应该指出，在心指数的测定过程中，并没有考虑心室舒张容积的变化，因此，在评估病理状态下心脏的泵血功能时，其价值不如射血分数。

在同一个体的不同年龄段或不同生理情况下，心指数也可发生变化。静息心指数随年龄增长而逐渐下降，如 10 岁左右的少年静息心指数最高，达 4 L/（min·m²），到 80 岁时降到约 2 L/（min·m²）。另外，情绪激动、运动和妊娠时，心指数均有不用程度的增高。

（二）心做功量

虽然心排血量可以作为反映心脏泵血功能的指标，但心排血量相同并不一定意味着心做功量相同或耗能量相同。例如，左、右心室尽管输出量相等，但它们的做功量和耗能量截然不同。因此，心做功量比心排血量更能全面反映心的泵血功能。

1. 每搏功

心室每收缩一次所做的功称为每搏功（stroke work），简称搏功。每搏功主要用于维持在一定的压强下（射血期室内压的净增值）射出一定量的血液（每搏量）；少量用于增加血液流动的动能，但动能所占比例很小，且血流速度变化不大，故可忽略不计。以左心室为例计算如下。

每搏功 = 搏出量 × （射血期左心室内压 – 左心室舒张末期压）

上式中，左心室射血期的内压是不断变化的，测量计算较困难。由于它与动脉压很接近，所以在实际应用时，用平均动脉压代替射血期左室内压。左心室舒张末期压用平均心房压（约 6 mmHg）代替。于是，每搏功可以用下式表示。

每搏功（J）= 搏出量（L）× 13.6 kg/L × 9.807 × （平均动脉压 – 平均心房压）× 1/1 000

上式中，搏出量单位为 L；力的单位换算为牛顿（N）故乘以 9.807；压力的单位为 mmHg，但需将毫米（mm）转换成米（m），故乘以 1/1 000；13.6 为水银的密度值。如左心室搏出量为 70 mL，平均动脉压为 92 mmHg，平均心房压为 6 mmHg，则每搏功为 0.803 J。

2. 每分功

心室每分钟收缩射血所做的功称为每分功（minute work），即心室完成心排血量所做的机械外功。每分功 = 每搏功 × 心率，如心率为 75 次 / 分，则每分功 = 0.803 J × 75 = 66.29 J。

当动脉血压升高时，为了克服增大的射血阻力，心肌必须增加其收缩强度才能使搏出量保持不变，因此心的做功量将会增加。与心排血量相比，用每分功来评定心脏泵血功能将更为全面，尤其在动脉血压水平不同的个体之间，或在同一个体动脉血压发生改变前后，用每分功来比较心脏泵血功能更为合理。

另外，在正常情况下，左、右心室的输出量基本相等，但平均肺动脉压仅约为平均主动脉压的 1/6，所以右心室的做功量也只有左心室的 1/6 左右。

3. 心脏的效率

在心泵血活动中，心肌消耗的能量不仅用于对外射出血液，完成机械功（外功），主要是指心室收缩而产生和维持一定室内压并推动血液流动也称压力 – 容积功；还用于离子跨膜主动转运、产生兴奋和启动收缩、产生和维持室壁张力、克服心肌组织内部的黏滞阻力等所消耗的能量（内功）。内功所消耗的能量远大于外功，最后转化为热量释放。心脏所做外功消耗的能量占心脏活动消耗的总能量的百分比称为心脏的效率（cardiac efficiency）。心肌能量的来源主要是物质的有氧氧化，故心肌耗氧量可作为心脏能量消耗的指标。心脏的效率可用下列公式计算。

心脏的效率 = 心脏完成的外功 / 心脏耗氧量

正常心的最大效率为 20% ~ 25%。不同生理情况下，心脏的效率并不相同。研究表明，假如动脉压降低至原先的一半，而搏出量增加 1 倍；或动脉压升高 1 倍，而搏出量降低至原先的一半，虽然这两种情况下的每搏功都和原来的基本相同，但前者的心肌耗氧量明显小于后者，说明动脉血压升高可使心脏的效率降低。

四、影响心排血量的因素

心排血量等于搏出量与心率的乘积。因此，凡影响搏出量和心率的因素都能影响心排血量。

（一）搏出量

在心率恒定的情况下，当搏出量增加时，心排血量增加；反之则心排血量减少。搏出量的多少主要取决于前负荷、后负荷和心肌收缩能力等。

1. 前负荷的影响

心脏舒张末期充盈的血量或压力为心室开始收缩之前所承受的负荷，称为前负荷（preload）。前负荷可使骨骼肌在收缩前处于一定的初长度。对心脏来说，心肌的初长度决定于心室舒张末期容积，即心室舒张末期容积相当于心室的前负荷。在一定范围内，心室舒张末期充盈血量越多，心肌纤维初长度则越长，因而搏出量就越多。为观察前负荷对搏出量的影响，在实验中，维持动脉压不变，逐步改变心室舒张末期的压力或容积，观察心室在不同舒张末期压力（或容积）情况下的搏出量或搏功，便可得到心室功能曲线（ventricular function curve）。图 1-4 为犬左心室功能曲线。心功能曲线可分为 3 段。①充盈压 12 ~ 15mmHg 是人体心室最适前负荷，位于其左侧的一段为心功能曲线的升支，每搏功随初长度的增加而增加。通常左心室充盈压为 5 ~ 6 mmHg，因此正常情况下，心室是在心功能曲线的升支段工作，前负荷和初长度尚远低于其最适水平。这表明心室具有较大程度的初长度储备。而骨骼肌的自然长度已接近最适初长度，说明其初长度储备很小。②充盈压 15 ~ 20 mmHg 范围内，曲线逐渐平坦，说明前负荷在上限范围内变动时，调节收缩力的作用较小，对每搏功的影响不大。③充盈压再升高，随后的曲线更加趋于平坦，或轻度下倾，但并不出现明显的降支。只有在发生严重病理改变的心室，心功能曲线才出现降支。

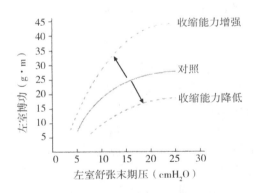

图 1-4 犬左心室功能曲线

（1 cmH₂O = 0.737 mmHg = 0.098 kPa）

前负荷通过改变初长度来调节每搏输出量的作用称为异长自身调节（heterometric autoregulation）。异长自身调节的机制在于肌小节长度的改变。肌小节长度为 2.0 ~ 2.2 μm 时，正是心室肌的最适初长度，此时粗、细肌丝处于最佳重叠状态，收缩力最大。在达到最适初长度之前，随着心室肌的初长度增加即前负荷增大时，粗、细肌丝有效重叠程度增加，参与收缩的横桥数量也相应地增加，因而心肌收缩力增强，搏出量或每搏功增加。因此异长自身调节的主要作用是对搏出量进行精细的调节。

正常情况下，引起心肌初长度改变的主要因素是静脉回心血量和心室收缩末期容积（即收缩末期剩余血量）。在一定范围内，静脉血回流量增多，则心室充盈较多，搏出量也就增加。静脉回心血量受心室舒张持续时间和静脉回流速度的影响。其中，心室舒张时间受心率的影响，当心率增加时，心室舒张时间缩短，心室充盈时间缩短，也就是静脉回心血量减少，反之，心室充盈时间延长，则静脉回流增多；而静脉回流速度取决于外周静脉压与中心静脉压之差。当吸气和四肢的骨骼肌收缩时，压力差增大，促进静脉血回流。在生理范围内，通过异长自身调节作用，心脏能将增加的回心血量泵出，不让过多的血液滞留在心腔中，从而维持回心血量和搏出量之间的动态平衡。这种心肌内在调节能力适应于回心血量的变化，防止心室舒张末期压力和容积发生过久和过度的改变。

1914 年，Starling 利用犬的离体心肺标本观察到左室舒张末期容积或压力（前负荷）增加时，搏出量增加，表明心室肌收缩力的大小取决于左室舒张末期容积，即心室肌纤维被拉长的程度。此研究是异长自身调节最早的实验依据。因此，异长自身调节也称为 Starling 机制，心功能曲线也被称为 Starling 曲线。

2. 心肌收缩能力的影响

搏出量除受心肌初长度即前负荷的影响外，还受心肌收缩能力（myocardial contractility）的调节。心肌收缩能力是决定心肌细胞功能状态的内在因素。心肌收缩能力与搏出量或每搏功成正比。当心肌收缩能力增强时，搏出量和每搏功增加。搏出量的这种调节与心肌的初长度无关，因这种通过改变心肌收缩能力的心脏泵血功能调节可以在初长度不变的情况下发生，故称为等长自身调节（homeometric autoregulation）。比如人在运动或体力活动时，每搏功或每搏量成倍增加，而此时心室舒张末期容积可能仅有少量增加；相反，心力衰竭患者心室容积扩大但其做功能力反而降低，说明前负荷或初长度不是调节心脏泵血的唯一方式，心脏泵血功能还受等长自身调节方式的调节。

凡能影响心肌收缩能力的因素，都能通过等长自身调节来改变搏出量。其作用机制涉及兴奋 – 收缩耦联过程中的各个环节。心肌收缩能力受自主神经和多种体液因素的影响，支配心肌的交感神经及血液中的儿茶酚胺是控制心肌收缩能力的最重要生理因素，它们能促进 Ca^{2+} 内流，后者可进一步诱发肌浆网内 Ca^{2+} 的释放，使肌钙蛋白对胞质钙的利用率增加，使活化的横桥数目增加，横桥 ATP 酶的活性也增高，因此，当交感神经兴奋或在儿茶酚胺作用下，心肌收缩能力增强，一方面使心肌细胞缩短程度增加，心室收缩末期容积更小，搏出量增加；另一方面心肌细胞缩短速度增加，室内压力上升速度和射血速度加快，收缩峰压增高，搏出量和每搏功增加，心室功能曲线向左上方移位。而当副交感神经兴奋或在乙酰胆碱和低氧等因素作用下，心肌收缩能力降低，搏出量和每搏功减少，心室功能曲线向右下方移位。

3. 后负荷的影响

心肌开始收缩时所遇到的负荷或阻力称为后负荷（afterload）。在心室射血过程中，必须克服大动脉的阻力，才能使心室血液冲开动脉瓣而进入主动脉，因此，主动脉血压起着后负荷的作用，其变化将影响心肌的收缩过程，从而影响搏出量。在心肌初长度、收缩能力和心率都不变的情况下，当动脉压升高即后负荷增加时，射血阻力增加，致使心室等容收缩期延长，射血期缩短，心室肌缩短的速度及幅度降低，射血速度减慢，搏出量减少。继而，心室舒张末期容积将增加，如果静脉回流量不变，则心室舒张末期容积增加，心肌初长度增加，使心肌收缩力增强，直到足以克服增大的后负荷，使搏出量恢复到原有水平，从而使得机体在动脉压升高的情况下，能够维持适当的心排血量。反之，动脉血压降低，则有利于心室射血。

（二）心率

心率的变化是影响搏出量或心排血量的重要因素。在一定范围内，心率加快，心排血量增加。但心率过快（如超过 180 次 / 分）时，心脏舒张期明显缩短，心室充盈量不足，搏出量将减少，心排血量降低。如果心率过慢（如低于 40 次 / 分）时，心排血量也会减少，这是因为心脏舒张期过长，心室的充盈量已达最大限度，再增加充盈时间，也不能相应地提高充盈量和搏出量。可见，心率过快或过慢，均会使心排血量减少。

经常锻炼的人因心肌发育较好，心脏泵血功能较强，射血分数较大，射血期可略微缩短，心脏舒张期相对延长；再加上他们的心肌细胞发达，舒张时心室的抽吸力也较强，因此心室充盈增加。此

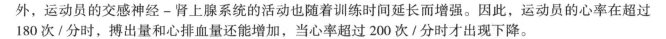

外，运动员的交感神经－肾上腺系统的活动也随着训练时间延长而增强。因此，运动员的心率在超过180 次／分时，搏出量和心排血量还能增加，当心率超过 200 次／分时才出现下降。

五、心脏泵血功能的储备

健康人安静时心率约 75 次 /min，搏出量约 60 ～ 70 mL；强体力劳动时心率可达 180 ～ 200 次／分，搏出量可提高到 150 ～ 170 mL，故心排血量可增大到 30 L/min 左右，达到最大心排血量。这说明心脏的泵血功能有一定的储备。心排血量随机体代谢需要而增加的能力称为心泵功能储备或心力储备（cardiac reserve）。

心力储备是通过心率储备和搏出量储备来实现的，即搏出量和心率能够提高的程度决定了心力储备的大小。一般情况下，动用心率储备是提高心排血量的重要途径。通过增加心率可使心排血量增加 2 ～ 2.5 倍。搏出量是心室舒张末期容积和心室收缩末期容积之差，故搏出量储备包括收缩期储备和舒张期储备。收缩期储备指心室进一步增强射血的能力，即静息状态下心室收缩末期容积与作最大程度射血时心室收缩末期容积的差值。如静息时心室收缩末期容积约 75 mL，当最大程度射血时，心室收缩末期容积可减少到 20 mL 以下，故收缩期储备约为 55 mL。舒张期储备指心室舒张时能够进一步扩大的程度，即最大程度舒张所能增加的充盈血量。静息状态下，心室舒张末期容积约为 125 mL，由于心室扩大程度有限，最大限度舒张时心舒末期容积约为 140 mL，即舒张期储备只有 15 mL，远比收缩期储备小。因此运动或强体力劳动时，主要通过动用心率储备和收缩期储备来增加心排血量。

第二节　心脏的电生理活动

心肌细胞（cardiomyocyte）属于可兴奋的肌细胞，具有受到刺激产生动作电位（兴奋）和收缩的特性。正常情况下，心脏中心肌细胞的节律性兴奋源自窦房结，通过可靠的传导到达全部心肌细胞。兴奋通过兴奋－收缩耦联（excitation-contraction coupling）引发心肌细胞收缩。心脏泵血则有赖于心肌细胞有力而同步的收缩。

一、心肌细胞的电活动与兴奋

所有横纹肌细胞的收缩是由发生在细胞膜上的动作电位（兴奋）所引发。心肌细胞的动作电位与骨骼肌细胞的明显不同，主要表现在：①能自发产生；②能从一个细胞直接传导到另一个细胞；③有较长的时程，可防止相邻收缩波的融合。为了理解心肌的这些特殊的电学特性以及心脏功能是如何依赖这些特性的，需要先了解心肌细胞的电活动表现与机制。

心肌细胞动作电位的形状及其形成机制比骨骼肌细胞的要复杂，不同类型心肌细胞的动作电位不仅在幅度和持续时间上各不相同，而且形成的离子基础也有差别。

（一）心室肌细胞的电活动

根据组织学和生理学特点，可将心肌细胞分为两类：一类是普通的心肌细胞，即工作细胞，包括心房肌和心室肌。另一类是一些特殊分化了的心肌细胞，组成心脏的特殊传导系统，包括窦房结、房室结、房室束和普肯野纤维。心房肌和心室肌细胞直接参与心脏收缩泵血。心房肌细胞与心室肌细胞的电活动形式与机制类似，以下以心室肌细胞为例说明工作细胞的电活动规律。

1. 静息电位

人类心室肌细胞的静息电位约为 -90 mV，其形成机制与骨骼肌细胞的类似，即静息电位的数值是 K^+ 平衡电位、少量 Na^+ 内流和生电性 Na^+-K^+ 泵活动产生电位的综合反映。心室肌细胞在静息时，膜对 K^+ 的通透性较高，K^+ 顺浓度梯度由膜内向膜外扩散所达到的平衡电位，是心室肌细胞静息电位的主要组成部分。由于在安静时心室肌细胞膜对 Na^+ 也有一定的通透性，少量带正电荷的 Na^+ 内流。另外，生电性 Na^+-K^+ 泵活动产生一定量的超极化电流。心室肌细胞静息电位的实际测量值是上述 3 种电活动的代数和。

2. 动作电位

心室肌细胞的动作电位（action potential，AP）与骨骼肌细胞的明显不同。心室肌细胞动作电位的主要特征在于复极过程复杂，持续时间较长，动作电位降支与升支不对称。通常将心室肌细胞兴奋的动作电位分为 0、1、2、3、4 五个时期（图 1-5），其主要离子机制见表 1-1。

0 期：快速去极化期。心室肌细胞在邻近细胞电流的刺激下，首先引起部分电压门控式 Na^+ 通道开放及少量 Na^+ 内流，造成细胞膜部分去极化；当去极化达到阈电位水平（约 $-70\ mV$）时，膜上 Na^+ 通道开放概率明显增加，出现再生性 Na^+ 内流，于是 Na^+ 顺其浓度梯度和电位梯度由膜外快速进入膜内，使膜进一步去极化，膜内电位向正电性转化，直至接近 Na^+ 平衡电位。决定 0 期去极化的 Na^+ 通道是一种快通道，它激活开放的速度和失活关闭的速度都很快。由于 Na^+ 通道激活速度快，又有再生性 Na^+ 内流循环出现，这是心室肌细胞 0 期去极速度快、动作电位升支陡峭的原因。在心脏电生理学中，通常将由快 Na^+ 通道开放引起快速去极化的心肌细胞称为快反应细胞（fast response cell），如心房肌、心室肌及普肯野纤维等，所形成的动作电位称为快反应动作电位（fast response action potential），以区别于以后将要介绍的慢反应细胞和慢反应动作电位。

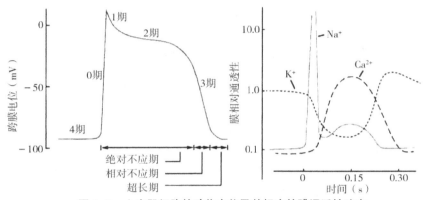

图 1-5　心室肌细胞的动作电位及其相应的膜通透性改变

表 1-1　参与心室肌细胞动作电位形成的主要离子机制

过程	时相	同义词	主要离子活动
去极化	0 期	快速去极化期	电压门控 Na^+ 通道开放
	1 期	快速复极初期	电压门控 Na^+ 通道关闭 一种电压门控 K^+ 通道开放
复极化	2 期	平台期	电压门控 L 型 Ca^{2+} 通道开放 几种 K^+ 通道开放
	3 期	快速复极末期	电压门控 L 型 Ca^{2+} 通道关闭 几种 K^+ 通道开放
静息期	4 期	电舒张期	K^+ 通道开放 Na^+-Ca^{2+} 交换体活动 Ca^{2+} 泵活动 Na^+-K^+ 泵活动

1 期：快速复极初期。在复极初期，仅出现部分复极，膜内电位下降到 0 mV 附近，与 2 期平滑过渡。在复极 1 期，快 Na^+ 通道已经失活，在去极化过程（$-20\ mV$）中 K^+ 通道被激活，两种因素使膜电位迅速下降到 0 mV 水平。

2 期：平台期（plateau）。当复极膜电位达到 0 mV 左右后，复极过程就变得非常缓慢，是心室肌细胞动作电位持续时间较长的主要原因，也是其区别于骨骼肌细胞动作电位的主要特征。平台期的形成与外向电流（K^+ 外流）和内向电流（主要是 Ca^{2+} 内流）的同时存在有关（图 1-5）。在平台期初期，两种电流处于相对平衡状态，随后，内向电流逐渐减弱，外向电流逐渐增强，总和的结果是出现一种随时间推移而逐渐增强的、微弱的外向电流，导致膜电位的缓慢复极化。平台期的外向离子流是由 K^+ 负载的，动作电位过程中心室肌细胞膜对 K^+ 的通透性随时间变化。平台期的内向离子流主要是由 Ca^{2+}（和少量 Na^+）负载的，当细胞膜去极到 -40 mV 时，心室肌细胞膜上的电压门控型 L（long-lasting）型 Ca^{2+} 通道被激活，Ca^{2+} 顺其浓度梯度向膜内缓慢扩散。L 型 Ca^{2+} 通道主要是对 Ca^{2+} 通透（也允许少量 Na^+ 通过），通道的激活、失活以及复活所需的时间均比 Na^+ 通道长，故又称为慢通道。Na^+–Ca^{2+} 交换体的生电活动对平台期也有贡献，3 个 Na^+ 进入细胞的同时交换出 1 个 Ca^{2+}。

3 期：快速复极末期。2 期复极末，膜内电位逐渐下降，延续为 3 期复极。在 3 期，复极速度加快，膜内电位由 0 mV 附近较快地下降到 -90 mV，完成复极化过程。3 期复极是由于 L 型 Ca^{2+} 通道失活关闭，内向离子流终止，而外向 K^+ 流进一步增加所致。

从 0 期去极化开始，到 3 期复极化完毕的时间称为动作电位时程（action potential durarion，APD）。

4 期：静息期，又称电舒张期。4 期是膜复极完毕，心室肌细胞膜电位恢复到动作电位发生前的时期，基本上稳定于静息电位水平（-90 mV）。由于在动作电位期间有 Na^+ 和 Ca^{2+} 进入细胞内和 K^+ 流出细胞，引起了细胞内外离子分布的改变，所以 4 期内离子的跨膜转运仍然在活跃进行，以恢复细胞内外离子的正常浓度梯度，保持心肌细胞的正常兴奋性。4 期内，细胞通过膜上生电性 Na^+–K^+ 泵的活动，排出 Na^+ 的同时摄入 K^+，并产生外向电流（泵电流）。在动作电位期间流入细胞的 Ca^{2+} 则主要通过细胞膜上的 Na^+–Ca^{2+} 交换体和 Ca^{2+} 泵排出细胞外，而由细胞内肌浆网释放的 Ca^{2+} 则主要由肌浆网上的 Ca^{2+} 泵摄回。

（二）窦房结起搏细胞的电活动

特殊传导系统细胞具有自发产生动作电位或兴奋的能力，又称自律细胞。正常情况下，在所有特殊传导系统细胞中，以窦房结起搏细胞（简称 P 细胞）发生动作电位的频率最高。窦房结产生的节律性兴奋通过特殊传导系统扩布到心房肌和心室肌，引起心房和心室的节律性收缩。

窦房结起搏细胞的动作电位由 0 期、3 期和 4 期组成，没有 1 期和 2 期（图 1-6）。窦房结起搏细胞与心室肌细胞的动作电位有明显不同。心室肌细胞的 4 期膜电位在前一动作电位复极末基本达到静息电位水平，是基本稳定的，只有在外来刺激作用下，才产生动作电位。而窦房结起搏细胞的 4 期膜电位在前一动作电位复极末达到最大值（-70 mV），即最大复极电位（maximal repolarization potential），然后，4 期膜电位立即开始自动的、逐步的去极化，达阈电位（-40 mV）后引起一次新的动作电位。这种 4 期自动去极化（phase 4 spontaneous depolarization）过程，具有随时间而递增的特点，其去极化速度较缓慢，是自律细胞产生自动节律兴奋的基础。

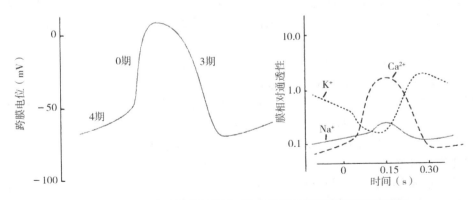

图 1-6 窦房结起搏细胞的动作电位及其相应的膜通透性改变

0 期：去极化过程。当膜电位由最大复极电位（-70 mV）自动去极达阈电位水平（约 -40 mV）时，激活膜上的 L 型 Ca^{2+} 通道，引起 Ca^{2+} 内流，形成 0 期去极化。由于 L 型 Ca^{2+} 通道的激活和失活缓慢，故 0 期去极化缓慢，持续时间较长。通常将由此类慢 Ca^{2+} 通道开放引起的缓慢去极化兴奋的心肌细胞称为慢反应细胞（slow response cell），如窦房结起搏细胞、房室结细胞等，所形成的动作电位称为慢反应动作电位（slow response action potential）。

3 期：复极化过程。与心室肌细胞的动作电位分期相比，窦房结起搏细胞的动作电位无 1 期和 2 期，0 期后直接进入 3 期。0 期去极化达到 0 mV 左右时，L 型 Ca^{2+} 通道逐渐失活，Ca^{2+} 内流相应减少；同时，在复极初期 K^+ 通道被激活，出现 K^+ 外流。Ca^{2+} 内流的逐渐减少和 K^+ 外流的逐渐增加，使细胞膜逐渐复极并达最大复极电位。

4 期：又称 4 期自动去极化。窦房结起搏细胞 4 期自动去极化是外向电流和内向电流共同作用，最后产生净内向电流所形成。至少有 3 种机制参与 4 期自动去极化的形成。首先，4 期内细胞膜对 K^+ 的通透性进行性降低，导致 K^+ 外流逐渐减少，即外向电流的衰减；其次，细胞膜对 Na^+ 通透性轻度增加，内向电流增加。细胞膜对 Na^+/K^+ 通透性比值的逐渐增加引起膜电位从 K^+ 平衡电位向 Na^+ 平衡电位方向缓慢变化。第 3 种机制是细胞膜对 Ca^{2+} 通透性的轻度增大，导致正离子内流而去极化。

窦房结起搏细胞动作电位机制见表 1-2。

表 1-2 参与窦房结起搏细胞动作电位形成的主要离子机制

时相	同义词	主要离子活动
0 期	去极化	电压门控 L 型 Ca^{2+} 通道开放
3 期	复极化	电压门控 L 型 Ca^{2+} 通道关闭
		K^+ 通道开放
4 期	4 期自动去极化	K^+ 通道开放但通透性降低
		Na^+ 通透性增加（If 通道开放）
		Ca^{2+} 通透性增加（T 型 Ca^{2+} 中通道开放）

二、心脏的电生理特性

心肌组织具有可兴奋组织的基本特性，即：①具有在受到刺激后产生动作电位的能力，称为兴奋性（excitability）；②将动作电位从产生部位扩布到同一细胞的其他部分和相邻其他心肌细胞的能力，称为传导性（conductivity）；③在动作电位的触发下产生收缩反应，称为收缩性；④也具有自己的独特特性，即自发产生动作电位的能力，称为自动节律性（autorhythmiciiy）。兴奋性、自动节律性、传导性和收缩性是心肌组织的 4 种生理特性。收缩性是心肌的一种机械特性，而兴奋性、自动节律性和传导性以细胞膜的生物电活动为基础，称为电生理特性。心脏各部分在兴奋过程中出现的生物电活动，通过心脏周围的导电组织和体液传导到身体表面，用专门仪器（心电图仪）可以记录到心脏兴奋过程发生的电变化，称为心电图（electrocardiogram，ECG）。心肌组织的电生理特性及其电活动是形成心电图的基础，疾病情况下的电生理特性及电活动的改变是异常心电图表现的原因。

（一）兴奋性

兴奋性是指细胞在受到刺激时产生兴奋（动作电位）的能力。衡量心肌兴奋性的高低，可以采用刺激阈值作为指标，阈值高表示兴奋性低，阈值低表示兴奋性高。

心肌细胞兴奋（动作电位）的产生机制与骨骼肌细胞的相同，即外部刺激引起细胞膜局部去极化，当去极化达到细胞膜上电压门控 Na^+ 通道（如心室肌）或 L 型 Ca^{2+} 通道（如窦房结起搏细胞）开放的阈电位，即引发动作电位。因此，静息电位或最大复极电位水平、阈电位水平以及细胞膜上 Na^+ 通道或 L 型 Ca^{2+} 通道的性状改变均可影响心肌细胞的兴奋性。

如图 1-7 所示，心室肌细胞受到刺激发生兴奋时，在动作电位大部分时程内细胞处于对任何强度的刺激都不发生反应的状态（不能产生动作电位），即为绝对不应期（absolute refractory period，ARP）。在近动作电位 3 期末的一段时程内，细胞对阈刺激不产生动作电位，但对阈上刺激则可产生动作电位，这一时程称为相对不应期（relative refractory period，RRP）。在比绝对不应期稍长的一个时期内，细胞对阈上刺激也不能产生可传导的动作电位，这一时期称为有效不应期（effective

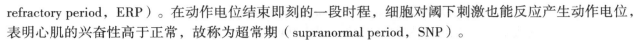

refractory period，ERP）。在动作电位结束即刻的一段时程，细胞对阈下刺激也能反应产生动作电位，表明心肌的兴奋性高于正常，故称为超常期（supranormal period，SNP）。

心肌细胞每产生一次兴奋，其膜电位将发生一系列有规律的变化，膜通道由备用状态经历激活、失活和复活等过程，兴奋性随之发生相应的周期性改变。兴奋性的这种周期性变化，影响心肌细胞对重复刺激的反应能力，对心肌的收缩反应和兴奋的产生及传导过程都具有重要的影响。

慢反应细胞发生动作电位过程中及随后的兴奋性的周期性改变与心室肌细胞类似，但是细节尚未完全阐明。

（二）自动节律性

组织与细胞能够在没有外来刺激的条件下，自动地发生节律性兴奋的特性，称为自动节律性，简称自律性。衡量自动节律性的指标包括频率和规则性，前者指组织或细胞在单位时间（每分钟）内能够自动发生兴奋的次数，即自动兴奋的频率；后者则是指在单位时间内这种自动兴奋的分布是否整齐或均匀。在正常情况下，心肌组织自动发生的兴奋都较规则，因此常以自动兴奋的频率作为衡量自律性的指标。临床上，则需要同时获取兴奋频率（心率）与兴奋是否规则（节律整齐）两方面的指标。

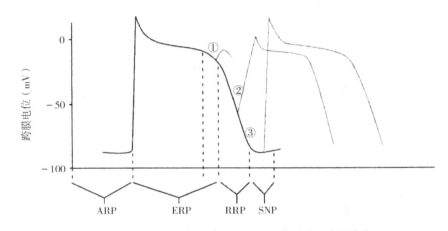

图 1-7 心室肌细胞动作电位期间及随后的兴奋性变化

ARP：绝对不应期；FRP：有效不应期；RRP：相对不应期；SNP：超常期。①、②、③分别是在有效不应期、相对不应期、超常期给予不同强度额外刺激引发的细胞膜电位变化。

心脏的特殊传导系统具有自律性，但是特殊传导系统的不同部位的自律性存在等级差别（表1-3）。心脏始终依照当时情况下由自律性最高的部位所发出的兴奋来进行活动。正常情况下，窦房结的自律性最高，它自动产生的节律性兴奋向外扩布，依次激动心房肌、房室结、房室束、心室内传导组织和心室肌，引起整个心脏兴奋和收缩。窦房结是主导整个心脏兴奋和搏动的正常部位，故称之为正常起搏点（normal pacemaker）或原发起搏点（primary pacemaker），所形成的心脏节律称为窦性节律。而其他部位的自律组织并不表现出它们自身的自律性，只是起着传导兴奋的作用，故称之为潜在起搏点（latent pacemaker），当疾病情况下，上级起搏点不能发放兴奋，则次一级起搏点就接替主导整个心脏的兴奋和搏动。但是，一般认为，普肯野纤维由于内在起搏频率过低无法承担主导整个心脏起搏点的作用。

表 1-3 心脏内自律细胞的三级起搏点

部位	起搏点	内在起搏频率（次/分）
窦房结	原发起搏点	100
房室结	次级起搏点	40
蒲肯野纤维	三级起搏点	≤ 20

自律细胞的自动兴奋是 4 期自动去极化使膜电位从最大复极电位达到阈电位水平而引起的。因此，4 期自动去极化速度、最大复极电位水平与阈电位水平影响自律细胞的自律性高低（图 1-8）。

值得指出的是，正常心房肌与心室肌细胞的 4 期基本稳定，无法自动去极化达到阈电位水平引发动作电位。但是，当在病理情况如心肌缺血时，这些心肌细胞可以转变为异位起搏点（ectopic pacemaker）发放动作电位，主导整个或部分心脏的兴奋与收缩。

（三）传导性

细胞与组织具有传导兴奋（动作电位）的能力，称为传导性。传导性的高低可用兴奋的扩布速度来衡量。

心脏内，心肌细胞与细胞之间通过闰盘端对端互相连接。闰盘内的缝隙连接保证了兴奋的跨细胞扩布。心肌细胞的兴奋以局部电流的形式通过缝隙连接直接进入邻近细胞（图 1-9），引发动作电位并迅速扩布，实现同步性活动，使整个心房或心室成为一个功能性合胞体（functional syncytium）；因此，在心脏任何部位发生的动作电位也会通过这种细胞 - 细胞的传导方式扩布到整个心室肌或者心房肌。

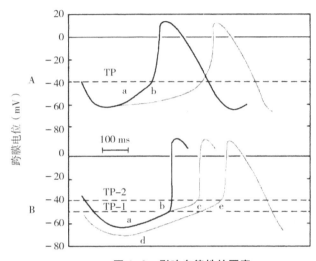

图 1-8　影响自律性的因素

A. 起搏电位斜率由 a 减小到 b 时，自律性降低；B. 最大复极电位水平由 a 达到 d，或阈电位由 TP-1 升到 TP-2 时，自律性均降低；TP：阈电位。

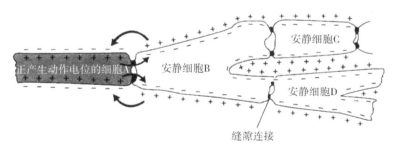

图 1-9　局部电流与心肌细胞动作电位的细胞 - 细胞传导

兴奋在心脏内不同组织的传导速度并不相等（表 1-4）。以普肯野纤维的传导速度最快，而在窦房结与房室结内的传导速度最慢。房室结是正常时兴奋由心房进入心室的唯一通道。由于房室结细胞的直径较小，兴奋在房室结内的传导速度缓慢，通过房室结到达房室束时耗费了一定时间，这一现象称为房 - 室延搁（atrioventricular delay）。房 - 室延搁使心室在心房收缩完毕之后才开始收缩，不至于产生心房和心室收缩发生重叠的现象，有利于心室的充盈和射血。

心肌细胞的兴奋传导速度至少受到 3 类因素的影响：①传导速度与心肌纤维的直径大小呈正变关系。直径小的细胞因其细胞内电阻大，产生的局部电流小于直径大的细胞，兴奋传导速度也较后者缓慢。②传导速度与局部去极化电流大小呈正变关系。动作电位 0 期去极化速度与幅度大，引起的局部电流密度大、影响范围广，兴奋传导速度就快。③传导速度与心肌细胞膜的被动电学特性、缝隙连接和胞质性质有关。细胞膜的被动电学特性和胞质性质的改变可以影响细胞内电阻。缝隙连接的电学性质可受到一些细胞外因素的影响，后者可引起连接蛋白的磷酸化/去磷酸化进而影响缝隙连接的通透性。

表 1-4 不同心肌组织的传导速度

组织	传导速度（m/s）	组织	传导速度（m/s）
窦房结	0.05	希氏束	1
心房传导通路	1	普肯野纤维	4
房室结	0.02	心室肌	1

兴奋在心脏内的传播是以特殊传导系统为主干进行的有序扩布（图 1-10）。正常情况下，窦房结发出的兴奋通过心房肌传播到整个右心房和左心房，沿着心房肌组成的优势传导通路（preferential pathway）迅速传到房室结，经房室束和左、右束支传到普肯野纤维网，引起心室肌兴奋，再直接通过心室肌将兴奋由内膜侧向外膜侧心室肌扩布，引起整个心室兴奋。如图 1-10 所示，心脏不同部位动作电位去极化的发生时间显示了心脏兴奋从窦房结发源，然后按照一定顺序到达心脏的不同部位。动作电位在通过房室结时传导非常缓慢，房室结细胞的 4 期自动去极化比窦房结以外的心肌细胞要快。兴奋在心室内的传导要比心房内传导要快得多。那些晚去极化的、具有较短动作电位时程的心室肌细胞反而先复极化，该现象的原因尚未完全阐明，但是会影响心电图表现。

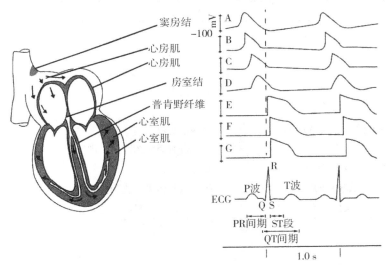

图 1-10 心脏不同部位的动作电位与心电图
A. 窦房结；B、C. 心房肌；D. 房室结；E. 普肯野纤维；F、G. 心室肌。

三、心电图

心脏各部分在兴奋过程中出现的电活动通过细胞外液等导电物质传导，可以在身体表面用电极和仪器测到，即心电图。心电图是反映心脏兴奋的产生、传导和恢复过程中的生物电变化，是记录电极之间的电位差，而与心脏的机械收缩活动无直接关系。

在心电活动周期的某一瞬间，心电图记录的是众多心肌细胞此刻产生的电活动所形成的许多微弱电场的总和。当较多心肌细胞同时去极化或复极化，心电图上观察到的电压变化也较大。正常时，由于通过心脏的电兴奋波（动作电位）以同样的途径扩布，在体表两点之间记录到的电压变化的时间模式也是一致的，可以在每个心电周期重复观察到。

临床常规使用的心电图记录是通过一套国际通用的标准导联系统测量得到的。常规心电图导联共包括 12 个导联，在体表的规定部位放置探测电极，通过导联线与心电图机相连。由于电极放置位置不同，不同的导联记录到的心电图波形也有所不同。但心脏每次兴奋在心电图记录中基本上都包括一个 P 波，一个 QRS 波群和一个 T 波，以及各波形之间形成的间期或时间段（图 1-11，表 1-5）。

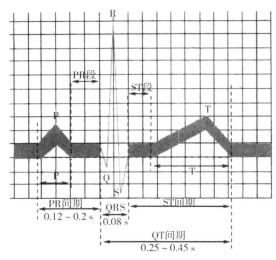

图 1-11　正常人心电图（标准 Ⅱ 导联记录模式图）

表 1-5　心电图波形与时程及其意义

波形与时间	心电活动
波形	
P 波	左右心房去极化过程
QRS 波群	左右心室去极化过程
T 波	心室复极过程
时程	
PR 间期（或 PQ 间期）：从 P 波起点到 QRS 波起点之间的时程	兴奋由心房，房室结和房室束到达心室并引起心室肌开始兴奋所需要的时间，即房室传导时间
QRS 时程：从 Q 波开始到 S 波结束之间的时程	心室去极化
QT 间期：从 QRS 波起点到 T 波终点的时程	从心室开始去极化到完全复极化所经历的时间
ST 段：从 QRS 波群终点到 T 波起点之间的线段	心室各部分心肌细胞均处于动作电位的平台期

第二章
心电图检查

第一节　正常心电图

一、心电图的测量方法

（一）时间和电压的标准

心电图记录纸上的小方格是长、宽均为 1 mm 的正方形。横向距离代表时间。常规记录心电图时，心电图纸向前移动的纸速为 25 mm/s，故每个小格 1 mm 代表 0.04 s。心电图纸纵向距离代表电压，一般在记录心电图前，把定准电压调到 1 mV = 10 mm，故每个小格即 1 mm 代表 0.1 mV（图 2-1）。

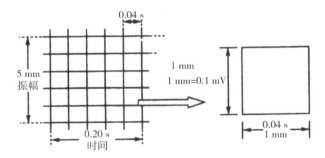

图 2-1　心电图记录纸时间和电压的标准

有时因为心电图电压太高，所以把定准电压改为 1 mV = 5 mm；有时因为心电图电压太低，把定准电压调为 1 mV = 20 mm，所以测量心电图时应注意定准电压的标准据此定标。此外，尚需注意机器本身 1 mV 发生器的准确性。例如标准电池失效等，若不注意会引起错误的诊断。

（二）各波间期测量方法

选择波幅较大且清晰的导联测量。一般由曲线突出处开始计算，如波形朝上应从基线下缘开始上升处量到终点。向下波应从基线上缘开始下降处量到终点，间期长短以秒计算。

（三）各波高度和深度的测量

测量一个向上的波（R 波）的高度时，应自等电位线的上缘量至电波的顶端。测量一个向下的波（Q 或 S 波）的深度时，应自等电位线的下缘量至电波的底端。测量后，按所示定准电压的标准折合为毫伏（mV）（图 2-2）。

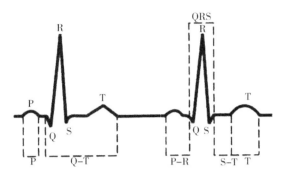

图 2-2　各波间期测量方法

（四）常用工具

有量角规、计算尺、计算器、放大镜等。

二、心率的测量

若干个（5个以上）P-P 或 R-R 间隔，求其平均值，若心房与心室率不同时应分别测量，其数值就是一个心动周期的时间（秒数）。每分钟的心率可按公式计算：

$$心率 = \frac{60}{平均\ R\text{-}R\ 或\ P\text{-}P\ 间期秒}$$

三、心电轴

心电轴是心电平均向量的电轴。一般是指前额面上的心电轴。瞬间综合向量亦称瞬间心电轴，其与标准 I 导联线（即水平线）所构成的角度即称为瞬间心电轴的角度。所有瞬间心电轴的综合即为平均心电轴。额面 QRS 电轴的测定法如下所述。

（一）目测法

目测 I、III 导联 QRS 波群的主波方向。若 I、III 导联 QRS 主波均为正向波，电轴不偏；若 I 导联主波为深的负向波，III 导联主波为正向波，电轴右偏；若 III 导联主波出现深的负向波，I 导联主波为正向波，电轴左偏（图 2-3）。

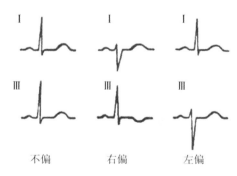

图 2-3　目测法测心电轴

（二）Bailey 六轴系统计算测定（图 2-4）

将六个肢体导联的导联轴保持各自的方向移置于以 O 点为中心，再将各导联轴的尾端延长作为该导联的负导联轴得到一个辐射状的几何图形，称为 Bailey 六轴系统（每两个相邻导联轴间的夹角为 30°）。

（1）画出 Bailey 六轴（系统中导联 I 和导联 III 的导联轴 O I 和 O III，O I 的方向定为 0°，O III 的方向定为 + 120°）。

（2）根据心电图导联 I 的 QRS 波形电压将向上的波作为正值，向下的波作为负值，计算各波电压的代数和，然后在 O I 上定 A 点，使 OA 的长度相当于电压代数和的数值。

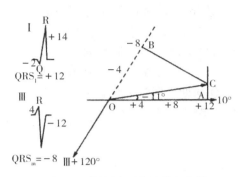

图 2-4 振幅法测定平均心电轴

（3）同样，根据心电图导联Ⅲ的 QRS 波形和电压，计算各波电压的代数和，然后在 OⅢ上定 B 点，OB 的长度相当于电压代数和的数值。

（4）通过 A 点作一直线垂直于 OⅠ，通过 B 点作一直线垂直于 OⅢ，这两条直线的交点为 C。

（5）连接 OC，将 OC 画为向量符号，OC 就是测得的心电轴，OC 与 OⅠ的夹角就是心电轴的方向（以度数代表）。

（三）查表法

根据心电图导联Ⅰ、导联Ⅲ的 QRS 波形和电压，计算各导联波形电压的代数和，然后用电压代数和的数值，查心电轴表测得的心电轴数值（图 2-5）。

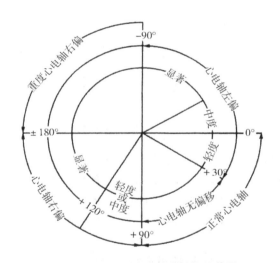

图 2-5 心电轴正常、心电轴偏移范围

①0° ～ + 90°：正常心电轴。②0° ～ + 30°：轻度左偏（但属正常范围）。③0° ～ − 30°：中度左偏。④ − 30° ～ − 90°：显著左偏。⑤ + 90° ～ + 120°：轻度或中度右偏。⑥ + 120° ～ ±180°：显著右偏。⑦ ±180° ～ − 90° 或 270°：重度右偏（但部位靠近 − 90° 者可能属于显著左偏）。⑧ + 30° ～ + 90°：无心电轴偏移。

四、心电图各波形正常范围及测量

（一）P 波

一般呈圆拱状，宽度不超过 0.11 s，电压高度不超过 0.25 mV，P_{aVF} 直立，P_{aVR} 倒置，P 波在Ⅰ、Ⅱ、V_3 ～ V_6 直立，V_{1ptf} 小于 0.03（mm·s）。选择 P 波清楚高大的测量，例如Ⅱ、V_5、V_1 导联等。

（二）P-R 间期

此间期代表自心房开始除极至波动传导至心室肌（包括心室间隔肌）开始除极的时间。正常成人为 0.12 ～ 0.20 s，P-R 间期的正常范围与年龄、心率快慢有关。例如，幼儿心动过速时 P-R 间期相应缩短。7 ~ 13 岁小儿心率 70 次 / 分以下时 P-R 间期不超过 0.18 s，而成人心率 70 次 / 分以下时 P-R 间期小于 0.20 s。成人心率 170 次 / 分时 P-R 间期不超过 0.16 s。

测量：不是一概以 Ⅱ 导联为准而是选择宽大、清楚的 P 波最好，QRS 波群有明显 Q 波的导联（或 QRS 起始处清晰的导联）作为测量 P-R 间期的标准。P-R 间期是从 P 波开始到 QRS 波群开始。若 QRS 波群最初是 Q 波，那么则是 P-Q 间期，但一般仍称 P-R 间期。对多道同步心电图机描记的图形，多道同步心电图测量应从波形出现最早的位置开始测量。

（三）QRS 波群

代表心室肌的除极过程。

1. QRS 宽度

0.06 ~ 0.10 s，不超过 0.12 s。

2. QRS 波群形态及命名

以各波形的相对大小，用英文字母大小写表示（图 2-6）。

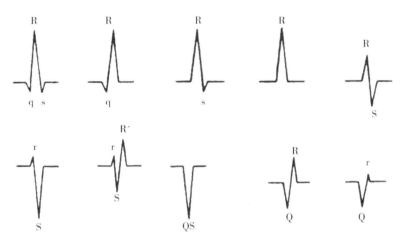

图 2-6 QRS 波群形态及命名

肢导联：① aVR，主波向下 rS 型或 Qr 型。② aVL、aVF 不恒定。③ aVL 以 R 波为主时，R_{aVL} < 1.2 mV。④ aVF 以 R 波为主时，R_{aVF} < 2.0 mV，各肢导联 R + S ≮ 0.5 mV。

胸导联：R 或 S 波电压。① V_1 导联 R/S < 1，Rv_1 < 1.0 mV，Rv_1 + Sv_5 < 1.2 mV。② V_5 导联 R/S > 1，RV_5 < 2.5 mV，Rv_5 + Sv_1 = < 4.0 mV（男）。R_{V_5} + S_{V_1} < 3.5 mV（女）。

3. Q 波

Ⅰ、Ⅱ、aVF、V_4 ~ V_6，qR 型时 Q 波时间宽度不应超过 0.04 s，Q 波深度 < 1/4 R 波，Q 波宽度比深度更有意义。V_1、V_2 导联为 QS 型不一定是异常，V_5、V_6 导联经常可见到正常的 Q 波。

测量：测肢导联最宽的 QRS 波群或胸导联的 V_3 导联。一般测量胸导联中最宽的 QRS 波群，最好起始及结尾均清楚的导联，最好有 Q 及 RS 波的导联。

（四）ST 段

从 QRS 终点到 T 波起点的一段水平线，任何导联水平下降不得超过 0.05 mV。

肢导联、V_4 ~ V_6 导联 ST 段升高不超过 0.1 mV，V_1 ~ V_3 导联 ST 段升高可高达 0.3 mV，ST 段升高的形态更重要。

测量基线的确定：P-R 的延长线、T-P 的延长线。

（五）T 波

反映心室复极过程。T 波的方向和 QRS 波群的方向应该是一致的。

正常成年人 TaVR 向下，T 波在 Ⅰ、Ⅱ、V_3 ~ V_6 直立，T 波在 Ⅲ、aVF、aVL、V_1 可直立、双向或向下。

各波段振幅、时间测量的新规定如下。

各波段振幅的测量：P 波振幅测量的参考水平应以 P 波起始前的水平线为准。测量 QRS 波群、J 点、ST 段、T 波和 U 波振幅，统一采用 QRS 起始部水平线作为参考水平。如果 QRS 起始部为一斜段（例如受心房复极波影响、预激综合征等情况），应以 QRS 波起点作为测量参考点。测量正向波形的高度时，应以参考水平线上缘垂直地测量到波的顶端；测量负向波形的深度时，应以参考水平线下缘垂直地测量到波的底端（图 2-7）。

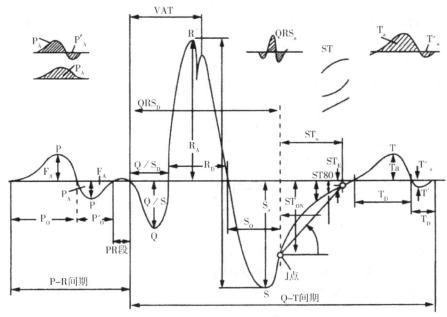

图 2-7 心电图波段振幅、时间测量新的规定示意图

中华医学会心电生理和起搏分会于 1998 年及《诊断学》出版中对各波段时间的测量有新的规定：由于近年来已开始广泛使用 12 导联同步心电图仪记录心电图，各波段时间测量定义已有新的规定，测量 P 波和 QRS 波时间，应从 12 导联同步记录中最早的 P 波起点测量至最晚的 P 波终点以及从最早 QRS 波起点测量至最晚的 QRS 波终点；P-R 间期应从 12 导联同步心电图中最早的 P 波起点测量至最早的 QRS 波起点：Q-T 间期应是 12 导联同步心电图中最早的 QRS 波起点至最晚的 T 波终点的间距。如果采用单导联心电图仪记录，仍应采用既往的测量方法。P 波及 QRS 波时间应选择 1 2 个导联中最宽的 P 波及 QRS 波进行测量。P-R 间期应选择 12 个导联中 P 波宽大且有 Q 波的导联进行测量。Q-T 间期测量应取 12 个导联中最长的 Q-T 间期。一般规定，测量各波时间应自波形起点的内缘测至波形终点的内缘（图 2-8）。

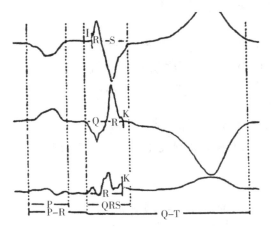

图 2-8 从多通道同步记录导联测量 P 波和 QRS 波时间示意图

五、分析心电图的程序

分析心电图时将各导联心电图按惯例排列，先检查描记时有无技术上的误差，再检查时间的标记及电压的标准，一般时间标记的间隔为 0.04 s（1 mm），电压的标准一般以 10 mm 代表 1 mV。应注意在特殊情况下电压的标准可能做适当的调整。

（1）找出 P 波：注意 P 波的形状、方向、时间及大小、高度是否正常；P-R 间期是否规则，并测 P-P 间期，若无 P 波，是否有其他波取而代之。根据 P 波的特点确定是否为窦性心律。

（2）找出 QRS 波群：注意 QRS 波群的形状、时间及大小是否正常；R-R 间期是否规则，并测 R-R 间期、QRS 波群及各波电压。

（3）P 波与 QRS 波的关系：测 P-R 间期。

（4）分析 ST 段的变化：ST 段形状及位置，升高或降低。

（5）T 波的形状、大小及方向。

（6）根据 P-P 间期、R-R 间期分别算出心房率、心室率，若心律不齐则至少连续测量 6 个 P-P 间期或 R-R 间期，求其平均值，算出心率。

（7）测定 Q-T 间期，计算 K 值（Q-Tc）：

$$K=\frac{Q-T 周期}{\sqrt{R-R}}$$

（8）根据 Ⅰ、Ⅲ 导推算出心电轴。

（9）根据心电图测量数值、图形形态、规律性和各波形及每个心动周期的相互关系，做出心电图的初步诊断。如果曾多次做心电图，应与过去的心电图比较以观察有无变化，结合临床资料做出进一步诊断以提供临床医师做最终临床诊断之参考。若考虑复查时，则应注明复查的日期。

第二节　异常心电图

一、P 波异常

P 波代表心房除极波。分析 P 波对心律失常的诊断与鉴别诊断具有重要意义。

（一）P 波性质

1. 窦性 P 波

P 波源于窦房结：①P 波 Ⅰ、Ⅱ、aVF、V₃ ~ V₆ 导联直立，aVR 导联倒置。②P-R 间期 ≥ 0.12 s。见图 2-9。

P 波频率在 60 ~ 100 bpm，为正常窦性心律；高于 100 bpm 为窦性心动过速；低于 60 bpm 为窦性心动过缓；P-P 间距差别 > 120 ms 为窦性心律不齐。

2. 房性 P 波

源于心房的 P' 波（用 P' 表示之）。①P' 形态与窦性 P 波不同。②P'-R 间期 > 120 ms。P' 波起源于右房上部，与窦性 P 波大同小异。P' 波起自右房下部，Ⅰ、aVL、V₁ ~ V₂ 导联 P' 波直立，Ⅱ、Ⅲ、aVF 导联 P' 波倒置。P' 波起源于左房，Ⅰ、aVL、V₅、V₄ 导联 P' 波倒置。P' 波起源于房间隔，其时间比窦性 P 波窄。

延迟发生的 P' 波为房性逸搏或过缓的房性逸搏。P' 波频率低于 60 bpm，为房性逸搏心律。P' 波频率为 60 ~ 100 bpm，为加速的房性逸搏心律。提早发生的 P' 波为房性早搏；P' 波频率为 100 ~ 250 bpm，称为房性心动过速。见图 2-10。

3. 交界性 P' 波

P' 波起源于房室交界区：①Ⅱ、Ⅲ、aVF 导联 P' 波倒置，Ⅰ、aVL 导联 P' 波直立。②P' 波位于 QRS 之前，P'-R 间期 < 120 ms。③交界性 P' 波位于 QRS 之中。④交界性 P' 波出现于 QRS 之后。见

图 2-11。

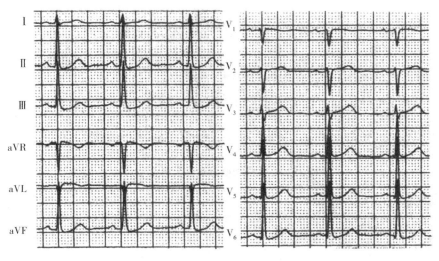

图 2-9 窦性心律

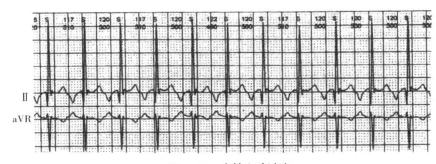

图 2-10 房性心动过速

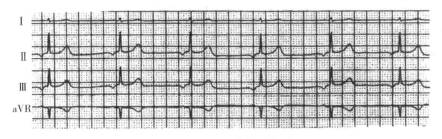

图 2-11 交界性心律

4. 室性 P' 波

室性激动逆行心房传导产生室性 P' 波。逆传方式有两种：①沿正常传导系统逆传心房，R-P' 间期较长，希氏束电图显示 V-H-A 顺序。②沿旁道逆传心房，R-P' 间期较短，希氏束电图显示 V-A-H 顺序。扩张型心肌病 P 波增大见图 2-12。

（二）P 波时限改变

1. P 波时限延长

（1）左房扩大或双心房扩大见于风心病、高血压病、扩张型心肌病等。

（2）不完全性心房内传导阻滞见于冠心病、糖尿病等。

2. P 波时限变窄

（1）高钾血症。

（2）房性节律起自心房间隔部。

（3）甲状腺功能减退。

（4）房性融合波。

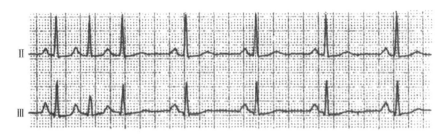

图 2-12 扩张型心肌病 P 波增大

（三）P 波振幅改变

1. P 波振幅增大

（1）右房扩大见于先心病、肺心病等。

（2）时相性心房内差异传导窦性心律时 P 波振幅正常，发生房性早搏、房性心动过速时 P' 波异常高尖。

（3）心房内压力增高 P 波高尖。

（4）心房肌梗死 P 波增高增宽，出现切迹。P-R 段抬高或降低。出现房性快速心律失常，常有心房肌梗死。

（5）电解质紊乱：低钾血症，P 波增高、T 波低平、U 波振幅增大。

（6）甲状腺功能亢进：窦性心动过速，P 波振幅增高、ST 段下降、T 波低平。

（7）立位心电图：P 波振幅可达 0.30 mV 左右。

（8）运动心电图：运动时 P 波高尖，终止运动试验后 P 波振幅降至正常。

2. P 波振幅减小

（1）激动起源于窦房结尾部 P 波振幅减小，窦性频率减慢，P-R 间期变短。

（2）房性节律激动起自心房中部，P' 向量相互综合抵消，P' 波减小。

（3）过度肥胖 P、QRS、T 振幅同时减小。

（4）甲状腺功能减退 P 波振幅减小，心率减慢，QRS 低电压，T 波低平。

（5）全身水肿 P、QRS、T 低电压。

（6）气胸，大量心包积液 P、QRS、T 振幅降低。

（7）高钾血症随着血钾浓度逐渐增高，P 波振幅逐渐减小直至消失，T 波异常高耸，呈帐篷状。

二、QRS 波群异常

（一）异常 Q 波

异常 Q 波，指 Q 波时间 > 0.04 s，Q 波深度 > 后继 R 波的 1/4，Q 波出现粗钝与挫折，$V_1 \sim V_3$ 出现 q 及 QS 波。临床将 Q 波分为梗死性 Q 波与非梗死性 Q 波。

梗死性 Q 波特征：①原无 Q 波的导联上出现了 q 或 Q 波，呈 qrS、QR、Qr 或 QS 型。②q 波增宽、增深，由 qR 型变为 QR、Qr 型。③出现增高的 R 波。④R 波振幅减小。⑤Q 波消失，见于对侧部位发生了急性心肌梗死，或被束支阻滞等所掩盖。⑥有特征性的急性心肌梗死的 ST 段和 T 波的演变规律。⑦有典型症状。⑧心肌标记物增高。⑨冠状动脉造影阳性，梗死部位的血管狭窄、闭塞或有新的血栓形成。

非梗死性 Q 波见于心肌病、先心病、心室肥大、预激综合征、肺气肿等，心电图特征：①Q 波深而窄。②Q 波无顿挫或切迹。③无 ST 段急剧抬高或下降。④无 T 波的演变规律。结合超声、冠状动脉造影等检查，可明确 Q 波或 QS 波的病因诊断。

1. Ⅰ、aVL 导联出现 Q 波或 QS 波

（1）急性广泛前壁心肌梗死：①Ⅰ、aVL、V₁ ~ V₆ 出现坏死型 q 波或 Q 波呈 qR、QR 或 QS 型。②出现特有的 ST-T 演变规律。③冠状动脉显影相关血管闭塞或几乎闭塞。

（2）高侧壁心肌梗死：①Ⅰ、aVL 出现坏死型 Q 或 Qs 波。②出现急性心肌梗死的 ST-T 演变规律。

（3）预激综合征：①预激向量指向下方，Ⅰ、aVL 导联预激波向下，呈 Qs 型或 QR 型。②P-R 间期缩短。③QRS 时间延长。④继发性 ST-T 改变。⑤电生理检查可以确定旁道的部位，并进行射频消融术。

（4）右室肥大：Ⅰ、aVL 可呈 QS 型，V₁、V₂ 导联 R 波异常增高，V₅、V₆ 导联 S 波增深，临床有右室肥大的病因和证据。

（5）左前分支阻滞：①Ⅰ、aVL 导联可呈 qR 型。②显著电轴左偏 -45° ~ -90°。

（6）右位心：①Ⅰ、aVL 呈 QS 型或 Qr 型。②有右位心的其他证据。

（7）心脏挫裂伤：Ⅰ、aVL 导联出现 Q 波。

（8）扩张型心肌病：Ⅰ、aVL 导联出现 Q 型或 QS 波（图 2-13）。

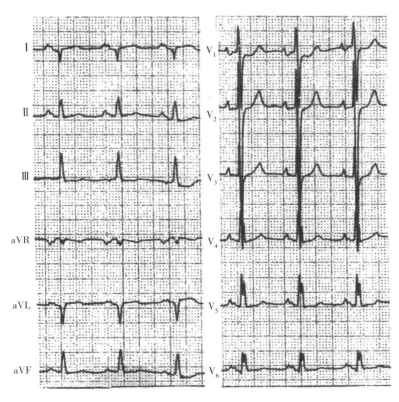

图 2-13　扩张型心肌病Ⅰ、aVL 导联出现 QS 波

患者男性，48 岁。扩张型心肌病，窦性心律，心率 82 bpm，P 波时限 0.12 s，左房扩大，Ⅰ、aVL 导联呈 QS 型，V₅、V₆ 导联 R 波顿挫。

2. Ⅱ、Ⅲ、aVF 导联出现 Q 波或 QS 波

（1）急性下壁心肌梗死：①Ⅱ、Ⅲ、aVF 导联原无 q 波，以后出现了 Q 波或 q 波。②Q_Ⅲ ≥ 40 ms，qaVF > 20 ms，Ⅱ导联有肯定的 q 波。③伴有后壁或右室梗死。④出现急性下壁心肌梗死所具有的特征性 ST-T 演变规律。⑤合并一过性房室阻滞的发生率较高。⑥冠状动脉造影多为右冠状动脉病变。

（2）急性肺栓塞：①S_Ⅰ、Q_Ⅲ、T_Ⅲ综合征：即Ⅰ导联出现了 s 波，Ⅲ导联出现深的 Q 波及 T 波倒置。②Ⅱ、aVF 导联 q 波不明显。③右胸壁导联 ST 段抬高及 T 波倒置。④心电图变化迅速，数日后可恢复正常。

（3）左束支阻滞合并显著电轴左偏：①QRS 时间 ≥ 120 ms。②Ⅰ、aVL、V_5、V_6 呈单向 R 波。③Ⅱ、Ⅲ、aVF 呈 QS 型，QSⅢ > QSⅡ。④显著电轴左偏。⑤Ⅱ、Ⅲ、aVF 导联 ST 段抬高，ST-T 无动态演变。

（4）左后分支阻滞：①Ⅱ、Ⅲ、aVF 导联呈 qR 型，未能达到异常 Q 波的标准。②电轴右偏≥+110°。

（5）预激综合征：①预激向量指向左上方，Ⅱ、Ⅲ、aVF 导联预激波向下，呈 QS 波或 QR 波。②P-R 间期缩短 120 ms。③QRS 时间延长。④电生理标测旁道多位于左心室后壁（图 2-14）。

（6）二尖瓣脱垂：①Ⅱ、Ⅲ、aVF 导联可呈 Qs 型。②Ⅱ、Ⅲ、aVF 导联 ST 段下降，T 波倒置。③听诊有咔嚓音。④超声心动图显示二尖瓣脱垂的特征性改变。

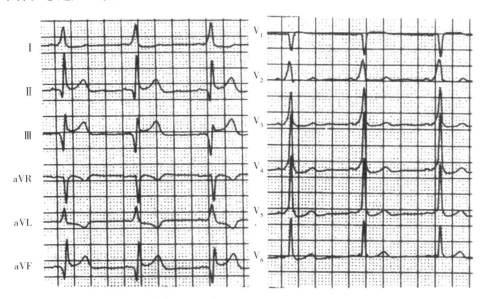

图 2-14　预激向量指向右后下方，Ⅱ、Ⅲ、aVL、V_1 出现异常 Q 波或 Qs 波

3. 右胸壁导联出现 q、Q 波及 QS 波

（1）前间壁心肌梗死：①V_1、V_2 或 V_3 出现 qrS 或 QS 波形。②有急性前间壁心肌梗死特征性 ST-T 演变规律。③心肌标记物增高。

（2）左室肥大：①V_5、V_6 导联 R 波增大。②V_1、V_2 导联可出现 QS 波。③V_1 ~ V_2 导联 ST 段抬高伴 T 波直立，V_5 ~ V_6 导联 ST 段下降伴 T 波低平、双向或倒置。④有左室肥大的病因及其他症状。

（3）左束支阻滞：①QRS 时间延长。②Ⅰ、aVL、V_5、V_6 呈 R 型，V_1、V_2 可呈 QS 型。③V_1 ~ V_3 导联 ST 段抬高伴 T 波直立。V_5、V_6 导联 ST 段下降伴 T 波倒置（图 2-15）。

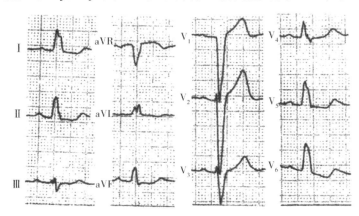

图 2-15　完全性左束支阻滞，V_1 呈 QS 型

（4）左前分支阻滞：少数左前分支阻滞，QRS 起始向量向后，可在 V_1、V_2 导联出现 QRS 波。

（5）右侧旁路：① P-R 间期 < 120 ms。② V_1、V_2 导联预激波向下，呈 QS 型或 QR 型。③ QRS 时间增宽。④有继发性 ST-T 改变。

（6）慢性肺部疾病：慢性支气管炎、肺气肿、肺心病，可有下列心电图改变：① $V_1 \sim V_3$ 导联呈 QS 波。② $V_4 \sim V_6$ 导联 rS 波或 RS 波。③肢体导联 P 波增高，QRS 电压降低。

（7）右室肥大：① V_1、V_2 呈 qR 型。② V_5、V_6 呈 rS 型。③额面 QRS 电轴显著右偏。

（8）扩张型心肌病：部分扩张型心肌病患者，右胸导联出现异常 Q 波或 QS 波，常伴有束支阻滞、不定型室内阻滞或室性心律失常。

4. 左胸导联出现 Q 波或 QS 波

（1）急性前侧壁心肌梗死：① $V_1 \sim V_6$ 出现梗死性 Q 波或 QS 波。②梗死区的导联上有特征性 ST-T 改变。

（2）肥厚梗阻型心肌病：① V_1、V_2 导联 R 波增高。② $V_4 \sim V_6$ 导联 Q 波增深。Q 波时间不超过 40 ms。③ $V_4 \sim V_6$ 导联 T 波直立。

（3）左室肥大（舒张期负荷增重型）：① $V_4 \sim V_6$ 导联 Q 波增深。② I、aVL、II、aVF、$V_4 \sim V_6$ 导联 R 波增高。③ $V_4 \sim V_6$ 导联 ST 段轻度抬高伴 T 波直立。超声心动图显示主动脉瓣关闭不全等。

（4）左前旁路：①预激向量指向右前方，V_5、V_6 导联负向预激波，呈 rS 波或 QS 波。② P-R 间期缩短。③ QRS 时间增宽。

（5）右室肥大：①有时 $V_1 \sim V_6$ 均呈 QS 型。② QRS 电轴右偏。③ QRS 振幅减小。

（6）迷走神经张力增高：① $V_4 \sim V_6$ 出现 Q 波，其宽度 < 40 ms。② $V_4 \sim V_6$ 导联 ST 段轻度抬高及 T 波直立。③常伴有窦性心动过缓。④见于健康人，特别是运动员。

（二）QRS 振幅异常

1. QRS 低电压

指标准导联和加压单极肢体导联中，R + S 振幅的算术和 < 0.5 mV，或胸壁导联最大的 R + S 振幅的算术和 < 1.0 mV 者，称为 QRS 低电压。标准导联低电压时，加压肢体单极导联必定也是低电压。低电压仅见于肢体导联或胸壁导联，也可见于全部导联上。引起低电压的原因有：

（1）过度肥胖心脏表面与胸壁之间的距离拉大，QRS 振幅降低，出现低电压。

（2）大面积心肌梗死，QRS 低电压，预示预后不良。病死率较 QRS 正常者高。

（3）心包积液及胸腔积液造成电流短路，致使 QRS 振幅减小。

（4）肺气肿 QRS 振幅减小，顺钟向转位。

（5）甲状腺功能减退 QRS 振幅减小，T 波低平，窦性心动过缓。

（6）扩张型心肌病晚期出现 QRS 时间延长，低电压。

（7）最大 QRS 向量垂直于肢体导联，QRS 振幅减小，但胸壁导联 QRS 振幅无明显降低。

2. QRS 振幅增大

（1）右室肥大：① aVR、V_1、V_2、V_3。导联 R 波增大。② V_5、V_6 导联呈 Rs 波或 rS 波。③ QRS 电轴右偏（图 2-16）。

（2）右束支阻滞：① V_1 导联出现终末 R′ 波，呈 rsR′ 型。② QRS 终末部分宽钝。③ QRS 时间延长。

（3）中隔支阻滞：① V_1、V_2 导联 R 波增高，呈 RS 型或 Rs 型。② V_5、V_6 导联无 q 波。③ V_1、V_2 导联 > RV_5、V_6 导联 R 波。

（4）后壁心肌梗死：① V_1、V_2 或 V_3 导联 R 波增高，呈 RS 型或 Rs 型。② $V_7 \sim V_9$ 呈 QR、Qr 或 QS 型。③ $V_1 \sim V_3$ 的 ST 段下降伴 T 波直立；$V_7 \sim V_9$ 导联 ST 段抬高伴 T 波倒置。

（5）逆钟向转位：① $V_1 \sim V_3$ 呈 Rs 型或 RS 型。② V_5、V_6 呈 qR 波或 R 波。

（6）左室肥大：① I、II、III、aVL、$V_4 \sim V_6$ 导联出现增高 R 波。② R 波电压增高的导联上 ST 段下降及 T 波低平或倒置。

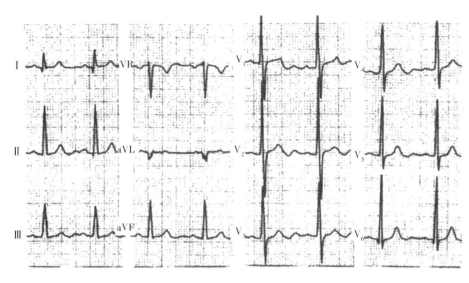

图 2-16 右室电压高

患者女性，56 岁。先心病，房间隔缺损，V_1 导联 R = 2.10 mV。

（7）不完全性左束支阻滞：①QRS 时间延长。②Ⅰ、aVL、v5、V_6 呈单向 R 波。③V_5、V_6 导联 R ≥ 2.5 mV。④继发性 ST-T 改变。

（8）胸壁较薄：心脏与胸壁电极之间的距离缩短，QRS 电压增高。

（9）预激综合征：A 型预激综合征，V_1 ～ V_6 导联出现高大 R 波。B 型预激综合征，V_4 ～ V_6 导联出现高大 R 波。C 型预激综合征，V_1、V_2 导联出现高大 R 波。预激向量指向左上方，Ⅰ、aVL 导联 R 波增高。预激向量指向下方，Ⅱ、Ⅲ、aVF 导联 R 波增高。

（三）QRS 时间延长

1. 左束支阻滞

（1）不完全性左束支阻滞：①QRS 时间轻度延长。②呈左束支阻滞图形。

（2）完全性左束支阻滞：①QRS 时间 ≥ 120 ms。②呈左束支阻滞图形。

2. 右束支阻滞

（1）不完全性右束阻滞：①QRS 时间轻度延长。②呈右束支阻滞图形。

（2）完全性右束支阻滞：①QRS 时间 ≥ 120 ms。②呈右束支阻滞图形。

3. 左室肥大

QRS 时间轻度延长、左室面导联 QRS 振幅增大，继发性 ST-T 改变。

4. 右室肥大

QRS 电轴右偏，QRS 时间轻度延长，右胸壁导联 QRS 振幅增大。

5. 心室预激波

P-R 间期缩短，QRS 时间延长，出现预激波。

6. 心肌梗死超急性损伤期

（1）ST 段显著抬高，T 波高耸。

（2）R 波振幅增高。

（3）QRS 时间延长。

（4）常发展成为急性心肌梗死。

7. 梗死周围阻滞

有心肌梗死的 Q 波或增宽 R 波，QRS 时间延长。QRS 电轴偏移。

8. 不定型室内阻滞

QRS 时间增宽，QRS 波形既不像左束支阻滞，也不像右束支阻滞图形。见于扩张型心肌病、缺血性心肌病（图 2-17）。

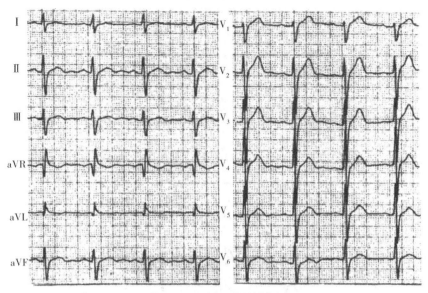

图 2-17 不定型心室内阻滞

患者男性，42 岁。扩张型心肌病，窦性心律，心率：70 bpm。P 波时限 0.13，左房扩大，QRS 时限 0.196 s，心室内传导阻滞。

三、ST 段改变

ST 段改变包括 ST 段抬高、ST 段下降、ST 段缩短和 ST 段延长四种类型。ST 段改变可以独立存在，也可与 T 波及 QRS 波群改变并存。

（一）ST 段抬高

诊断标准：标肢导联 J 点后 60 ~ 80 ms 处 ST 段抬高 ≥ 0.10 mV，右胸导联 ≥ 0.25 mV，左胸导联 > 0.10 mV 为异常。

对于一过性 ST 段抬高的患者应动态观察记录 18 导联心电图。注意 ST 段抬高的程度、形态、持续时间与症状关系。胸痛伴有 ST 段急剧抬高为冠脉阻塞或其他病因引起的心肌损害。

损伤型 ST 段抬高是穿壁性心肌缺血的反映。患者往往有持续严重的胸痛及心肌缺血的其他临床表现和体征，如肌钙量的升高度。见于心肌梗死超急性损伤期，急性心肌梗死。

1. 心肌梗死超急性损伤期

急性冠状动脉阻塞，可立即引起急性损伤期图形改变，持续时间短暂，血管再通以后，心电图可恢复原状。心电图特征（图 2-18）：

（1）缺血区的导联上 T 波高耸。

（2）ST 段斜形抬高。

（3）急性损伤型阻滞，QRS 时间增宽，室壁激动时间延长。

（4）伴有 ST-T 电交替。

（5）出现冠状动脉闭塞性心律失常。

（6）此期出现于梗死型 Q 波之前。

2. 急性心肌梗死

冠状动脉阻塞，心肌由缺血发展到梗死。心电图特点：

（1）出现急性梗死性 Q 波。

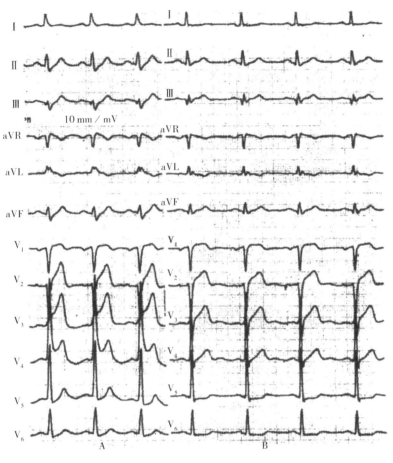

图 2-18　心绞痛发作时前壁导联 ST 段抬高

A. 记录于胸痛发作时，QRS 时限 0.12 s，V_3、V_4 导联 ST 段抬高；

B. 记录于症状缓解后，QRS 时限 0.09 s，ST 回落，TV_3、V_4 降低，V_5、V_6 导联 T 波低平。

（2）损伤区导联上 ST 段显著抬高。

（3）梗死区导联上 T 波振幅开始降低，一旦出现倒置 T 波，标志着心肌梗死进入充分发展期。

（4）能定位诊断如前壁或下壁心肌梗死（图 2-19）。

3. 变异型心绞痛

变异型心绞痛发作时，冠状动脉造影显示病变部位的血管处发生痉挛性狭窄或闭塞。相关的局部心肌供血显著减少或中断，导致急性心肌缺血→损伤。严重者发展成为急性心肌梗死。

变异型心绞痛发作时，心电图上出现下列一种或几种改变，症状缓解以后，ST-T 迅速恢复正常或原状。

（1）损伤区的导联上 ST 段立即抬高 0.20 mV 以上，约有半数患者对应导联 ST 段下降。

（2）ST 段抬高的导联 T 波高耸，两支对称，波顶变尖，呈急性心内膜下心肌缺血的动态特征。

（3）QRS 时间延长至 0.11 s。

（4）QRS 振幅增大。

（5）QT/Q-Tc 正常或缩短。

（6）出现缺血性 QRS、ST、T 或 Q-T 电交替。

（7）出现一过性室性早搏、室性心动过速，严重者发展成为心室颤动。

（8）发展成为急性心肌梗死。

4. Brugada 波与 Brugada 综合征

Brugada 波特征右胸导联 V_1 或 V_2 呈 rsR' 型，类似右束支阻滞图形，R' 波宽大，ST 段上斜型、马鞍型或混合型抬高，T 波倒置。伴有室性心动过速或发生心室颤动者，称为 Brugada 综合征。

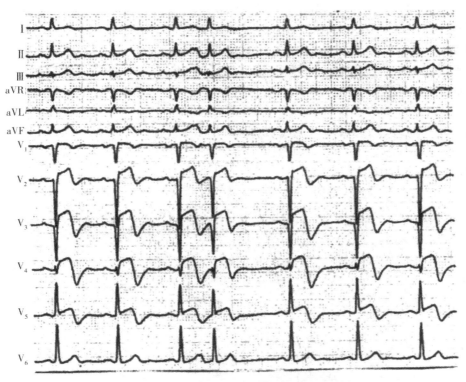

图 2-19　急性前间壁及前壁心肌梗死过程

患者男性，66 岁。急性前间壁及前壁心肌梗死演变期，$V_1 \sim V_3$ 导联呈 QS 型，V_4 导联
r 波递增不良，$V_2 \sim V_4$ 导联 T 波正负双向。冠脉造影显示左前降支闭塞，房性早搏。

5. 急性心包炎

心包炎及心包积液常有异常心电图改变：

（1）炎症波及窦房结，引起窦性心动过速，晚期可发生心房颤动或束支阻滞。

（2）心外膜下心肌受损，除 aVR、V_1 导联外，ST 段普遍抬高，抬高的程度不像急性心肌梗死严重，不出现病死性 Q 波。

（3）出现心包积液时，QRS 振幅减小或 QRS 低电压。

（4）T 波普遍低平或倒置（图 2-20）。

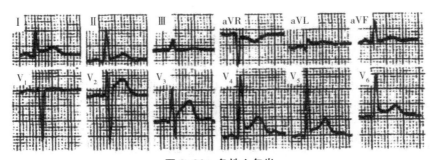

图 2-20　急性心包炎

I、II、aVL、aVF、$V_2 \sim V_6$ 导联 ST 段抬高，aVR 导联 ST 段下降。

6. 早期复极综合征

心室除极尚未结束，部分心室肌开始复极化，心电图特征：

（1）QRS 终末部出现 J 波，在 $V_3 \sim V_5$ 导联较明显，出现在 V_1、V_2 导联呈 rSR' 型，类似右束支阻滞。

（2）ST 段自 J 点处抬高 0.20 mV 左右，最高可达 1 mV 以上。持续多年形态不变。

（3）T 波高大。ST-T 改变在 Ⅱ、aVF、$V_2 \sim V_5$ 导联较明显。心率加快后 ST-T 恢复正常，心率减慢以后又恢复原状。

7. 左束支阻滞

左束支传导延缓或阻滞性传导中断，室上性激动沿右束支下传心室，心室传导路径为右室→室间隔→左心室，心室除极时间延长。心电图特征：

（1）Ⅰ、aVL、V_5、V_6 呈 R 型，V_1、V_2 呈 rS 型或 QS 型。

（2）$V_1 \sim V_3$ 导联 ST 段显著抬高，S 波或 QS 波越深，ST 段抬高的程度越显著。

（3）T 波高耸，ST-T 改变持续存在。

（4）QRS 时相延长 ≥ 120 ms（图 2-21）。

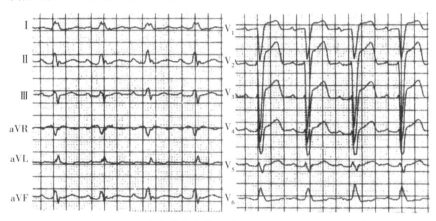

图 2-21 完全性左束支阻滞，$V_1 \sim V_2$ 导联 ST 段抬高

患者男性，85 岁。冠心病。窦性心律，心率 85 bpm，P-R 间期 020 s，QRS 时间 0.12 s，完全性左束支阻滞，$V_1 \sim V_4$ 导联 ST 段上斜型抬高 0.25 ~ 0.50 mV。

（二）ST 段下降

J 点后 60 ~ 80 ms 处 ST 段下降 ≥ 0.05 mV，为 ST 段异常。ST 段下降的形态可以多种多样。

1. 典型心绞痛

心绞痛发作时出现一过性缺血性 ST-T 改变。症状缓解以后，ST 段立即恢复原状。

（1）出现缺血性 ST 段下降，下降的 ST 段呈水平型、下斜型及低垂型。

（2）T 波低平、双向或倒置。

（3）U 波改变。

（4）出现一过性心律失常（图 2-22）。

2. 无症状心肌缺血

（1）ST 段下降时无症状。

（2）ST 段下降持续 1 min 以上，ST 段下降 ≥ 0.1 mV，两次缺血间隔 1 min 以上。原有 ST 段下降，在原有下降基础上 ST 段再下降 ≥ 0.10 mV。

3. 心肌病

（1）肥厚性心肌病：①ST 段下降，特别是心尖部肥厚性心肌病，$V_2 \sim V_6$ 导联 ST 段下降可达 0.50 mV 左右，ST 改变持续存在。②T 波倒置呈冠状 T 波。

（2）扩张性心肌病：①ST 段下降。②T 波低平。③QRS 时间增宽。①室性早搏，心房颤动发生率高。

4. 左室肥大

（1）QRS 电压高大。

（2）ST 段下降。

（3）T波负正双向或倒置。

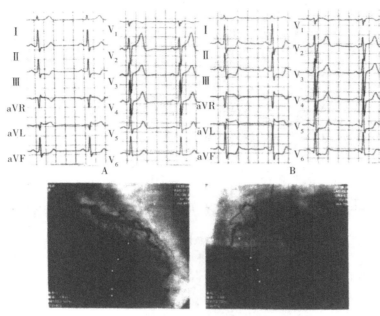

图 2-22　心肌缺血发作时下侧壁导联 ST 段下降

患者男性，77 岁。冠心病。A. 对照动态心电图，Ⅱ、Ⅲ、aVF 导联 ST 段下降 0.05 ～ 0.10 mV；B. 记录于心绞痛发作时，Ⅱ、Ⅲ、aVF、V_5，V_6 导联 ST 下降 0.15 ～ 0.25 mV；冠状动脉造影显示前降支近段狭窄 90%，右冠状动脉近段狭窄 95%。

5. 右室肥大

（1）右胸壁导联 QRS 振幅增大。

（2）V_1 ～ V_3 导联的 ST 段下降伴 T 波倒置。

（3）QRS 电轴右偏。

6. 右束支阻滞

（1）QRS-T 呈右束支传导阻滞特征。

（2）V_1、V_2 导联 ST 段下降不明显。

7. 左束支阻滞

（1）继发性 ST 段下降见于 Ⅰ、aVL、V_4 ～ V_6 导联。

（2）QRS-T 波群呈左束支阻滞。

8. 洋地黄中毒

（1）ST 段呈鱼钩状下降。

（2）T 波负正双向或倒置。

（3）Q-T 间期缩短。

9. 心肌炎

（1）ST 段下降。

（2）T 波低平或倒置。

（3）常有窦性心动过速、P-R 间期延长、早搏等（图 2-23）。

10. X 综合征

有心绞痛、心肌缺血的证据，心电图上可有 ST-T 改变。冠脉造影阴性。

11. 电张调整性 ST-T 改变

起搏器植入前 ST-T 正常。起搏心律持续一段时间后，夺获心搏 ST 段下降，T 波倒置。此种情况还可见于阵发性束支阻滞、预激综合征等。

12. 自主神经功能紊乱

多见于青年女性，ST 段下降 0.05 mV 左右，T 波多为低平。运动试验阴性。

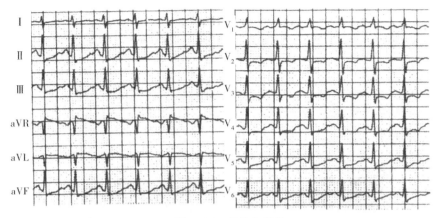

图 2-23　急性心肌炎

患者女性，23 岁。急性心肌炎。窦性心动过速，心率 122 bpm，Ⅱ、Ⅲ、aVF、$V_2 \sim V_6$ 导联 ST 段下降 0.10 mv 左右，T 波低平及倒置。

（三）ST 段延长

（1）低钙血症心电图表现为：①ST 段平坦延长。②Q-T 间期延长。③血清钙浓度降低。

（2）长 Q-T 间期。

（3）房室阻滞伴缓慢心律失常者，ST 段下降，Q-T 间期延长，U 波明显。

（4）冠心病急性心肌梗死演变期（图 2-24）。

（四）ST 段缩短

（1）高钙血症：①ST 段缩短或消失。②Q-T 间期缩短。③血清钙浓度升高（图 2-25）。

（2）早期复极综合征。

（3）洋地黄影响：应用洋地黄治疗过程中，心电图出现 ST 段呈鱼钩状下降，Q-T 间期缩短。

（4）心电机械分离：心脏已经停止机械性舒缩期活动。QRS 时间增宽，ST 段及 QT 间期缩短。

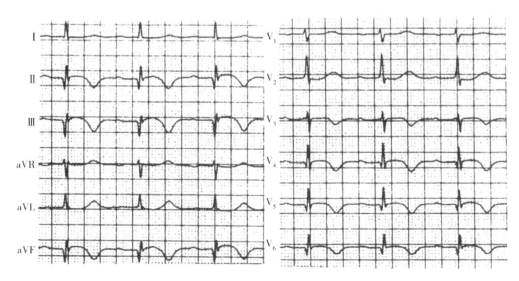

图 2-24　急性下侧壁心肌梗死演变期，ST 段及 Q-T 间期延长

患者女性，81 岁。急性心肌梗死第 8 天。窦性心律，心率 65 bpm，P-R 间期 0.24 s，ST 段及 QT 间期延长。QT 间期 0.56 s，Ⅱ、Ⅲ、aVF、V_5、V_6 导联有异常 Q 波。

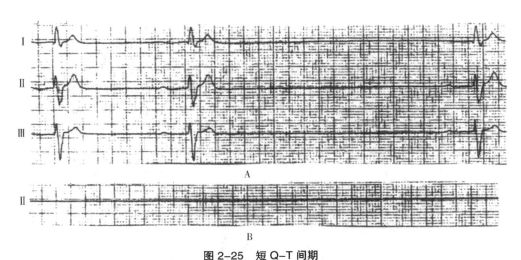

图 2-25 短 Q-T 间期

A. 窦性心动过缓，窦性停搏，一度房室阻滞，左前支阻滞，Q-T 期间 0.35 s；B. 全心停搏。

四、T 波异常

T 波是心室复极过程中产生电位变化，心室复极化过程较除极化过程缓慢，T 波时间比 QRS 更长。T 波极性是有规律的，一般肢体导联以 R 波占优势者，T 波直立。胸壁导联 V_1、V_2 的 T 波可以直立、双向或倒置。$V_3 \sim V_6$ 导联 T 波直立。正常 T 波升支长、降支短，波峰圆钝。T 波异常高耸或以 R 波为主的导联 T 波由直立转为低平、切迹、双向或倒置，称为 T 波异常。

（一）T 波高耸

T 波高耸指 T 波异常高尖，T 波振幅常达 1.5 mV 以上，见于急性冠状动脉疾病，高钾血症等。

1. 急性心内膜下心肌缺血

冠状动脉闭塞后的即刻至数十分钟，最早发生的是急性心内膜下心肌缺血，在缺血区导联上 T 波异常高耸变尖。即心肌梗死超急性损伤期，此期持续时间短暂，一般心电图上记录不到这一变化过程，就已经发展成为急性心肌梗死。冠脉再通，心电图恢复原状（图 2-26）。

2. 急性心肌梗死

急性心肌梗死（AMI）数小时内，在 AMI Q 波的导联上 T 波异常高大，持续一段时间之后，T 波振幅开始逐渐降低。

3. 早期复极综合征

属于正常变异，心电图特征：①T 波高耸主要见于 $V_2 \sim V_5$ 导联，其次是 Ⅱ、Ⅲ、aVF 导联。②ST 段呈上斜型抬高。③出现明显 J 波（图 2-27）。

4. 二尖瓣型 T 波

部分风心病二尖瓣狭窄及二尖瓣狭窄合并关闭不全的患者，$V_2 \sim V_5$ 导联出现异常高尖 T 波，酷似高钾血症心电图改变。T 波高耸持续数年，可随病情变化而发生改变（图 2-28）。

5. 高钾血症

临床上有引起高钾血症的病因，心电图上 P 波低平或消失，QRS 时间增宽呈室内传导阻滞图形（图 2-29），T 波高尖呈帐篷状，血液透析以后心电图迅速恢复原状。

6. 迷走神经张力增高

迷走神经活动占据优势时，心电图表现为心率缓慢，ST 段斜型抬高 0.10 ~ 0.30 mV，T 波宽大，Q-T 间期在正常高限。

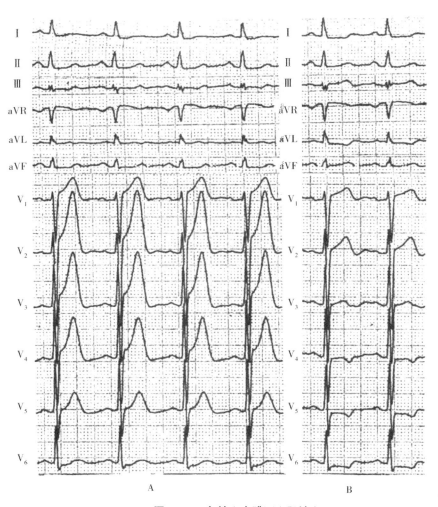

图 2-26 急性心内膜下心肌缺血

患者男性，47 岁。前降支病变。A. 急性前壁心内膜下心肌缺血，$V_2 \sim V_4$ 导联 T 波高大。B. 症状缓解时，$V_4 \sim V_6$ 导联 ST 下降 0.05 ~ 0.10 mV，$V_1 \sim V_4$ 导联 T 波振幅降低，$V_4 \sim V_6$ 导联 T 波倒置。

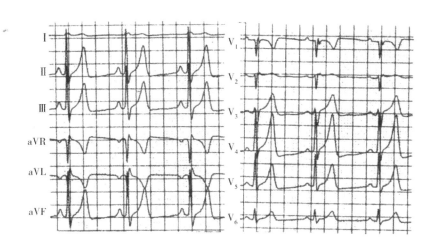

图 2-27 早期复极，T 波增高

患者男性，66 岁。窦性心律，Ⅱ、Ⅲ、aVF、V_4、V_5 导联 T 波增高，前支长后支短，符合早期复极心电图改变。

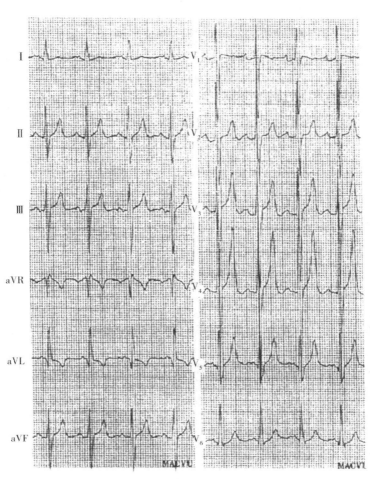

图 2-28 风心病，二尖瓣型 T 波

患者男性，26 岁。风心病，二尖瓣型 T 波。

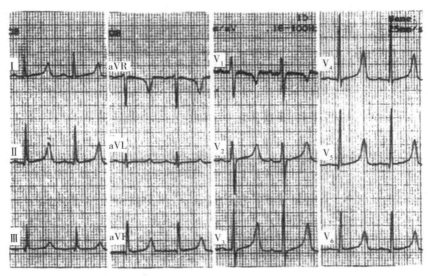

图 2-29 高钾血症

T 波高尖呈帐篷状，ST 段延长，提示低钙血症。

（二）T 波倒置

1. 冠心病

冠心病缺血性 T 波变化特征：①T 波呈箭头样（冠状 T 波），两肢对称，波峰变尖。②有动态变化。③能定位诊断。

心肌缺血性 T 波的类型：①伴有胸痛出现的 T 波改变，称为有症状心肌缺血。②无症状时发生的 T 波改变，称为无症状心肌缺血。③急性期心肌梗死的 T 波演变规律是开始为 T 波高耸，出现梗死 Q 波以后，T 波幅度降低，几小时或几天后 T 波转为正负双向或倒置。T 波倒置由浅入深。持续几天至 3 个月，T 波倒置的程度逐渐减轻，直至恢复梗死前的心电图改变（图 2-30）。

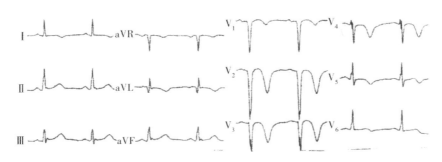

图 2-30 急性前间壁心肌梗死演变过程

2. 高血压病

严重高血压病常有 T 波低，双向或倒置。左室面导联 QRS 振幅增高，P 波增宽。

3. 心肌病

各型肥厚性心肌病，特别是心尖部肥厚性心肌病，常有 T 波倒置，可酷似急性心内膜下心肌梗死演变期心电图，T 波倒置深，但无动态变化，冠脉造影正常。

4. 心室肥大

右室收缩期负荷增重，右室面导联 T 波倒置。

左室收缩期负荷增重，左室面导联 T 波倒置。

5. 左束支阻滞

左束支阻滞，Ⅰ、aVL、$V_4 \sim V_6$ 导联 T 波双向或倒置。

6. 预激综合征

预激综合征 T 波方向与预激波相反。预激波向上的导联 T 波倒置，预激波振幅越大，QRS 时间越宽，T 波倒置越深。预激波消失，T 波逐渐转为直立。

7. 心脏手术

先心病、风心病、冠心病术后，引起心肌损害者，心电图上 T 波倒置。

8. 慢性缩窄性心包炎

心电图改变有右房扩大，QRS 振幅减低，T 波普遍低平或倒置。

9. 心肌炎

急性心肌炎典型心电图改变，房室阻滞，ST 段抬高或下降，T 波倒置。窦性心动过速及各种类型的心律失常。超声心动图显示心脏扩大，收缩无力。

10. 电解质紊乱

严重低钾血症心电图 P 波高尖，ST 段下降，T 波低平或倒置，U 波增高，临床上有可能引起低钾血症的病因。

11. 药物影响

许多药物可使 T 波发生改变。洋地黄类药物有加速心室肌的复极作用，而使 ST 段呈鱼钩样下降，T 波负正双向，Q-T 间期缩短，停用洋地黄以后，ST-T 逐渐恢复原状。氨茶碱可使心率加快，T 波转为低平或倒置。应用乙胺碘呋酮可使 T 波增宽切迹。奎尼丁可使 T 波低平切迹，Q-T 间期延长。冠状动脉内注射罂粟碱可出现一过性巨大倒置 T 波，伴一过性 Q-T 间期延长（图 2-31）。

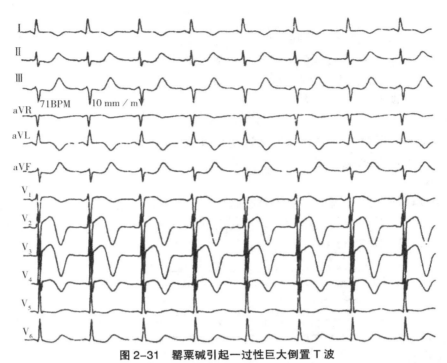

图 2-31　罂粟碱引起一过性巨大倒置 T 波

患者男性，67 岁。Ⅱ、Ⅲ、aVF 导联 P 波倒置，心率 74 bpm。心电图记录于左冠状动脉前降支内注射罂粟碱后即刻，V_2 ~ V_4 导联出现一过性巨大倒置 T 波，Q-T 间期延长，但患者无明显症状。

12. 二尖瓣脱垂综合征

心电图改变有 T 波低平，双向或倒置，心律失常。

13. 脑血管意外

脑血管意外可引起巨大 T 波，有的 T 波倒置，有的 T 波直立，Q-T 间期延长。部分病例有异常 Q 波。

14. 完全性房室阻滞

先天性及后天性完全性房室阻滞，伴过缓的交界性逸搏心律或室性逸搏心律，T 波宽大切迹，T 波倒置，两肢不对称，Q-T 间期延长，易发生室性心律失常。

15. 电张调整性 T 波改变

植入起搏器以后，夺获心律的 T 波由直立转为倒置；或者转为窦性心律以后，T 波倒置持续一个阶段，才转为直立。这种现象称为电张调整性 T 波改变。

16. 自主神经功能紊乱

心电图上仅有 T 波低、双向或倒置变化，无其他器质性心脏病证据。活动平板运动试验阴性，T 波倒置转为直立、低平或双向，或运动后 T 波倒置减浅。多见于青年女性。口服普萘洛尔可使 T 波转为直立。

五、U 波改变

U 波是体表心电图 T 波后低平的小波，于心室舒张早期出现，在体表导联中以 V_3 最清晰。多年来，对 U 波产生的机制一直有争论，概括起来有以下几种解释：①U 波与浦肯野动作电位 4 相对应，为浦肯野纤维复极波。②动作电位的后电位。③舒张早期快速充盈期心室伸张的后电位，且 U 波异常与心室舒张功能异常有关。④U 波产生于动脉圆锥部，它可能是动脉圆锥部某些组织激动时的复极波。

正常人 U 波振幅 0.02 ~ 0.10 mV，U 波时限（20±2）ms，U 波上升支较快，下降支较缓慢。

U 波变化，可增大降低或倒置，或发生 U 波电交替，多数原因是心肌缺血、肥厚，心动周期长短改变，药物和电解质的影响，少数可能由其病理因素所致。

（一）U 波增大

当 U 波振幅 > 0.20 mV，或同一导联 U 波 ≥ T 波，或者 T–U 融合认为 U 波振幅增大。长心动间歇后第一个窦性心搏的 U 波振幅增大是正常现象（心室容量越大 U 波振幅越高）。应用某些药物，如洋地黄、奎尼丁、胺磺酮、钙剂、肾上腺腺素、罂粟碱等，低钾血症、高钙血症、低温、用力呼吸、抬高下肢、运动后均可出现 U 波振幅增大。

（二）U 波电交替

U 波电交替可能与心肌收缩强弱和脉压交替变化有关，可能与心肌损害或极慢的心室率有关。用抗心律失常药物后可出现 U 波电交替。

（三）U 波倒置

U 波倒置见于高血压、冠心病、心绞痛、心肌梗死、左右心室肥大、瓣膜病、先心病、心肌病、充血性心力衰竭、甲亢及某些药物的影响，异丙肾上腺素、麻黄素、奎尼丁等，以及引起心室负荷增重的各种疾病（图 2-32，图 2-33）。

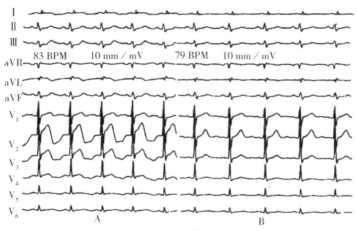

图 2-32 缺血性 U 波倒置

患者男性，54 岁。冠心病、不稳定型心绞痛、前降支病变。A. 心肌缺血时，$V_2 \sim V_4$ 导联 ST 段弓背状抬高，$V_3 \sim V_5$ 导联 U 波倒置。B. 缺血缓解以后，ST 复位，U 波消失。

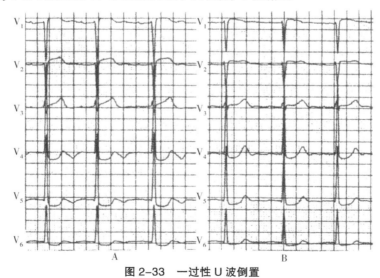

图 2-33 一过性 U 波倒置

六、J 波的现状

J 点是指心电图 QRS 波与 ST 段的交点或称结合点，是心室除极的 QRS 终末突然转化为 ST 段的转折点，标志着心室除极结束，复极开始。PJ 间期是从 P 波开始到 J 点，代表心房开始除极到心室除极

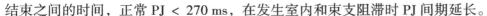

结束之间的时间，正常 PJ < 270 ms，在发生室内和束支阻滞时 PJ 间期延长。

当心电图 J 点从基线明显偏移后，形成一定的幅度，持续一定的时间，并呈圆顶状或驼峰形态时，称为 J 波或 Osborn 波。J 波的振幅，持续时限仍无明确的规定和标准。

特异性心室颤动患者的心电图可以出现明显的 J 波，当无引起 J 波的其他原因存在时，称为自发性 J 波。特发性 J 波与一般性 J 波形态始终无差异，当伴发室性心动过速，心室颤动时可出现特发性 J 波，其原因不明（图 2-34）。

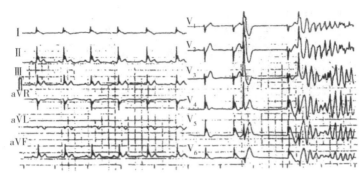

图 2-34 特发性 J 波伴发心室颤动

窦性心律，Ⅰ、Ⅱ、Ⅲ、aVR、aVF、$V_3 \sim V_6$ 导联有明显 J 波，胸导提早的 QRS 波群、室性早搏、心室颤动。

（一）产生机制

J 波的产生机制至今尚未完全阐明，有以下不同的解释。

（1）M 细胞对 J 波产生的作用：在低温和高钙时，心外膜细胞和 M 细胞动作电位的尖峰圆顶形和 1、2 相之间的切迹变得更明显，与心电图 J 点上升和出现明显的 J 波相一致，而心内膜细胞的动作电位仅有轻度改变。提示不同心肌细胞在复极早期产生的心室电位活动可能对 J 波的出现起一定的作用。

（2）心室肌除极程序异常、心室除极程序改变，形成额外的除极波。

（3）室间隔基底部最后除极：室间隔基底部对温度变化极为敏感，温度下降可使之传导延缓而导致心室最后除极形成 J 波。

（4）肺动脉圆锥部除极波：肺动脉圆锥部浦肯野细胞分布稀疏，该部除极最晚而产生 J 波。实验研究显示切除肺动脉圆锥部 J 波消失。

（5）除极过程与复极过程的重叠波：由于除极过程延缓，心室肌除极尚未结束，部分心室肌已经开始复极，致使除极波与复极波重叠在一起形成 J 波。

（二）心电图特征

J 波的心电图特征如下：

（1）J 波常起始于 QRS 波的 R 波降支部分，其前面的 R 波与其特有的顶部圆钝的波形成尖峰—圆顶状。

（2）J 波形态呈多样化，不同的机制可产生不同的 J 波形态。

（3）J 波呈频率依赖性，心率慢时 J 波明显，心率快时，J 波可以消失。

（4）J 波幅度变异较大，高时可达数毫伏。

（5）J 波以 Ⅱ 或 V_6 导联最常见（占 85%），然而在低温时以 V_3 或 V_4 导联最明显。我们观察到心电图上的 J 波以前壁导联最明显，其次是下壁导联。QRS 振幅较小的导联最为少见。

（6）V_1、aVR 导联 J 波多为负向，其余导联多呈正向波。V_1 导联为正向 J 波时，又像局限性右束支阻滞图形。

（7）低温情况下，J 波发生率高，体温在 30℃ 以上 J 波较小，体温在 30℃ 以下 J 波明显增大。

（8）心电图呈顺钟向转位时 J 波不明显。

（三）J波的临床病症

J波最早是在严重冻伤的低温患者的心电图上发现的。随着体温逐渐降低，J波发生率逐渐增高，J波增大。低温性J波的发生原理可能和钙离子流有关。低温引起钙泵活性降低，而胞浆内钙增高，并使胞浆内钙重吸引至胞浆网内，恢复胞浆钙水平的速度降低，钙内流受抑制，并影响钠－钾泵的功能，使心室肌细胞除极化和复极化的图形改变。在心内膜下及心外膜下深肌层中可以记录出驼峰状的波形，并与J波相对应。

高钙血症心电图表现为P-R间期延长，QRS时间增宽，ST段缩短或消失，T波低平，Q-T间期缩短，出现J波的原因可能是心内膜下心肌动作电位2相时程较心外膜下心肌显著缩短所致。高血钙引起的J波一般无圆顶状图形，而呈尖峰状或驼峰状，这是与低温性J波的不同之处。

中枢神经及外周神经系统病变可引起J波。交感神经系统功能障碍是引起神经源性J波的原因。

原因不明的J波，称为特发性J波。但有人认为可能与遗传因素或自主神经系统异常有关。

第三章
高血压

第一节　高血压的危险因素

原发性高血压又称高血压，即指收缩压 ≥ 140 mmHg 和（或）舒张压 ≥ 90 mmHg，而未发现明确病因者。

一、超重和肥胖

体重指数（BMI）是体重与身高平方的比值，其计算公式为 BMI = 体重（kg）/ 身高 ^{2}（m^2）。中国成人正常体重指数（BMI：kg/m^2）为 19 ~ 24，体重指数 ≥ 24 为超重，≥ 28 为肥胖。许多研究均表明超重或肥胖是血压升高的重要独立危险因素。超重或肥胖者有交感神经活性升高，减轻体重有利于降低血浆去甲肾上腺素及肾上腺素水平。人群体重指数的差别对人群的血压水平和高血压患病率有显著影响，我国人群血压水平和高血压患病率北方高于南方，与人群体重指数差异相平行。

二、膳食营养因素

（一）电解质

1. 钠盐与血压

人群平均收缩压与平均尿钠呈直线正相关。在一般情况下，24 h 尿钠可较好地反映摄钠量。在日均摄钠量每增加 1 g 时，则平均收缩压约增加 2 mmHg，平均舒张压约升高 1.7 mmHg。世界卫生组织建议，成人每人每日摄盐量应控制在 5 g 以下，而目前我国人群的平均摄盐量在 7 ~ 20 g。人体摄入过多的钠盐可造成体内水钠潴留，导致血管平滑肌肿胀，血管腔变细，血管阻力增高。同时血容量增加，导致血压增高。

2. 钾盐与血压

钾对血压有独立于钠及其他因素的作用。在男性血浆中钾每降低 1 mmoL/L 时，收缩压及舒张压分别升高 4 mmHg 及 2 mmHg。1 mmol/L 钾的降压作用为 1 mmol/L 钠的升压作用的 3 倍，钾与血压呈负相关。我国人群钾摄入量普遍低于西方国家，这可能与我国传统的烹调方法有关。由此可见，我国膳食高钠低钾是高血压高发的因素之一。国外有些临床研究证明，限钠补钾可使高血压患者的血压降低、体重下降，且能抑制肾素释放和增加前列环素的合成。

3. 钙与血压

膳食中钙不足可使血压升高。流行病学研究证明，日摄钙 < 300 mg 者的血压平均比日摄钙 > 800 mg

者高 2 ~ 30 mmHg。当人群日均摄钙每增加 100 mg 时，则平均收缩压和舒张压水平分别下降 2.5 mmHg 及 1.3 mmHg。营养学家建议，成人每日摄钙量标准应为 800 mg，而我国人群普遍摄钙量低。当膳食低钙时，其钠／钾比值的升血压作用更为显著。在体内，影响代谢的原因很多，如甲状旁腺激素、维生素 D 水平等。研究表明，同一人群内，个体间膳食钙摄入量与血压呈负关联而与尿钙呈正相关。

4. 镁与血压

在流行病学、实验研究及临床效应等方面均反映出体内镁与血压呈负相关。缺镁可引起血管痉挛及体内收缩因子反应增强。镁离子具有抗凝、降脂及扩血管等作用，在降压同时可提高对心脏的保护作用。

5. 电解质的相互影响

高钾可促进排钠，高钠可增加尿钾和尿钙的排出，而高钠高钙饮食时，尿钾少于高钠低钙饮食的人群。

（二）脂肪酸

流行病学资料表明，降低膳食总脂肪，减少饱和脂肪酸，增加多不饱和脂肪酸可使人群血压下降。当多不饱和脂肪酸与饱和脂肪酸的比值由 0.25 增高至 1.0 时，则可使人群血压下降 8 mmHg。膳食中的不饱和脂肪酸大部分来自植物油。此外，鱼类也富含长链 n-3 多不饱和脂肪酸。

（三）蛋白质氨基酸

鱼类蛋白有降压及预防脑卒中的作用，膳食中的酪氨酸不足可引起血压升高，各种兽禽肉类含酪氨酸较多。

（四）微量元素

与血压有关的微量元素为镉。长期饮用含镉高的水可使血压升高。膳食中的锌可防止镉的升压作用。

三、不良的生活方式和行为

（一）吸烟和饮酒

饮酒与血压之间的关系取决于每日的饮酒量。每日饮酒超过一定量后，不论性别及民族，血压即随着摄酒量的增加而升高，特别是收缩压。大量饮酒的升压作用主要反映了心排血量与心率增加，可能是交感神经活性增强的结果。酒还改变细胞膜，也许通过抑制钠离子转运促使较多的钙离子进入细胞内。摄少量酒的人冠心病发病机会减少，可能反映了脂质指标的改善，减少容易发生血栓形成的因素以及改善胰岛素抵抗。

吸烟通过尼古丁引起肾上腺素能神经末梢释放去甲肾上腺素，从而升高血压。另外，吸烟使桡动脉顺应性急性明显降低，这种作用不依赖于血压升高。吸烟者戒烟时，血压可出现轻度升高，可能反映了体重增加。

（二）体力活动

体力活动有助于防止高血压，已经患高血压者通过有节律的等张运动可以降低血压，这种关联可能涉及胰岛素抵抗。从事体力活动多的职业或经常进行运动锻炼的人不论收缩压或舒张压都相对低一些。

（三）睡眠呼吸暂停

睡眠呼吸暂停是肥胖者引起高血压的原因之一。鼾症、睡眠呼吸暂停与高血压密切关联，因呼吸暂停时缺氧使交感神经活性增强。

四、社会心理因素

许多研究表明，不同的社会结构、职业分工、经济条件、文化程度及各种社会生活事件的影响均与高血压的发生有关。心理因素对高血压的发病起一定的作用。长时间的情绪紧张如各种负性（消极）精神状态（焦虑、恐惧、愤怒、抑郁等）都能导致血压升高，此外还和性格特征与缺陷有关。高血压患者的性格缺陷为愤怒常被压抑，不显露，情感易激动，好高骛远等。

第二节　血压测量

一、血压测量的原理和方法

（一）原理

血压测量是临床常用的诊断技术，也是诊断评价高血压患者及其严重程度的主要手段。血压测量法可分为直接测量法（又称有创/侵入法，invaslve measurement）和间接测量法（又称无创/侵入法，non-invaslve measurement）。直接测量法被认为是金标准，是生理学实验中测量血压的经典方法。该法是将导管的一端插入动脉，将导管的另一端连至一根装有水银的U形管，从U形管两边水银面高度的差值即可读得测定部位的血压值。由于水银的物理特性，只能测定动脉平均压而不能测得瞬间压力波动。现有多种类型的压力换能器，可将压强能的变化转变为电能的变化，并精确地测出心动周期中各瞬间的血压值。现代的动脉内直接测压法是1966年由Scott设计，Bevan和Litter进行改进，可以记录到逐次心跳的连续动脉压力；由于是直接测得，数据最为准确，同时可以采血、静脉输液，但可导致出血、感染、栓塞、局部血肿等。这种有创方法在临床上仅限于严重休克及大手术患者的血压监测。间接测量法测量血压采用装有气囊的袖带，在充气后阻断血流，然后检测放气过程中血流开始间断通过和完全通过的信号，这时气囊内的压力分别代表动脉壁上的收缩压和舒张压。通过检测动脉血管壁的运动、搏动的血液或血管容积等参数，间接测量血压。间接测量法测量血压又可分为间歇式和连续式。间歇式测得的是某特定时刻的血压值。由于每次心跳及每一时间点血液对动脉管壁的压力均存在变化，此方法测出的收缩压和舒张压不是同一次心脏搏动中的数值，测得的结果有波动性。连续式可以提供每搏血压及连续的动脉压力波形。

根据检测血流信号方法的不同，血压测量法又可分为示波法、听诊法、振动法、触诊法、超声法、次声法、容积搏动示波法、血管无负荷法和脉搏波速法等，下面分别予以介绍。

1. 示波法（oscillometric method）

示波法也称振荡法，早在100多年前，人们就注意到上肢充气袖带下动脉的搏动情况与加压袖带的放气过程有关，搏动可以被传递到水银/无液气压计或其他记录系统，根据记录到的振动来判定收缩压和舒张压。1876年，Marey首先采用此种方法记录血流冲击血管壁产生的袖带内压力振荡，其原理是记录血流冲击血管壁产生的袖带内压力振荡波，加压袖带被充气至高于收缩压时，袖带下动脉完全塌陷，没有血液通过，此时袖带下只有微弱的波动（这是袖带上部近心端动脉的波动），袖带放气过程中，血管由完全塌陷到部分扩张，有血液通过时波动幅度会突然增加，开始出现振荡波时袖带压定为收缩压。继续放气时，血压波动幅度由小变大，振荡波幅度最大时定为平均压，达到极值后开始减小，振幅骤然减小处的袖带压力为舒张压。这种判断标准曾在20世纪初较为流行，但实践证明，出现振幅骤然增加或减小的那一点并不容易判定。近年来，随着技术的进步，此方法几经改进又被关注和使用起来。现有多种自动、半自动随身血压计就是根据示波法原理设计的。这种方法的优点是不需在肱动脉部位安放传感器，袖带位置移动不影响测量，外界噪音对测量也无干扰。目前许多型号电子血压计和监护仪大多采用此种测量原理，在绝大多数人可获得较准确的读数，但在有些人中则有较大误差，低频机械振动可以干扰袖带内压力振荡波，如肌肉收缩运动。

2. 柯氏音法

1905年，俄国医生Korotkoff改用听诊器检测加压袖带下的血流振动波信号，其原理是当血流间断性通过时，产生一组音质和响度逐渐变化并与心脏搏动同步的声音，即柯氏音（Korotkoff sound）。柯氏音产生的机制尚不明确，多数认为是动脉壁振动和血流涡流所致。该方法由血压计、气囊袖带和听诊器组成，现今在临床上得到广泛的认可和应用。水银血压计被临床工作人员视为血压测量的"金标准"，并作为其他方法测量准确与否的参照。通常将袖带缚于上臂，并加压至桡动脉搏动消失再升高 30 mmHg 左右。听诊器胸件置于上肢动脉远心端的袖带下缘，然后以 2 ~ 3 mmHg/s 的速度减压，在此过程中可以听到柯氏音。

根据音质和响度，柯氏音可分为 5 个时相。第 1 时相，第一次听到的轻而清晰的拍击声；第 Ⅱ 时相，较响的钝浊音；第 Ⅲ 时相，重新出现较清脆的抨击音；第 Ⅳ 时相，音调变得沉闷，响度轻而短暂的低频音；第 Ⅴ 时相，声音突然消失。除非利用仪器进行分析，否则人耳常常难以仔细分辨第 Ⅰ 、Ⅱ 、Ⅲ 时相柯氏音。有时第 Ⅳ 时相也不明显，难以听清楚。目前临床测量血压一般采用柯氏音法，将第 1 时相定为收缩压，第 Ⅴ 时相定为舒张压。但有些儿童和孕妇的柯氏音会一直持续到袖带压为 0，此时可将柯氏音突然变弱处（第 Ⅳ 时相起始处）的袖带压作为舒张压。曾有多项研究比较了柯氏音法与动脉内直接测量法，发现二者之间有较好的相关性，相关系数 > 0.9，但二者之间有较显著的差异。柯氏音法测量血压，收缩压值比舒张压值更可靠，因为柯氏音消失常难以精确地识别。理论上柯氏音第 Ⅳ 时相更接近舒张压，但实际上以柯氏音第 Ⅳ 时相确定舒张压并不优于第 Ⅴ 时相，与动脉内直接测得的舒张压相比较，第 Ⅳ 时相（变音）平均高 8 mmHg 左右，容易出现观察误差，而第 Ⅴ 时相（消失音）平均只高 2 mmHg。

人工听诊法的准确度受人为因素影响较大，如袖带放置位置、对柯氏音的识别、袖带放气速度等，另外，袖带的大小、血压计的校准等都将影响测压的准确性。但若由训练有素的观察者用标准水银血压计测量，测得的血压特别是舒张压，与其他电子式无创测量法所测结果相比，准确度更高，是目前临床医护人员广泛使用的血压测量方法。市场上现有许多自动听诊血压计，其原理与人工听诊相似，只是使用麦克风取代听诊器检测造成柯氏音的动脉振荡。其关键技术是减小各种人为和外来的噪声，以便更好地识别出柯氏音。较复杂一些的自动血压计中应用了一些参照量如心电图信号等以提高柯氏音的检出能力，但多数全自动或半自动血压计的准确度并不十分令人满意，故未作为临床常规测量仪，而更多地作为家庭自测使用。

在手术室和监护室中使用的可预调测量间隔的自动血压计一般以柯氏音法和示波法复合检测，互为参照。示波法和柯氏音法是血压测量中两种最基本的方法，其他方法均是在此理论基础上改变对动脉管壁运动的感应而发明的。

3. 柯氏音信号分析法（analysis of korotkoff sound）

由于听取柯氏音受测量者主观因素影响，1988 年 Pickering 首创一种特殊设计的传感器以代替听诊器，记录分析柯氏音波形。柯氏音有三种成分，分别命名为 K1、K2、K3，K1、K3 是低频信号。K2 是一种高频信号，它的出现相对于收缩压，它的消失相对于舒张压。研究表明柯氏音信号分析法测得的数据比柯氏音法更接近于直接动脉内测得的数据。

4. 触诊法（palpatory method）

触诊法是不用听诊器的血压测量方法。测试者触摸被测者桡动脉，同时通过充气袖带给手臂加压，脉搏消失时对应的袖带压被认为是收缩压。至于舒张压，并未得到临床广泛的认同。依触诊原理制成的自动血压计以传感器取代医生的手指检测脉搏的搏动。

5. 超声法（ultrasonic method）

1967 年 Ware 开始采用多普勒超声技术替代听诊法检测血流信号。在袖带下距袖带远心端 1/3 袖带宽处放置两个传感器，一个传感器向动脉发出超声波，另一个接收反射波，当血流开始通过，动脉壁位移引起多普勒超声时相改变或出现血流信号时记录为收缩压，动脉壁位移明显减弱时为舒张压。这一技术特别适用于新生儿、婴儿和休克状态的患者，因为此类人群柯氏音检测较困难。此方法的准确程度取决于传感器的位置，可测出其他方法难以测出的低血压状态的血压值。

6. 次声法（infrasonic method）

次声法是柯氏音法的一种演变，通过分析柯氏振动在大约 5 ~ 35 Hz 频段内的低频信号的光谱能量变化判定收缩压和舒张压，其结果并不十分可靠。

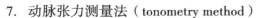

7. 动脉张力测量法（tonometry method）

本方法的理论基础是如果贴近骨骼的浅层动脉被一个外部的刚性受压板部分压成平面，且保持这种状态，则动脉壁四周各方向上的张力就完全不起作用，动脉内压就与作用于外部压板上的压力成比例。这种比例关系若由另一种方法测得的血压来校准，则可以连续测出每跳血压值。本测量法的局限性在于，对放置仪器的位置有严格要求，任何移位都会造成记录幅度的波动，从而不得不重新放置和校准。

现在市售张力血压检测器将张力计作用于桡动脉，并将其捆扎在手腕部，使其位置相对固定。压力传感器由电阻传感器排列组成，校准用的参考方法是示波法。

8. 容量钳夹法（volume cramp）

1973 年 Penaz 首创这种方法，通过光电容积描记检测手指动脉搏动信号，利用自动控制技术不断迅速地调整手指指套气囊内压力，使其与动脉壁的侧压力相等，这样从气囊内压力变化就可测得血压。这种方法主要用于无创性连续监测每个心动周期的血压，Finapres 和 Portapres 血压监测仪采用的就是这种原理。

9. 血管无负荷法（vascular unloading method）

本方法理论基础是如果动脉处于无负荷状态，则外压将等于动脉压，即跨动脉壁压力为 0。处于无负荷状态的动脉不会改变内径和容积。当外压等于平均动脉压时，动脉无负荷状态容积作为动脉基准容积。

这种方法的典型应用是将手指中部或基部插入具有液体填充加压袋的测量盒内，盒内有光电体积描记器检测动脉容积。如果使光电检测器的输出一直保持管壁无负荷状态下的血管容积值，则加压袋内压强就等于动脉血压。加压袋压强由快速反应控制系统操纵，以维持动脉容积，使无负荷状态一直得以保持。

本方法可以测量心脏同一搏动中的收缩压和舒张压，且能够不失真地测出血压波形。测量精度较高，可连续测量，适用于婴幼儿和老人，缺点是被测者手指有较强的约束感。

Medwave Inc 制造了另一种血管无负荷法血压计，采用一个具有弹性振动膜的充油腔室，将振动膜放在贴近桡动脉的皮肤上，控制腔室压力，确定并保持动脉壁无负荷状态，此时腔室压强就等于动脉压。

10. 脉搏波速法（pulse-wave velocity method）

本法是根据脉搏波沿动脉传播的速率随动脉压增加而增加的特点提出的。通过脉搏波速的变化推知动脉压的变化。这种关系经另一种测量血压的方法参照校准，可以得到连续的血压值。脉搏波速可通过脉搏波在动脉中两点间传递时间计算出来。作为校准的方法可以是示波法和人工听诊法，鉴别脉搏波的光度测定传感器可以放在前额、手指或手腕、耳等处。

11. 双袖带波形分析法（two-cuff waveform analysis method）

该方法在一侧同时采用上臂袖带（袖带 1）和手腕袖带（袖带 2），袖带内放置压力传感器，袖带 1 以 2 ~ 4 mmHg/s 速度均匀放气，当压力传感器探测到袖带 2 内有明显的波动信号时，将袖带 2 迅速放气至 0。此后，袖带 2 内压力信号就是血管的波动信号，当探测到袖带 2 内的压力波出现反向跳动时，测量结束。双袖带波形分析法判断血压是基于每个被测个体的动脉搏动波形，与常规无创自动血压计相比，其收缩压和舒张压的特征表现更明显，测量准确性提高。本方法对收缩压和舒张压的判断比听诊法更准确，一般单袖带法的压力波形分析缺乏压力波跳变特征，双袖带的振动波形中压力波跳变特征非常明显，从而为准确判断提供了可靠的保障。其缺点是测量方法复杂，若袖带 2 的放气起始时刻选择错误，将无法实现自动血压的判定。

12. 皮肤血压测量法

皮肤血压测定计是根据光敏传感器检测肢体皮肤血流信号原理设计的。当袖带充气高于收缩压后，皮肤缺血发白，放气至某一压力时，小动脉突然充血，皮肤变红，信号通过光电放大后进行血压测量，检出收缩压，该方法对研究小动脉（阻力血管）的血压调控有一定价值。

13．其他测量血压新方法

因航天、潜海等特种医学的需求，无创连续监测血压技术受到重视，采用激光束、电磁波等直接照射肱动脉检测血压的技术正在研究中。

综上所述，有创法可以更准确地测量血压。无创法尽管很多，但因其准确性、可靠性较差，真正被临床所接受和认可的并不多。在众多无创血压测量技术中，成为主流、有代表性的有柯氏音法、示波法。无创血压测量技术的发展方向是进一步提高自动化程度和精确度。另外，伴随医疗保健水平的提高，对可以连续检测血压的随身携带的血压仪将会有更多需求。轻便、不影响被测者日常生活、能连续记录更多有价值血压数据的血压检测计必将大有前途。

（二）常用无创血压测量器械

1．水银柱式血压计

1896 年意大利 Riva-Rotici 发明了第一台袖带式血压计，它与柯氏音法一起组成了目前临床测量血压的标准方法。袖带水银柱式血压计是临床常用的标准血压计，可作为其他类型血压计的定标或校准仪，价格低廉、操作简单，但存在水银泄漏、挥发污染等缺点。且应用此类血压计的测量者容易产生对数字的偏爱，特别是 0、5，这样就严重影响了测量结果，而且歪曲了血压的频率分布曲线，失去了统计学意义。

2．气压表式（弹簧式）血压计

采用气压表替代水银柱显示压力值，也是袖带式，比较轻便，容易携带，适于家庭、出诊、野战时使用。但是必须定期与水银柱式血压计进行校准。随着使用时间延长，弹簧老化，机械装置难以保证读数准确，通常读数会偏低（相差 4 mmHg 左右），至少 6 个月要校准一次。

3．随机零点血压计

目前广泛采用袖带加压标准水银柱式血压计测量血压，不可避免地受到主观因素影响，为了避免这一缺陷，1970 年 Wright 改良了水银柱式血压计，将 0 ~ 300 mmHg 的水银柱式血压计和附加的零点转换装置相连接，零点转换装置带有一个水银容器，通过一横隔龙头与横隔膜腔相连，横膈的运动受一凸轮所限制（凸轮不能为测量者所见），其位置由旋转的一圆轮调节。当横隔龙头关闭时，可按常规方法测量收缩压和舒张压，但水银柱能依据容器内余留的水银量而使水银柱下降至 0 ~ 60 mmHg 的水平，这样必须在测量后才知道真实的"零点"从而避免误差，血压计在 0 ~ 60 mmHg 之间随机设定水银柱零点值，在测量血压后再减去零点值，获得实际血压读数，这样可以避免测量者的主观误差，这种血压计存在系统误差，一般比不设定随机零点的水银柱式血压计低 1 ~ 3 mmHg，常用于流行病学研究。

4．袖珍电子血压计

市面上有多种品牌和不同型号的电子血压计，采用微电脑控制的简易测压装置，适合家庭或外出随身携带自测血压。电子血压计一般采用压力振荡波原理测量血压，高灵敏压力传感器采样，由于不需要掌握柯氏音听诊技术，只要袖带充气后仪器自动显示或打印血压读数，有些具有储备、输出打印功能。因此可以比较方便地自我测量血压。根据是否需手动充气，电子血压计分为半自动式与全自动式；根据袖带充气加压部位，又分为上臂式、手腕式与指套式。上臂式可靠性较好，手腕式与指套式准确性较差，一般不推荐使用。此类血压计通常易受到被检查者体位、上臂位置、袖带松紧度等因素影响，重复性和准确性较差。通过对袖带式电子血压计和袖带加压标准水银柱式血压计比较研究发现，前者测定的收缩压约高 3 ~ 5 mmHg，二者的舒张压差别不大，手腕式和指套式电子血压计一般测量值低于水银柱式血压计。

5．动态血压监测仪

动态血压监测仪分为间歇性和连续性两种。前者每隔 15 ~ 30 min 自动测量血压，数据储存在监测仪中，由电子计算机进行数据处理分析；后者监测每个心动周期的血压值，利用容量钳夹法在相邻两个手指上交替采集血压读数。动态血压监测仪在体力活动或运动以及外界有较大振动时不能获得血压读数，压力波振荡法对低频机械振动尤其敏感。

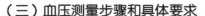

（三）血压测量步骤和具体要求

目前常用的有三种血压测量类型，即诊室血压、自我测量血压与动态血压监测。诊室血压是目前临床诊断高血压和分级的标准方法，由医护人员在标准条件下按统一的规范进行测量。通常将在上臂所测得的肱动脉压力代表主动脉压。临床上通常采用间接法测量上臂肱动脉部位的血压，除非特别注明，一般所谓血压指的是肱动脉血压，如果在其他部位测量血压，需加以说明。

1. 血压测量步骤

①首先要求患者坐在安静的房间里，5 min 后再开始测量。②至少测量两次，间隔 1 ~ 2 min，若两次测量结果相差比较大，应再次测量。③采用标准袖带（长 35 cm、宽 12 ~ 13 cm）。当患者上臂较粗或较细时，应分别采用较大或较小的袖带，儿童应采用较小的袖带。④无论患者采取何种体位，上臂均应置于心脏水平。⑤分别采用柯氏第 I 音和第 V 音（消失音）确定收缩压和舒张压。

2. 具体要求

①选择符合计量标准的水银柱式血压计或者经国际标准（BHS 和 AAMI）检验合格的电子血压计进行测量。②使用大小合适的袖带，袖带气囊至少应包裹 80% 上臂。大多数人的臂围为 25 ~ 35 cm，应使用长 35 cm、宽 12 ~ 13 cm 规格气囊的袖带；肥胖者或臂围大者应使用大规格袖带；儿童应使用小规格袖带。各种袖带规格及适用对象见表 3-1。③被测量者至少安静休息 5 min，在测量前 30 min 内禁止吸烟或饮咖啡，排空膀胱。④被测量者取坐位，最好坐靠背椅，裸露右上臂，上臂与心脏处在同一水平。如果怀疑外周血管病，首次就诊时应测量四肢血压。特殊情况下可以取卧位或站立位。老年人、糖尿病患者及出现体位性低血压情况者，应加测站立位血压，站立位血压应在卧位改为站立位后 2 min 和 5 min 时测量。⑤将袖带紧紧贴缚在被测者的上臂，袖带的下缘应在肘弯上 2.5 cm。将听诊器胸件置于肱动脉搏动处。⑥测量时，快速充气，使气囊内压力达到桡动脉搏动消失后再升高 30 mmHg 以恒定的速率（2 ~ 3 mmHg/s）缓慢放气。在心率缓慢者，放气速率应更慢些。获得舒张压读数后，快速放气至零点。⑦在放气过程中仔细听取柯氏音，观察柯氏音第 1 时相（第一音）和第 V 时相（消失音）水银柱凸面的垂直高度。收缩压读数取柯氏音第 1 时相，舒张压读数取柯氏音第 V 时相。< 12 岁儿童、妊娠妇女、严重贫血者、甲状腺功能亢进者、主动脉瓣关闭不全者及柯氏音不消失者，以柯氏音第 IV 时相（变音）定为舒张压。⑧血压单位在临床使用时采用毫米汞柱（mmHg），在我国正式出版物中注明毫米汞柱与千帕斯卡（kPa）的换算关系，1 mmHg = 0.133 kPa。⑨应相隔 1 ~ 2 min 重复测量，取 2 次读数的平均值记录。如果收缩压或舒张压的 2 次读数相差 5 mmHg 以上，应再次测量，取 3 次读数的平均值记录。

表 3-1 各种袖带尺寸及适用对象

上臂周径（em）	对象	气囊宽度（em）	气囊长度（cm）
5 ~ 7.5	新生儿	3	5
7.5 ~ 13	婴儿	5	8
13 ~ 20	儿童	8	13
20 ~ 32	成人（普通）	13	24
32 ~ 42	成人（大号）	17	32
42 ~ 50	大腿	20	42

3. 特殊情况下的血压测量

（1）老年人的血压测量：老年人的特点是容易出现单纯收缩期高血压、直立性低血压、动脉粥样硬化严重者的假性高血压（表现为 Osler 试验阳性，即充气超过收缩压 20 mmHg 以上，在无听诊音时仍可以触及桡动脉搏动）、双上肢血压差别大、血压波动大、测压时易出现明显听诊间歇等。有听诊间歇者应同时触诊脉搏。非同日测量血压 3 次，每次测量 3 遍才能确认有无高血压。一般在餐后 2 h 测量血压，防止出现餐后假性低血压。注意测量双上肢血压、卧位血压、立位血压及 24 h 动态血压。

（2）婴幼儿及青少年的血压测量：14 岁以上青少年用成人血压测量法，3 岁以上儿童用水银柱式血压计测量（听诊柯氏音第Ⅳ时相），3 岁以下儿童用自动血压计测量，新生儿、婴儿用皮肤潮红法测量。测量前避免剧烈活动，测量时避免哭闹，应非同日测量血压 3 次，每次测量 3 遍。儿童血压测量应特别注意选择合适的袖带。

（3）肥胖者的血压测量：选择宽而长的袖带，袖带宽度大于 20 cm。建议肥胖者测量前臂血压，袖带置于前臂，气囊中心距鹰嘴 13 cm 左右，在桡动脉处听诊或触诊。

（4）妊娠期的血压测量：测血压时应取侧卧位或坐位，不要取平卧位，要避免因子宫压迫静脉回流使血压下降。国际妊娠期高血压协会（SHDP）建议：妊娠期高血压患者测量血压时，需取 15°～30° 侧卧位，采用水银柱式血压计连续测量 2 次，每次相隔 4 h 以上，舒张压以柯氏第Ⅳ时相为准。若两次舒张压均值为 90 mmHg 或有一次为 110 mmHg 可定为妊娠期高血压疾病。

（5）心律失常者的血压测量：偶发期前收缩影响不大，但频发期前收缩或心房颤动时血压随心动周期有波动，应多次（一般 6 次）测量取平均值以减少误差。

（6）下肢动脉血压测量：下肢动脉血压的测量主要用于当上肢受伤、残缺、烧伤或其他原因导致上肢血压不能测量时，或需上下肢血压对比时。测量下肢血压时的常见体位有 4 种，即平卧位、俯卧位、侧卧位和屈膝仰卧位，一致认可俯卧位，而对平卧位、侧卧位和屈膝仰卧位则看法不一。测量时，患者应休息 5 min 以上。俯卧位时不能用力，下肢肌肉放松，裤口宽松，将袖带平整缚于大腿下部。气囊纵轴中线压于腘动脉上，下缘距腘窝 4 cm 处，松紧以可伸进一指为准；听诊器胸件置于腘窝中点腘动脉搏动最强的部位，与皮肤紧密接触，以左手固定，勿塞于袖带下。右手挤压充气球，轻轻加压，使水银逐渐上升，当水银柱顶点达腘动脉搏动消失后再升高 30 mmHg，然后以恒定的速率（2～6 mmHg/s）缓慢放气，使水银柱缓慢下降，中途不能再打气，以一次为准。当听到第一次搏动音时水银柱顶点指示的刻度为收缩压，搏动音突然消失时水银柱顶点指示的刻度为舒张压。正常参考值：下肢血压比上肢血压高 20～40 mmHg。

（7）立位血压测量：立位血压测量应由第三者手持水银柱式血压计置于心脏水平，按常规方法听诊测量，也可采用床边自动血压监测仪手动控制测量，分别测量站立后 2 min 和 5 min 时的血压。

二、自测血压

自测血压是指受测者自我或是由非医护职业的家人、朋友帮助下完成的血压测量。自测血压可以提供日常生活状态下真实可靠的血压测量，也可提供特殊时刻的血压水平及其变化，可以减少医院环境造成的紧张，避免诊室血压的白大衣效应，对临界高血压的诊断有辅助价值。在评估血压水平及其严重程度、诊断单纯性诊室高血压（白大衣性高血压）、评价降压效应、改善治疗依从性、增强诊治的主动参与性方面有独特优势。在评价血压水平和指导降压治疗上已经成为诊室偶测血压的重要补充，是临床实践不可缺少的一部分。对血压正常的人建议定期测量血压（20～29 岁，每两年一次；30 岁以上每年至少一次）。

自测血压可以采用袖带水银柱式血压计、压力表式血压计，但必须经过学习和培训柯氏音法。可以使用自动或半自动的袖带式电子血压计，应选用符合国际 AAMI 和 BHS 标准的电子血压计。自测血压时要测量 2 次取均值，同时应详细记录测量血压的日期、时间；服药名称、时间、种类、剂量；测压时的心率、活动情况和症状等。血压读数的报告方式可采用每周或每月的平均值。家庭自测血压低于诊室血压，家庭自测血压 135/85 mmHg 相当于诊室血压 140/90 mmHg。目前尚无统一的自测血压正常值，推荐 135/85 mmHg 为正常参考值上限。

了解家庭自测血压的正确测量方法和技术，以提高准确性，应注意以下事项：①测量前 30 min 避免喝咖啡、酒及吸烟，坐靠背椅休息 3～5 min，测压前勿说话；②自测血压者应了解 24 h 血压波动规律，包括血压谷 / 峰时间，对血压某时刻一过性轻度波动不要过于紧张，以免精神紧张导致血压升高；③若经常自测血压，应选择每天同一时间测量；④使用大小合适的袖带，袖带安放位置要合适；⑤测量时手臂要保持在心脏水平，最好将手臂伸直放在桌上舒适的位置；⑥晨起时的血压测量值为基础血压，重复性好，有重要参考价值，应记录并反馈给医生；⑦如果血压不稳定或处于降压药物调整

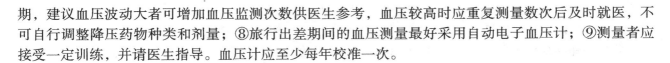

期，建议血压波动大者可增加血压监测次数供医生参考，血压较高时应重复测量数次后及时就医，不可自行调整降压药物种类和剂量；⑧旅行出差期间的血压测量最好采用自动电子血压计；⑨测量者应接受一定训练，并请医生指导。血压计应至少每年校准一次。

三、动态血压监测

1966 年，英国的 Bevan 首次用携带式动态血压监测仪记录 24 h 动态血压。1982 年由 Pickering 用于临床。动态血压监测是用特殊的血压测量和记录装置在一定的时间间隔，一般 20 ~ 30 min 测量血压一次，连续观察 24 h。可反映不同生理节律和外界环境时的血压变化，无测量者偏差及"白大衣效应"，可全面、详尽地观察一天中血压的动态变化。其结果与高血压并发症的相关性良好，有助于合理进行降压治疗、疗效评价和预后判断，以及鉴别抗高血压药物试验中有无安慰剂效应等。动态血压的应用，使高血压的研究及临床诊断、治疗和预后评估进入了一个崭新的阶段。临床上广义的动态血压监测（ambulatory blood pressure monitoring，ABPM）是指各种连续性或间歇性的，有创性或无创性的监测血压的方法，包括采用多功能床边监护仪的有创性血流动力学连续监测，或无创性自动充气的上臂袖带血压床边程控测量。可用于自动监测患者血压的仪器有很多种（多数带示波器），也包括采用水银柱式血压计和随身携带的电子血压计进行密切的血压测量。狭义的动态血压监测一般是指通过随身携带的袖珍无创性动态血压监测仪，在不影响日常生活和夜间睡眠的情况下，24 h 自动程控定时测量血压，储存数据供计算机软件采样分析统计血压参数的血压监测方法。动态血压测量时应注意以下问题：测量时间间隔一般应设定为 15 ~ 30 min，也可根据需要设定所需的时间间隔；指导患者日常活动，避免剧烈运动；测血压时患者上臂要保持伸展和静止状态；若首次检查由于伪迹较多而使读数小于预期值的 80%，应再次测量；可根据 24 h 平均血压、日间血压或夜间血压进行临床决策参考，但倾向于应用 24 h 平均血压。

（一）监测方法

ABPM 通常采用上臂袖带间断自动充气间接测量，根据压力振荡法或柯氏音法原理拾取信号并记录储存。也有采用指端部位，根据容积描记或脉搏波传递推算血压值。动态血压监测仪准确性的临床考核是比较该仪器与水银柱式血压计测量所得读数的差异，其方法是在同一上臂、同一血压袖带经三通管连接水银柱式血压计和动态血压监测仪进行测量。根据英国高血压学会（BHS）制定的评价方案和美国医疗器械联合会（AAMI）的标准进行评价。BHS 方案采用 A、B、C、D 等级法，两种仪器所测血压读数差异 ≤ 5 mmHg、≤ 10 mmHg、≤ 15 mmHg 的次数的百分率必须超过 45%、70%、90% 方可进入临床使用。AAMI 采用的标准是两种仪器测得的血压读数的平均差异必须 ≤（5 ± 8）mmHg。但目前动态血压监测尚存在一些局限性：①采用上臂袖带充气测压法，因为有测压间隔，只能获得非连续性血压值，不能获得全部 24 h 的血压波动资料，无法获取短时间内血压波动的信息，而且收缩压和舒张压不在同一心动周期内。采用振荡示波法原理的监测仪在测压时要尽量保持肢体静止，避免上肢的肌肉收缩活动，否则袖带内压力波形会受干扰。采用柯氏音法的监测仪，要避免袖带位置移动，否则拾音器无法感知柯氏音，会导致数据丢失。②动态血压监测过程中的仪器噪音虽已得到显著改善，但对患者的日常生活，尤其是睡眠仍有影响，从而影响到血压水平。③约 10% ~ 15% 的数据因可信度较差，在分析时要舍弃。一般在分析统计参数时采用以下舍弃标准：收缩压 > 260 mmHg 或 < 60 mmHg，舒张压 > 150 mmHg 或 < 40 mmHg，脉压 > 150 mmHg 或 < 20 mmHg。④动态血压监测的有效血压读数次数应达到监测次数的 80% 以上，测压空白时间段不应超过 2 h，否则结果的可靠性和重复性较差。⑤动态血压监测的参数分析尚未建立合理、科学的解释标准，正常值也无统一标准，国际上正进行大样本的人群调查，短时间内只能从临床正常者中获得参考值。

（二）动态血压的参数

包括血压水平、血压变异性和血压昼夜节律三部分。

1. 血压水平

①平均血压：通常采用 24 h 血压平均值、白昼血压平均值、夜间血压平均值。24 h、白昼与夜间

血压平均值在非同日检测时重复性相对较好。动态血压的正常值推荐以下国内参考标准：24 h 血压平均值 < 130/80 mmHg，白昼血压平均值 < 135/85 mmHg，夜间血压平均值 < 125/75 mmHg。正常情况下，夜间血压平均值比白昼血压平均值低 10% ~ 15%。②血压负荷值（blood pressure load value）：指血压超过某个阈值水平的次数比例。一般将白昼的阈值定为收缩压 > 140 mmHg，舒张压 > 90 mmHg；夜间的阈值定为收缩压 > 120 mmHg，舒张压 > 80 mmHg。血压负荷值是血压升高幅度和时间的二维综合指标，有较高的预测高血压靶器官损害的敏感性，但是非同日检测时的重复性相对较差，而且有最大值 100% 的限制。比较精确的指标可以采用曲线下面积，即计算 24 个时间区间收缩压或舒张压曲线下面积之和。各个区间的面积采用梯形面积法近似求出。

2. 血压变异性（BPV）

ABPM 可以获得短时和长时（24 h）血压变异性信号。一般以时域指标（即标准差）反映变异的幅度，以频数指标反映变异的速度。上臂袖带测压法在短时间内的血压读数 < 256 次，无法进行频数分析。因此，目前短时血压变异性采用整个 24 h 内每 30 分钟血压标准差的平均值，长时血压变异性采用 24 h 血压的标准差。为了比较不同血压水平的血压变异性，也有采用血压变异系数，即标准差/平均值，可分别求出 24 h、白昼、夜间血压变异系数，表示不同时间阶段的血压波动幅度。

3. 血压昼夜节律

反映血压昼夜节律变化的指标有血压波动曲线图和夜间血压下降率。正常时血压在 24 h 内呈生理的节律性波动，健康个体和多数高血压患者的血压呈现白昼高、夜间低的规律性变化，日间平均血压通常高于 24 h 平均血压，夜间平均血压通常低于 24 h 平均血压，夜间睡眠血压低于白昼血压 10% ~ 20%，正常人波动范围可达 30 ~ 40 mmHg，血压在夜间 2 ~ 3 点时处于最低谷，凌晨血压明显升高。白天血压处于相对较高水平，多呈双峰，双峰出现在上午 8 ~ 9 时和下午 4 ~ 6 时。24 h 动态血压的这种昼高、夜低的趋势图呈现双峰一谷的勺型（dipper），即有一明显的夜间谷，夜间血压较白天血压低 10%。反之，那些夜间谷变浅，夜间血压均值较白天下降 < 10%，或无明显的夜间谷，甚至夜间血压高于白天血压者，称为非勺型（nondipper）。日本学者把血压的 24 h 变化趋势进一步分为深勺型、勺型、非勺型和反勺型。具体的划分标准是：①深勺型：夜间血压下降幅度 ≥ 白天血压的 20%；②勺型：夜间血压下降幅度 ≥ 10%，但 < 20%；③非勺型：夜间血压下降幅度 ≥ 0，但 < 10%；④反勺型：夜间血压无任何下降。大多数轻中度原发性高血压患者的血压昼夜波动曲线与正常人相似，但血压水平高且波动大。血压的昼夜节律性变异缩小，血压夜间谷变浅，见于某些类型的高血压、自主神经失调、睡眠呼吸暂停、某些内分泌疾患，以及某些老年人等。研究证明，血压呈非勺型或反勺型改变的患者，心、脑等靶器官损害程度明显大于呈勺型者，预后也差。高血压患者的血压昼夜波动曲线也相似，但整体水平较高，波动幅度也较高，大致可分为四种类型：①正常昼夜节律型：大多数轻中度高血压患者在夜间睡眠时血压有相当明显的下降，但随着年龄增长，昼夜波动幅度变小；②昼夜节律减弱或消失型：多见于 3 级高血压或伴有心、脑、肾靶器官损害者，以及睡眠呼吸暂停综合征和严重睡眠障碍者；③夜间血压升高型：见于严重自主神经功能障碍者和部分有动脉粥样硬化的高龄老年人，表现为白昼血压低下或直立性低血压，夜间血压持续升高；④嗜铬细胞瘤型：见于嗜铬细胞瘤、肾血管性高血压、糖尿病伴高血压和极少数原发性高血压患者，常表现为发作性血压明显升高和直立性低血压。

目前采用夜间血压下降百分率，即（白昼均值 – 夜间均值）/白昼均值，用于判断动态血压的昼夜节律状况；采用清晨血压骤升速率，即清晨 6 ~ 8 点的血压上升幅度/时间，反映清晨血压的波动程度。多数学者认为夜间血压下降百分率 < 10% 定义为血压昼夜节律异常，但此标准似乎范围太宽，重复性也差。

（三）临床意义

动态血压监测在临床上可用于诊断白大衣性高血压、隐蔽性高血压、顽固难治性高血压、发作性高血压或低血压，评估血压升高严重程度，目前仍主要用于临床研究，例如评估心血管调节机制、预

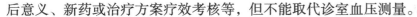

后意义、新药或治疗方案疗效考核等，但不能取代诊室血压测量。

1. 诊断白大衣性高血压

1940 年，Ayman 等首先观察到高血压患者在诊室和家庭测量的血压值之间有差异，即诊室血压或办公室血压高于家庭或诊室外血压，这种现象称为白大衣效应，其机制是由于患者对医院环境和医务人员的警觉反应所致。这种反应部分与就诊环境有关，多数与测量者有关。白大衣性高血压的定义是，多次诊室外白昼血压的平均值小于 135/85 mmHg，而诊室血压大于 140/90 mmHg。研究显示，大多数患者有白大衣效应。然而，显示白大衣效应的多数患者也存在诊室外血压升高，以致在任何情况下均表现为高血压。多组研究显示，诊室内诊断为高血压的患者大约 20% 为白大衣性高血压，普通人群的发生率为 15% ~ 30%，妊娠妇女为 30%，老年人白大衣性高血压常更显著。为了避免混淆，1996 年世界卫生组织专家委员会推荐使用单纯诊室高血压。如果比较诊室血压值与白昼动态血压值，可分为以下四种类型：①均正常：见于正常健康者；②均增高：见于大部分高血压患者；③诊室血压升高：白昼动态血压正常，称为白大衣性高血压；④诊室血压正常：白昼动态血压值升高，表现为对日常生活中的应激状况有较强的升压反应，称为逆白大衣效应。

2. 判断高血压患者的病情程度

血压水平、血压昼夜节律、血压变异性。

3. 评价抗高血压治疗

动态血压监测的重复性较好，在监测降压治疗效应方面比常规测压更具有优势，是考核药物降压疗效的一种可靠手段。对限盐、减轻体重、运动等非药物治疗方面的有效性也能进行评价。动态血压评价降压疗效的参考标准：24 h 收缩压及舒张压均值分别降低 10 ~ 12 mmHg 及 5 ~ 8 mmHg 以上，或治疗后 24 h 动态血压曲线呈现完全向下分离或大部分时间连续性向下分离可视为有效。评价抗高血压药物的降压疗效时，可以采用计算降压效应的谷 / 峰比值（trough/peak，T/P ratio）来反映 24 h 血压控制的能力。根据美国食品与药物管理局（FDA）的定义，谷峰比值是降压的谷效应值与峰效应值之间的比值。峰值指给药后达药物峰浓度时的最大血压降低值；谷值指下一次给药前的血压降低值（均与治疗前比较）。FDA 规定长效降压药的谷峰比值 < 50% 不能上市，谷峰比值在 60% 以上为宜。动态血压监测可以观察静息、运动、工作、应激、睡眠、服药等不同状态下的血压水平，可以观察药物作用高峰与持续时间。通过对治疗过程中血压水平、谷峰比值等的评估来调整治疗方案。动态血压分析还有助于降压药物的选择。一项回顾性研究发现，α 受体阻滞剂、β 受体阻滞剂、交感神经抑制剂使夜间血压下降较小，ACEI 使夜间血压下降较明显，CCB 或利尿剂对白昼血压及夜间血压下降程度大致相同。

4. 分析心肌缺血或心律失常诱因

如果同时进行 Holter 和动态血压监测检查，可观察心肌缺血、心律失常与血压升高、血压降低之间的因果关系或顺序关系。明确这种关系有利于制订合理的抗心肌缺血和抗心律失常治疗方案。

5. 临床试验应用

动态血压监测有良好的重复性，可以减少诊室测压过程带来的变异，容易观察治疗前后的药物疗效，减少药物安慰剂效应。减少测压的变异还可以降低血压波动的标准差，从而提高临床试验的准确性，减少试验的样本量。

四、血压的变异性

血压变异性即血压波动性，是个体在单位时间内血压波动的程度，反映血压随心血管的反应性、昼夜节律、行为及心理变化而变化的程度，如兴奋、恐惧或运动时，由于交感神经活性增加，血压尤其是收缩压可明显增高，剧烈运动时收缩压甚至可高达 180 ~ 200 mmHg，舒张压可高达 100 mmHg。停止运动可使血压急剧下降，是因为腹肌松弛所致，以后又出现血压的第二次升高。大多数轻中度高血压患者，血压昼夜波动曲线与正常人类似，但总体水平较高，波动幅度较大。24 h 内的血压波动幅度平均为 30/15 ~ 20 mmHg。

血压的变异性根据时间长短分为：短期变异性（short-term variability）、长期变异性（long-term variability）、季节变异性（seasonal variability）。

（一）短期变异性

短期变异性指小于 24 h 的短时间内的血压波动性。只有采用动脉内插管或进行无创性 Finapres 连续监测才能准确测定。血压的短期变异受两个因素的控制，一是行为和环境刺激所致的非节律性、无规律性的变化；二是心血管系统和呼吸运动固有节律（生物钟）引起的血压节律性波动。血压的短期变异性通常采用 1 min 或 30 min 内收缩压、舒张压和平均动脉压的均值和标准差，并结合相应时间段心率的变化进行分析。随着年龄的增长，由于压力感受器的敏感性降低，血压的短期变异性将逐渐增加，而心率变异性减小。

（二）长期变异性

长期变异性指在一天中，即 24 h 内的血压波动变化。与短期变异性相似，也包括节律性变化和非节律性变化两部分。非节律性变化与许多行为和环境因素的影响有关，受自主神经系统的调节，如体位、体力活动强度、情绪波动等。而节律性变化受中枢神经系统控制，与机体固有的生理节奏一致，受许多神经 - 体液因素，如儿茶酚胺、肾素 - 血管紧张素 - 醛固酮系统、肾上腺皮质激素等昼夜节律的影响，表现出明显的规律性。

（三）季节变异性

季节变异性指血压随四季的更替而变化。各年龄组人群均表现出冬季血压升高，收缩压和舒张压均升高，而夏季血压相对要低一些，随年龄增加，这一趋势更加明显。血压的季节性变化机制尚不清楚，但可以看出，血压与环境温度呈负相关，安静状态下，环境温度每降低 1℃，收缩压和舒张压分别升高 1.3 mmHg 和 1.6 mmHg。

第三节 高血压的临床评估

一、高血压的易患因素

（一）遗传因素

遗传因素在高血压发病中起重要作用。多数学者认为，高血压属多基因遗传病，呈遗传易感性与环境因素相结合的发病模式。所涉及的基因有近百种。应用转基因细胞和动物把可能致高血压和抑高血压的基因 cDNA 导入正常血压的动物和细胞，观察外源性基因在被导入后的表达状态，与其血压调控之间的关系。这是探索高血压的关键基因的重要方法之一。有资料表明，遗传性高血压大多后代都患高血压。

高血压人群流行病遗传性背景调查，对于研究高血压关键基因具有十分重要的意义。尤其对双生子的研究及对同胞群的研究是最重要的方法。孪生子研究表明，单卵双生子间血压相关系数为 0.55，双卵双生子间为 0.25。家系调查结果表明，双亲血压正常者其子女患高血压的概率为 3%；而双亲均为高血压者，其子女患高血压的概率则为 45%，是血压正常者子女的 15 倍。

目前已知可能与高血压有关的基因可分为以下几类：①促进血管收缩与平滑肌细胞增殖有关的基因，包括肾素、血管紧张素及其受体、血管紧张素转化酶、醛固酮合成酶、内皮素及其受体、加压素及其受体、神经肽 Y 及其受体、儿茶酚胺及其受体、5- 羟色胺合成酶及其受体；②促进血管舒张或抑制血管平滑肌细胞增殖的有关基因，包括心钠素及其受体、激肽释放酶和激肽、NO 合成酶、前列腺素合成酶、速激肽及其受体、降钙素基因相关肽及其受体等；③生长因子和细胞因子有关基因，包括胰岛素及其受体、IGF 及其受体、EGF 及其受体、VEGF 及其受体、γ - 干扰素、IL-12、IL-8 等及其受体；④调节及信息传递体系基因、癌基因、抗癌基因、Ca^{2+} 通道、Ca^{2+} 泵及 Na^+- Ca^{2+} 交换体、G 蛋白及其相关蛋白质、磷脂酶体系、蛋白激酶体系等。根据高血压涉及的基因不同，进行高血压分型和基因诊断，预测高血压发病，寻找高危人群，从而进行早期防治，甚至基因治疗。

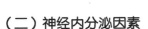

（二）神经内分泌因素

1. 交感神经张力过高

交感神经兴奋作用于心脏 β 受体时，则可使心率增快，心肌收缩力增强，结果导致心排血量增加；作用于血管 α 受体，则可使小动脉收缩，外周血管阻力增高，最终导致血压升高。因此，交感神经张力过高的人容易患高血压。

2. 生物活性多肽水平过高

近年来，发现心血管系统内第三类神经——肽能神经，其末梢释放生物活性多肽，调节心肌和血管的运动。主要包括神经肽酪氨酸（neuropeptide Y，NYP），降钙素基因相关肽（calcitonin gene-related peptide，CGRP），P 物质和 K 物质缓激肽。这些神经递质水平过高易导致血压升高。

NYP 以房室结含量最高，其次为冠状动脉周围和心肌纤维。心脏内的 NYP 神经元主要在心脏神经节内，其末梢分布于窦房结、房室结、心房和心室肌及冠状动脉系统。切除星状神经节后，心内的 NYP 含量则明显减少甚至消失。在心血管系统中，NYP 神经纤维主要分布在动脉，围绕大的弹性动脉和肌性动脉并形成网络，在静脉血管分布较少。NYP 可释放于血中，血浆浓度为 1 ~ 5 mmol/mL。

NYP 是交感神经去甲肾上腺素的辅递质，与儿茶酚胺共存于交感神经纤维之中。刺激交感神经不仅可使儿茶酚胺释放，而且还可促使 NYP 的分泌。NYP 可增加儿茶酚胺的缩血管作用，还能通过交感神经突触前受体抑制儿茶酚胺的释放，因此 NYP 是交感神经递质释放的调节者。此外，NYP 还可降低血管对舒血管物质的反应。总之，NYP 可致血压升高。NYP 对血管的作用有赖于细胞内 Ca^{2+} 的存在。因此，钙拮抗剂可明显降低 NYP 的缩血管作用。肾上腺髓质嗜铬细胞瘤患者血浆 NYP 水平明显高于正常人。

CGRP 主要分布在中枢神经和外周神经系统中，是一种神经递质，其神经纤维广泛分布于心血管系统中。CGRP 具有强大的扩血管作用，是体内最强的舒血管活性多肽，有强烈的扩张冠状动脉的作用，其作用比硝酸甘油强 240 倍，且不依赖血管内皮的完整性，即对已发生的动脉粥样硬化的冠状动脉也有明显的扩张作用。

CGRP 可增加心肌收缩力，使心排血量增加，此外，还有正性变时作用使心率增快。它的这一作用可部分被普萘洛尔阻滞，但其正性肌力作用不受 β 受体阻滞剂的影响。

CGRP 释放减少，是引起血压升高的一个重要因素。CGRP 有可能成为治疗高血压，防治心绞痛，保护心肌，改善心功能的有效药物。

P 物质和 K 物质主要分布在中枢神经系统、消化系统及心血管系统。心脏内的 P 物质主要受星状神经节和迷走神经的支配。将 P 物质注入脑室可引起血压升高，心率增快，同时血中儿茶酚胺浓度升高，该作用可被 α 受体阻滞剂所减弱，提示 P 物质的中枢性升压作用是由于兴奋了交感神经系统所致。此外，P 物质还有扩张冠状动脉、增加心排血量的作用，这些作用可被 5- 羟色胺所减弱。K 物质对心血管系统的作用远大于 P 物质。

除上述神经肽外，在中枢神经系统内的神经肽如血管紧张肽、脑啡肽、内啡肽、血管加压素、神经降压肽及强啡肽等可能与心血管系统的功能调节和高血压的发病机制均有联系。

3. 高胰岛素血症

人们早已发现，糖尿病患者的高血压和冠状动脉粥样硬化性心脏病（冠心病）的发病率较高，高血压常伴有高胰岛素血症。高胰岛素血症引起高血压的机制可能包括：①高胰岛素血症引起肾小管重吸收钠增加，使体内总钠增多，导致细胞外液容量增多，机体为维持钠平衡，通过提高肾小球灌注压，促进尿液排泄，从而使血压升高；②胰岛素增强交感神经活性，交感神经活性增强可增加肾小管对钠的重吸收，提高心排血量和外周血管阻力，导致血压上升；③胰岛素刺激 H^+- Na^+ 交换，该过程与 Ca^{2+} 交换有关，使细胞内 Na^+、Ca^{2+} 增加，由此增强血管平滑肌对血管加压物质如去甲肾上腺素、血管紧张素 II 和血容量扩张的敏感性，引起血压升高；④胰岛素可刺激血管壁增生肥厚，使血管腔变窄，外周血管阻力增加导致血压上升。

（三）肾素 – 血管紧张素 – 醛固酮系统异常

肾素 – 血管紧张素 – 醛固酮系统，简称肾素系统（RAAS），是调节血压和血容量的激素系统，也是一个复杂的血压反馈控制系统。鉴于它和肾脏及其他调压激素之间的密切联系，它对高血压的发病、血压维持、治疗及预后等方面均有重要意义。

肾素由肾小球旁细胞分泌后，在循环中与血浆底物即血管紧张素原作用，产生一种无活性的血管紧张素 I（AT$_I$），后者被转化酶作用，生成血管紧张素 II（AT$_{II}$）。AT$_{II}$ 再通过氨肽酶作用变成血管紧张素 III（AT$_{III}$），最终继续分解成为无活性的物质由肾脏排出。

AT$_{II}$ 的生理效应是 RAAS 最主要的功能。AT$_{II}$ 是已知的内源性升压物质中，作用最强的激素。它的升压作用比去甲肾上腺素强 5 ~ 10 倍，在维持血压及血容量平衡中起关键性作用。

很久以来，一直认为 RAAS 是一个循环的内分泌系统。近年来发现不仅在肾脏而且在若干肾外组织也存在着肾素样物质。用免疫组织化学技术确定了肾素、AT$_{II}$、转化酶（ACE）及 AT$_{II}$ 受体在下述组织中的定位，即肾上腺、心脏、血管壁及脑组织中。此外，血管紧张素转化酶抑制剂（ACEI）的临床作用，显示出不仅能抑制循环 RAAS，同时也可抑制组织中的 AT$_{II}$ 的生成。局部组织产生的肾素血管紧张素通过自分泌和旁分泌强有力的调节着组织的功能。

关于循环 RAAS 与组织 RAAS 在心血管平衡调节中的假说，据现有资料，某些学者认为血循环中的 RAAS 主要行使短期的心肾平衡调节。而血管阻力的控制及局部组织功能则受组织 RAAS 的影响。在一定程度上 RAAS 与交感神经系统相似，而局部组织的 RAAS 在心血管功能失代偿时，可被激活而参与平衡的维持。

（四）外周血管结构及功能异常

1. 血管张力增高管壁重塑

目前认为，循环的自身调节失衡，导致小动脉和小静脉张力增高，是高血压发生的重要原因。高血压患者总外周血管阻力增高不仅与血管张力增高有关，其物质基础与血管组织结构改变密切相关，主要表现为血管壁增厚，管壁中层平滑肌细胞肥大、增生和阻力血管变得稀疏及减少。

2. 血管平滑肌细胞离子运转异常

细胞膜 Na$^+$– K$^+$– ATP 酶活性受抑制，使细胞内 Na$^+$ 浓度升高。细胞 Ca^{2+} 内流和外流间不平衡，促使细胞内 Ca^{2+} 增加，而后者又可抑制钠泵，影响血管平滑肌的生长发育，从而引起细胞内 Na$^+$ 增加和血管结构变化。当细胞膜稳定性降低时，一方面可引起血管壁对血管活性物质的敏感性增高，易发生血管收缩；另一方面，又促使细胞膜去极化，使电压依赖性的钙通道被激活，Ca^{2+} 内流，血管收缩，血压升高。

3. 内皮素合成增加

血管内皮分泌的强缩血管肽——内皮素（endothelin）对控制体循环血压及局部血流可能起重要作用。当内皮素合成增加就可导致血管痉挛、血压升高，血管内皮同时还分泌内皮舒张因子，使血管舒张。当内皮损伤时，舒张因子生成障碍，也可导致血压升高。

4. 血管壁的敏感性和反应性的改变

血管壁对血管活性物质的敏感性和反应性增强发生在血压升高之前，这种改变主要是由于血管平滑肌细胞膜特性的异常。如细胞膜对 Ca^{2+} 通透性增高，膜电位降低、膜稳定性下降，膜对 Na$^+$ 的通透性增高，膜转运系统异常等。有许多因素可影响血管壁的敏感性和反应性，如高盐可使血管壁对 AT$_{II}$ 的缩血管反应性增高，ANP 可使平滑肌细胞对 NE 和 AT$_{II}$ 的缩血管反应减弱甚至消失。血管壁的敏感性和反应性增高是引起血管张力升高的重要原因。

5. 血管受体改变

当血管壁 β 受体数目减少，活性降低，或 α 受体占优势时，均可使血管收缩，血压升高。

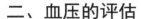

二、血压的评估

（一）评估目的与内容

高血压诊断性评估的目的是利于高血压原因的鉴别诊断、心血管危险因素的评估，并指导诊断措施及预后判断等，主要内容包括以下几个方面。

1. 确定血压水平及其他心血管病危险因素

心血管事件的发生，与血压水平及其他心血管危险因素密切相关，这些危险因素包括：男性 > 55 岁、女性 > 65 岁；吸烟；血脂异常；早发心血管病家族史；腹型肥胖或肥胖；缺乏体力活动；高敏 C 反应蛋白 ≥ 3 mg/L 等。

2. 判断高血压的原因，明确有无继发性高血压

成人高血压中约 5% ～ 10% 可查出高血压的具体原因。以下线索提示有继发性高血压可能：①严重或顽固性高血压；②年轻时发病；③原来控制良好的高血压突然恶化；④突然发病；⑤合并周围血管病的高血压，可通过临床病史、体格检查和常规实验室检查可对继发性高血压进行简单筛查，并对高度可疑患者进行特异性诊断程序。

3. 寻找靶器官损害以及相关临床的情况

靶器官损害对高血压患者总心血管病危险的判断是十分重要的，故应仔细寻找靶器官损害的证据，包括心脏、血管、肾脏、脑和眼底等。

（二）评估方法

1. 家族史和临床病史

全面的病史采集极为重要，应包括：①家族史：询问患者有无高血压、糖尿病、血脂异常、冠心病、脑卒中或肾脏病的家族史；②病程：患高血压的时间、血压水平、是否接受过抗高血压治疗及其疗效和副作用；③症状及既往史：目前及既往有无冠心病、心力衰竭、脑血管病、外周血管病、糖尿病、痛风、血脂异常、支气管痉挛、睡眠呼吸暂停综合征、性功能异常和肾脏疾病等的症状或病史及其治疗情况；④有无提示继发性高血压的症状；⑤生活方式：仔细了解膳食中的脂肪、盐、酒摄入量，吸烟支数，体力活动量，询问成年后体重增加情况；⑥药物致高血压：详细询问曾否服用可能升高血压的药物，如口服避孕药、非甾体类抗炎药、甘草等；⑦心理社会因素：详细了解可能影响高血压病程及疗效的个人心理、社会和环境因素，包括家庭情况、工作环境及文化程度。

2. 体格检查

仔细的体格检查有助于发现继发性高血压的线索及靶器官损害的情况。包括正确测量四肢血压，测量体重指数（BMI），测量腰围及臀围，检查眼底，观察有无 Cushing 面容、神经纤维瘤性皮肤斑、甲状腺功能亢进性突眼征、下肢水肿，听诊颈动脉、胸主动脉、腹部动脉及股动脉有无杂音，甲状腺触诊，全面的心肺检查，检查腹部有无肾脏扩大、肿块，四肢动脉搏动，神经系统检查。

3. 实验室检查

高血压的实验室检查围绕心血管危险因素、继发性高血压的筛查和靶器官损害的评估进行，主要包括：①常规检查：血常规、血生化（钾、空腹血糖、血清总胆固醇、甘油三酯、高密度脂蛋白胆固醇、低密度脂蛋白胆固醇和尿酸、肌酐）、尿液分析（尿蛋白、糖和尿沉渣镜检）、心电图。②推荐检查项目：超声心动图、颈动脉和股动脉超声、餐后血糖（当空腹血糖 ≥ 6.1 mmol/L 或 110 mg/dL 时测量）、C 反应蛋白（高敏感）、微量白蛋白尿（糖尿病患者必查项目）、尿蛋白定量（若纤维素试纸检查为阳性者检查此项目）、眼底检查和胸片、睡眠呼吸监测（睡眠呼吸暂停综合征）。③继发性高血压筛查项目：疑及继发性高血压者，根据需要分别进行血浆肾素活性、血及尿醛固酮、血及尿儿茶酚胺、动脉造影、肾和肾上腺超声、CT 或 MRI 等。

4. 血压测量

血压测量是诊断高血压及评估其严重程度的主要手段，目前主要用以下三种方法：

（1）诊所血压：诊所血压是目前临床诊断高血压和分级的标准方法，由医护人员在标准条件下按

统一的规范进行测量。首先要求患者坐在安静的房间里，5 min 后再开始测量；至少测量两次，间隔 1 ~ 2 min，若两次测量结果相差比较大，应再次测量；采用标准袖带（12 ~ 13 cm 长，35 cm 宽），当患者上臂较粗或较细时，应分别采用较大或较小的袖带；无论患者采取何种体位，上臂均应置于心脏水平；分别采用 Korotkoff 第 I 音和第 V 音（消失音）确定收缩压和舒张压；首诊时应当测量双臂血压，因外周血管病可以导致左右两侧血压的不同，以听诊方法测量时应以较高一侧的读数为准；对老人、糖尿病患者或其他常有或疑似体位性低血压的患者，应测量直立位 1 min 和 5 min 后的血压。

（2）自测血压：自测血压在评估血压水平及严重程度、评价降压效应、改善治疗依从性、增强治疗的主动性等方面具有独特优点，且无白大衣效应、可重复性较好，因此在评价血压水平和指导降压治疗上已成为诊所血压的重要补充。然而，对于精神焦虑或根据血压读数常自行改变治疗方案的患者，不建议自测血压。正常上限参考值：135/85 mmHg。

（3）动态血压：动态血压在临床上可用于诊断白大衣性高血压、隐蔽性高血压、顽固难治性高血压、发作性高血压或低血压，评估血压升高严重程度等。国内参考标准：24 h 平均值 < 130/80 mmHg，白昼平均值 < 135/85 mmHg，夜间平均值 < 125/75 mmHg。正常情况下，夜间血压均值比白昼血压值低 10% ~ 15%。可根据 24 h 平均血压、日间血压或夜间血压进行临床决策参考，但倾向于应用 24 h 平均血压。

三、高血压的分级与危险性分层

（一）高血压的分级

血压水平与心血管发病危险之间的关系是连续的，在未用抗高血压药情况下，收缩压 ≥ 140 mmHg 和（或）舒张压 ≥ 90 mmHg 即可诊断高血压。根据 2005 年中国高血压防治指南，按诊所血压水平将高血压分为 1、2 和 3 级，具体血压水平的定义和分类见表 3-2。

表 3-2　血压水平的定义和分类

类别	收缩压（mmHg）	舒张压（mmHg）
正常血压	< 120	< 80
正常高值	120 ~ 139	80 ~ 89
高血压	≥ 140	≥ 90
1 级高血压（轻度）	140 ~ 59	90 ~ 99
2 级高血压（中度）	160 ~ 179	100 ~ 109
3 级高血压（重度）	≥ 180	≥ 110
单纯收缩期高血压	≥ 140	< 90

（二）高血压的危险性分层

高血压的预后与危险性除与血压水平相关外，还与其他心血管危险因素、靶器官损害、并存临床情况（如心脑血管病、肾病及糖尿病）及患者个人情况及经济条件等有关。

根据 10 年内发生心血管事件危险性的高低，将高血压分为低危组、中危组、高危组和很高危组 4 组（表 3-3），以评估高血压的预后及指导治疗：

表 3-3　高血压危险分层

其他危险因素和病史	血压（mmHg）		
	1 级高血压 SBP 140 ~ 159 或 DBP 90 ~ 99	2 级高血压 SBP 160 ~ 179 或 DBP 100 ~ 109	3 级高血压 SBP ≥ 180 或 DBP ≥ 110
I．无其他危险因素	低危	中危	高危
II．1 ~ 2 个危险因素	中危	中危	很高危
III．≥ 3 个危险因素、靶器官损害或糖尿病	高危	高危	很高危
IV．并存的临床情况	很高危	很高危	很高危

低危组：男性年龄 < 55 岁、女性年龄 < 65 岁，高血压 1 级、无其他危险因素者，属低危组。典型情况下，10 年随访中患者发生主要心血管事件的危险 < 15%。

中危组：高血压 2 级或 1 ~ 2 级同时有 1 ~ 2 个危险因素，患者应否给予药物治疗，开始药物治疗前应经多长时间的观察，医生需予十分缜密的判断。典型情况下，该组患者随后 10 年内发生主要心血管事件的危险约为 15% ~ 20%，若患者属高血压 1 级，兼有一种危险因素，10 年内发生心血管事件危险约为 15%。

高危组：高血压水平属 1 级或 2 级，兼有 3 种或更多危险因素、兼患糖尿病或靶器官损害或高血压水平属 3 级但无其他危险因素患者属高危组。典型情况下，他们随后 10 年间发生主要心血管事件的危险约为 20% ~ 30%。

很高危组：高血压 3 级同时有 1 种以上危险因素或兼患糖尿病或靶器官损害，或高血压 1 ~ 3 级并有临床相关疾病。典型情况下，随后 10 年间发生主要心血管事件的危险最高，达 30% 及以上，应迅速开始最积极的治疗。

第四章

冠心病

第一节 不稳定型心绞痛

一、定义

临床上将原来的初发型心绞痛、恶化型心绞痛和各型自发性心绞痛广义地统称为不稳定型心绞痛（UAP）。其特点是疼痛发作频率增加、程度加重、持续时间延长、发作诱因改变，甚至休息时亦出现持续时间较长的心绞痛。含化硝酸甘油效果差，或无效。本型心绞痛介于稳定型心绞痛和急性心肌梗死之间，易发展为心肌梗死，但无心肌梗死的心电图及血清酶学改变。

不稳定型心绞痛是介于稳定型心绞痛和急性心肌梗死之间的一组临床心绞痛综合征。有学者认为除了稳定的劳力型心绞痛为稳定型心绞痛外，其他所有的心绞痛均属于不稳定型心绞痛，包括初发劳力型心绞痛、恶化劳力型心绞痛、卧位型心绞痛、夜间发作的心绞痛、变异型心绞痛、梗死前心绞痛、梗死后心绞痛和混合型心绞痛。如果劳力型和自发性心绞痛同时发生在一个患者身上，则称为混合型心绞痛。

不稳定型心绞痛具有独特的病理生理机制及临床预后，如果得不到恰当及时的治疗，可能发展为急性心肌梗死。

二、病因及发病机制

目前认为有五种因素与产生不稳定型心绞痛有关，它们相互关联。

（一）冠脉粥样硬化斑块上有非阻塞性血栓

为最常见的发病原因，冠脉内粥样硬化斑块破裂诱发血小板聚集及血栓形成，血栓形成和自溶过程的动态不平衡过程，导致冠脉发生不稳定的不完全性阻塞。

（二）动力性冠脉阻塞

在冠脉器质性狭窄基础上，病变局部的冠脉发生异常收缩、痉挛导致冠脉功能性狭窄，进一步加重心肌缺血，产生不稳定型心绞痛。这种局限性痉挛与内皮细胞功能紊乱、血管收缩反应过度有关，常发生在冠脉粥样硬化的斑块部位。

（三）冠状动脉严重狭窄

冠脉以斑块导致的固定性狭窄为主，不伴有痉挛或血栓形成，见于某些冠脉斑块逐渐增大、管腔

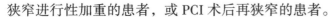

狭窄进行性加重的患者，或 PCI 术后再狭窄的患者。

（四）冠状动脉炎症

近年来研究认为斑块发生破裂与其局部的炎症反应有十分密切的关系。在炎症反应中感染因素可能也起一定作用，其感染物可能是巨细胞病毒和肺炎衣原体。这些患者炎症递质标志物水平检测常有明显增高。

（五）全身疾病加重的不稳定型心绞痛

在原有冠脉粥样硬化性狭窄基础上，由于外源性诱发因素影响冠脉血管导致心肌氧的供求失衡，心绞痛恶化加重。常见原因有：①心肌需氧增加，如发热、心动过速、甲亢等。②冠脉血流减少，如低血压、休克。③心肌氧释放减少，如贫血、低氧血症。

三、临床表现

（一）症状

临床上不稳定型心绞痛可表现为新近发生（1 个月内）的劳力型心绞痛，或原有稳定型心绞痛的主要特征近期内发生了变化，如心前区疼痛发作更频繁、程度更严重、时间也延长，轻微活动甚至在休息也发作。少数不稳定型心绞痛患者可无胸部不适表现，仅表现为颌、耳、颈、臂或上胸部发作性疼痛不适，或表现为发作性呼吸困难，其他还可表现为发作性恶心、呕吐、出汗和不能解释的疲乏症状。

（二）体格检查

一般无特异性体征。心肌缺血发作时可发现反常的左室心尖搏动，听诊有心率增快和第一心音减弱，可闻及第三心音、第四心音或二尖瓣反流性杂音。当心绞痛发作时间较长，或心肌缺血较严重时，可发生左室功能不全的表现，如双肺底细小水泡音、甚至急性肺水肿或伴低血压。也可发生各种心律失常。

体检的主要目的是努力寻找诱发不稳定型心绞痛的原因，如难以控制的高血压、低血压、心律失常、梗阻性肥厚型心肌病、贫血、发热、甲状腺功能亢进、肺部疾病等，并确定心绞痛对患者血流动力学的影响，如对生命体征、心功能、乳头肌功能或二尖瓣功能等的影响，这些体征的存在高度提示预后不良。

体检对胸痛患者的鉴别诊断至关重要，有几种疾病状态如得不到及时准确诊断，即可能出现严重后果。如背痛、胸痛、脉搏不整，心脏听诊发现主动脉瓣关闭不全的杂音，提示主动脉夹层破裂，心包摩擦音提示急性心包炎，而奇脉提示心脏压塞，气胸表现为气管移位、急性呼吸困难、胸膜疼痛和呼吸音改变等。

（三）临床类型

1. 静息心绞痛

心绞痛发生在休息时，发作时间较长，含服硝酸甘油效果欠佳，病程 1 个月以内。

2. 初发劳力型心绞痛

新近发生的严重心绞痛（发病时间在 1 个月以内），CCS（加拿大心脏病学会的劳力型心绞痛分级标准，表 4-1）分级，Ⅲ级以上的心绞痛为初发性心绞痛，尤其注意近 48 h 内有无静息心绞痛发作及其发作频率变化。

表 4-1　加拿大心脏病学会的劳力型心绞痛分级标准

分级	特点
Ⅰ级	一般日常活动例如走路、登楼不引起心绞痛，心绞痛发生在剧烈、速度快或长时间的体力活动或运动后
Ⅱ级	日常活动轻度受限，心绞痛发生在快步行走、登楼、餐后行走、冷空气中行走、逆风行走或情绪波动后活动
Ⅲ级	日常活动明显受限，心绞痛发生在路一般速度行走时
Ⅳ级	轻微活动即可诱发心绞痛患者不能做任何体力活动，但休息时无心绞痛发作

3. 恶化劳力型心绞痛

既往诊断的心绞痛，最近发作次数频繁、持续时间延长或痛阈降低（CCS 分级增加 I 级以上或 CCS 分级 III 级以上）。

4. 心肌梗死后心绞痛

急性心肌梗死后 24 h 以后至 1 个月内发生的心绞痛。

5. 变异型心绞痛

休息或一般活动时发生的心绞痛，发作时 ECG 显示暂时性 ST 段抬高。

四、辅助检查

（一）心电图

不稳定型心绞痛患者中，常有伴随症状而出现的短暂的 ST 段偏移伴或不伴有 T 波倒置，但不是所有不稳定型心绞痛患者都发生这种 ECG 改变。ECG 变化随着胸痛的缓解而常完全或部分恢复。症状缓解后，ST 段抬高或降低、或 T 波倒置不能完全恢复，是预后不良的标志。伴随症状产生的 ST 段、T 波改变持续超过 12 h 者可能提示非 ST 段抬高心肌梗死。此外临床表现拟诊为不稳定型心绞痛的患者，胸导联 T 波呈明显对称性倒置（≥ 0.2 mV），高度提示急性心肌缺血，可能系前降支严重狭窄所致。胸痛患者 ECG 正常也不能排除不稳定型心绞痛可能。若发作时倒置的 T 波呈伪性改变（假正常化），发作后 T 波恢复原倒置状态；或以前心电图正常者近期内出现心前区多导联 T 波深倒，在排除非 Q 波性心肌梗死后结合临床也应考虑不稳定型心绞痛的诊断。

不稳定型心绞痛患者中有 75% ~ 88% 的一过性 ST 段改变不伴有相关症状，为无痛性心肌缺血。动态心电图检查不仅有助于检出上述心肌缺血的动态变化，还可用于不稳定型心绞痛患者常规抗心绞痛药物治疗的评估以及是否需要进行冠状动脉造影和血管重建术的参考指标。

（二）心脏生化标记物

心脏肌钙蛋白：肌钙蛋白复合物包括 3 个亚单位，即肌钙蛋白 T（TnT）、肌钙蛋白 I（TnI）和肌钙蛋白 C（TnC），目前只有 TnT 和 TnI 应用于临床。约有 35% 不稳定型心绞痛患者显示血清 TnT 水平增高，但其增高的幅度与持续的时间与 AMI 有差别。AMI 患者 TnT > 3 ng/mL 者占 88%，非 Q 波心肌梗死中仅占 17%，不稳定型心绞痛中无 TnT > 3 ng/ml 者。因此，TnT 升高的幅度和持续时间可作为不稳定型心绞痛与 AMI 的鉴别诊断之参考。

不稳定型心绞痛患者 TnT 和 TnI 升高者较正常者预后差。临床怀疑不稳定型心绞痛者 TnT 定性试验为阳性结果者表明有心肌损伤（相当于 TnT > 0.05 μg/L），但如为阴性结果并不能排除不稳定型心绞痛的可能性。

（三）冠状动脉造影

目前仍是诊断冠心病的金标准。在长期稳定型心绞痛的基础上出现的不稳定型心绞痛常提示为多支冠脉病变，而新发的静息心绞痛可能为单支冠脉病变。冠脉造影结果正常提示可能是冠脉痉挛、冠脉内血栓自发性溶解、微循环系统异常等原因引起，或冠脉造影病变漏诊。

不稳定型心绞痛有以下情况时应视为冠脉造影强适应证：①近期内心绞痛反复发作，胸痛持续时间较长，药物治疗效果不满意者可考虑及时行冠状动脉造影，以决定是否急诊介入性治疗或急诊冠状动脉旁路移植术（CABG）。②原有劳力型心绞痛近期内突然出现休息时频繁发作者。③近期活动耐量明显减低，特别是低于 Bruce II 级或 4METs 者。④梗死后心绞痛。⑤原有陈旧性心肌梗死，近期出现由非梗死区缺血所致的劳力型心绞痛。⑥严重心律失常、LVEF < 40% 或充血性心力衰竭。

（四）螺旋 CT 血管造影（CTA）

近年来，多层螺旋 CT 尤其是 64 排螺旋 CT 冠状动脉成像（CTA）在冠心病诊断中正在推广应用。CTA 能够清晰显示冠脉主干及其分支狭窄、钙化、开口起源异常及桥血管病变。有资料显示，CTA 诊

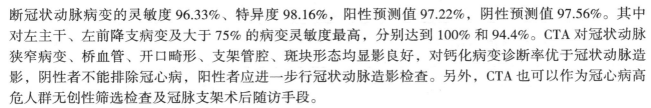

断冠状动脉病变的灵敏度 96.33%、特异度 98.16%，阳性预测值 97.22%，阴性预测值 97.56%。其中对左主干、左前降支病变及大于 75% 的病变灵敏度最高，分别达到 100% 和 94.4%。CTA 对冠状动脉狭窄病变、桥血管、开口畸形、支架管腔、斑块形态均显影良好，对钙化病变诊断率优于冠状动脉造影，阴性者不能排除冠心病，阳性者应进一步行冠状动脉造影检查。另外，CTA 也可以作为冠心病高危人群无创性筛选检查及冠脉支架术后随访手段。

（五）其他

其他非创伤性检查包括运动平板试验、运动放射性核素心肌灌注扫描、药物负荷试验、超声心动图等，也有助于诊断。通过非创伤性检查可以帮助决定冠状动脉造影单支临界性病变是否需要做介入性治疗，明确缺血相关血管，为血运重建治疗提供依据。同时可以提供有否存活心肌的证据，也可作为经皮腔内冠状动脉成形术（PTCA）后判断有否再狭窄的重要对比资料。但不稳定型心绞痛急性期应避免做任何形式的负荷试验，这些检查宜放在病情稳定后进行。

五、诊断

（一）诊断依据

对同时具备下述情形者，应诊断不稳定型心绞痛。

（1）临床新出现或恶化的心肌缺血症状表现（心绞痛、急性左心衰竭）或心电图心肌缺血图形。

（2）无或仅有轻度的心肌酶（肌酸激酶同工酶）或 TnT、TnI 增高（未超过 2 倍正常值），且心电图无 ST 段持续抬高。应根据心绞痛发作的性质、特点、发作时体征和发作时心电图改变以及冠心病危险因素等，结合临床综合判断，以提高诊断的准确性。心绞痛发作时心电图 ST 段抬高或压低的动态变化或左束支阻滞等具有诊断价值。

（二）危险分层

不稳定型心绞痛的诊断确立后，应进一步进行危险分层，以便于对其进行预后评估和干预措施的选择。

1. 中华医学会心血管分会关于不稳定型心绞痛的危险度分层

根据心绞痛发作情况，发作时 ST 段下移程度以及发作时患者的一些特殊体征变化，将不稳定型心绞痛患者分为高、中、低危险组（表 4-2）。

表 4-2　不稳定型心绞痛临床危险度分层

组别	心绞痛类型	发作时 ST 降低幅（mm）	持续时间（min）	肌钙蛋白 T 或 I
低危险组	初发、恶化劳力型，无静息时发作	≤ 1	< 20	正常
中危险组	1 个月内出现的静息心绞痛，但 48 h 内无发作者（多数由劳力型心绞痛进展而来）或梗死后心绞痛	> 1	< 20	正常或轻度升高
高危险组	48 h 内反复发作静息心绞痛或梗死后心绞痛	> 1	> 20	升高

注：①陈旧性心肌梗死患者其危险度分层上调一级，若心绞痛是南非梗死区缺血所致时，应视为高危险组。②左心室射血分数（LVEF）< 40%，应视为高危险组。③若心绞痛发作时并发左心功能不全、二尖瓣反流、严重心律失常或低血压 [SBP ≤ 12 kPa（90 mmHg）]，应视为高危险组。④当横向指标不一致时，按危险度高的指标归类。例如：心绞痛类型为低危险组，但心绞痛发作时 ST 段压低 > 1 mm，应归入中危险组。

2. 美国 ACC/AHA 关于不稳定型心绞痛／非 ST 段抬高心肌梗死危险分层见表 4-3。

表 4-3 ACC/AHA 关于不稳定型心绞痛／非 ST 段抬高心肌梗死的危险分层

危险分层	高危（至少有下列特征之一）	中危（无高危特点但有以下特征之一）	低危（无高中危特点但有下列特点之一）
①病史	近 48 h 内加重的缺血性胸痛发作	既往 MI、外围血管或脑血管病，或 CABG，曾用过阿司匹林	近 2 周内发生的 CCS 分级血级或以上伴有高、中度冠脉病变可能者
②胸痛性质	静息心绞痛 > 20 min	静息心绞痛 > 20 min，现已缓解，有高、中度冠脉病变可能性，静息心绞痛 < 20 min，经休息或含服硝酸甘油缓解	无自发性心绞痛 > 20 min 持续发作
③临床体征或发现	第三心音、新的或加重的奔马律，左室功能不全（EF < 40%），二尖瓣反流，严重心律失常或低血压[SBP ≤ 12.0 kPa（90 mmHg）]或存在与缺血有关的肺水肿，年龄 > 75 岁	年龄 > 75 岁	
④ECG 变化	休息时胸痛发作伴 ST 段变化 > 0.1 mV；新出现 Q 波，束支传导阻滞；持续性室性心动过速	T 波倒置 > 0.2 mV，病理性 Q 波	胸痛期间 ECG 正常或无变化
⑤肌钙蛋白监测	明显增高（TnT 或 TnI > 0.1 μg/mL）	轻度升高（即 TnT > 0.01，但 < 0.1 μg/mL）	正常

六、鉴别诊断

在确定患者为心绞痛发作后，还应对其是否稳定做出判断。

与稳定型心绞痛相比，不稳定型心绞痛症状特点是短期内疼痛发作频率增加、无规律，程度加重、持续时间延长、发作诱因改变或不明显，甚至休息时亦出现持续时间较长的心绞痛，含化硝酸甘油效果差，或无效，或出现了新的症状如呼吸困难、头晕甚至晕厥等。不稳定型心绞痛的常见临床类型包括初发劳力型心绞痛、恶化劳力型心绞痛、卧位型心绞痛、夜间发作的心绞痛、变异型心绞痛、梗死前心绞痛、梗死后心绞痛和混合型心绞痛。

临床上，常将不稳定型心绞痛和非 ST 段抬高心肌梗死（NSTEMI）以及 ST 段抬高心肌梗死（STEMI）统称为急性冠脉综合征。

不稳定型心绞痛和非 ST 段抬高心肌梗死（NSTEMI）是在病因和临床表现上相似、但严重程度不同而又密切相关的两种临床综合征，其主要区别在于缺血是否严重到导致足够量的心肌损害，以至于能检测到心肌损害的标记物肌钙蛋白（TnI、TnT）或肌酸激酶同工酶（CK-MB）水平升高。如果反映心肌坏死的标记物在正常范围内或仅轻微增高（未超过 2 倍正常值），就诊断为不稳定型心绞痛，而当心肌坏死标记物超过正常值 2 倍时，则诊断为 NSTEMI。

不稳定型心绞痛和 ST 段抬高心肌梗死（STEMI）的区别，在于后者在胸痛发作的同时出现典型的 ST 段抬高并具有相应的动态改变过程和心肌酶学改变。

七、治疗

不稳定型心绞痛的治疗目标是控制心肌缺血发作和预防急性心肌梗死。治疗措施包括内一科药物治疗、冠状动脉介入治疗（PCI）和外科冠状动脉旁路移植手术（CABG）。

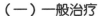

（一）一般治疗

对于符合不稳定型心绞痛诊断的患者应及时收住院治疗（最好收入监护病房），急性期卧床休息1 ~ 3 d，吸氧，持续心电监测。对于低危险组患者留观期间未再发生心绞痛，心电图也无缺血改变，无左心衰竭的临床证据，留观 12 ~ 24 h 期间未发现有 CK-MB 升高，TnT 或 TnI 正常者，可在留观24 ~ 48 h 后出院。对于中危或高危组的患者特别是 TnT 或 TnI 升高者，住院时间相对延长，内科治疗亦应强化。

（二）药物治疗

1. 控制心绞痛发作

（1）硝酸酯类：硝酸甘油主要通过扩张静脉，减轻心脏前负荷来缓解心绞痛发作。心绞痛发作时应舌下含化硝酸甘油，初次含硝酸甘油的患者以先含 0.5 mg 为宜，对于已有含服经验的患者，心绞痛发作时若含 0.5 mg 无效，可在 3 ~ 5 min 追加 1 次，若连续含硝酸甘油 1.5 ~ 2 mg 仍不能控制疼痛症状，需应用强镇痛药以缓解疼痛，并随即采用硝酸甘油或硝酸异山梨酯静脉滴注，硝酸甘油的剂量以5 μg/min 开始，以后每 5 ~ 10 min 增加 5 μg/min，直至症状缓解或收缩压降低 1.3 kPa（10 mmHg），最高剂量一般不超过 80 ~ 100 μg/min，一旦患者出现头痛或血压降低［SBP < 12 kPa（90 mmHg）］应迅速减少静脉滴注的剂量。维持静脉滴注的剂量以 10 ~ 30 μg/min 为宜。对于中危和高危险组的患者，硝酸甘油持续静脉滴注 24 ~ 48 h 即可，以免产生耐药性而降低疗效。

常用口服硝酸酯类药物：心绞痛缓解后可改为硝酸酯类口服药物。常用药物有硝酸异山梨酯（消心痛）和 5- 单硝酸异山梨酯。硝酸异山梨酯作用的持续时间为 4 ~ 5 h，故以每日 3 ~ 4 次口服为妥，对劳力性心绞痛患者应集中在白天给药。5- 单硝酸异山梨酯可采用每日 2 次给药。若白天和夜间或清晨均有心绞痛发作者，硝酸异山梨酯可每 6 小时给药 1 次，但宜短期治疗以避免耐药性。对于频繁发作的不稳定型心绞痛患者口服硝酸异山梨酯短效药物的疗效常优于服用 5- 单硝类的长效药物。硝酸异山梨酯的使用剂量可以从 10 mg/ 次开始，当症状控制不满意时可逐渐加大剂量，一般不超过 40 mg/ 次，只要患者心绞痛发作时口含硝酸甘油有效，即是增加硝酸异山梨酯剂量的指征，若患者反复口含硝酸甘油不能缓解症状，常提示患者有极为严重的冠状动脉阻塞病变，此时即使加大硝酸异山梨酯剂量也不一定能取得良好效果。

（2）β- 受体阻滞药：通过减慢心率、降低血压和抑制心肌收缩力而降低心肌耗氧量，从而缓解心绞痛症状，对改善近、远期预后有益。

对不稳定型心绞痛患者控制心绞痛症状以及改善其近、远期预后均有好处，除有禁忌证外，主张常规服用。首选具有心脏选择性的药物，如阿替洛尔、美托洛尔和比索洛尔等。除少数症状严重者可采用静脉推注 β- 受体阻滞药外，一般主张直接口服给药。剂量应个体化，根据症状、心率及血压情况调整剂量。阿替洛尔常用剂量为 12.5 ~ 25 mg，每日 2 次，美托洛尔常用剂量为 25 ~ 50 mg，每日 2 ~ 3 次，比索洛尔常用剂量为 5 ~ 10 mg 每日 1 次，不伴有劳力型心绞痛的变异性心绞痛不主张使用。

（3）钙拮抗药：通过扩张外周血管和解除冠状动脉痉挛而缓解心绞痛，也能改善心室舒张功能和心室顺应性。非二氢吡啶类有减慢心率和减慢房室传导作用。常用药物有两类：①二氢吡啶类钙拮抗药：硝苯地平对缓解冠状动脉痉挛有独到的效果，故为变异性心绞痛的首选用药，一般剂量为10 ~ 20 mg，每 6 小时 1 次，若仍不能有效控制变异性心绞痛的发作还可与地尔硫䓬合用，以产生更强的解除冠状动脉痉挛的作用，当病情稳定后可改为缓释和控释制剂。对合并高血压病者，应与 β-受体阻滞药合用。②非二氢吡啶类钙拮抗药：地尔硫䓬有减慢心率、降低心肌收缩力的作用，故较硝苯地平更常用于控制心绞痛发作。一般使用剂量为 30 ~ 60 mg，每日 3 ~ 4 次。该药可与硝酸酯类合用，亦可与 β- 受体阻滞药合用，但与后者合用时需密切注意心率和心功能变化。

如心绞痛反复发作，静脉滴注硝酸甘油不能控制时，可试用地尔硫䓬短期静脉滴注，使用方法为5 ~ 15 μg/（kg·min），可持续静滴 24 ~ 48 h，在静滴过程中需密切观察心率、血压的变化，如静息心率低于 50/min，应减少剂量或停用。

钙通道阻滞药用于控制下列患者的进行性缺血或复发性缺血症状：①已经使用足量硝酸酯类和 β - 受体阻滞药的患者。②不能耐受硝酸酯类和 β - 受体阻滞药的患者。③变异性心绞痛的患者。因此，对于严重不稳定型心绞痛患者常需联合应用硝酸酯类、β - 受体阻滞药和钙拮抗药。

2. 抗血小板治疗

阿司匹林为首选药物。急性期剂量应在 150 ~ 300 mg/d，可达到快速抑制血小板聚集的作用，3 d 后可改为小剂量即 50 ~ 150 mg/d 维持治疗，对于存在阿司匹林禁忌证的患者，可采用氯吡格雷替代治疗，使用时应注意经常检查血象，一旦出现明显白细胞或血小板降低应立即停药。

（1）阿司匹林：阿司匹林对不稳定型心绞痛治疗目的是通过抑制血小板的环氧化酶快速阻断血小板中血栓素 A_2 的形成。因小剂量阿司匹林（50 ~ 75 mg）需数天才能发挥作用。故目前主张：①尽早使用，一般应在急诊室服用第一次。②为尽快达到治疗性血药浓度，第一次应采用咀嚼法，促进药物在口腔颊部黏膜吸收。③剂量 300 mg，每日 1 次，5 d 后改为 100 mg，每日 1 次，很可能需终身服用。

（2）氯吡格雷：为第二代抗血小板聚集的药物，通过选择性地与血小板表面腺苷酸环化酶偶联的 ADP 受体结合而不可逆地抑制血小板的聚集，且不影响阿司匹林阻滞的环氧化酶通道，与阿司匹林合用可明显增加抗凝效果，对阿司匹林过敏者可单独使用。噻氯匹定的最严重副作用是中性粒细胞减少，见于连续治疗 2 周以上的患者，易出现血小板减少和出血时间延长，亦可引起血栓性血小板减少性紫癜，而氯吡格雷则不明显，目前在临床上已基本取代噻氯匹定。目前对于不稳定型心绞痛患者和接受介入治疗的患者多主张强化血小板治疗，即二联抗血小板治疗，在常规服用阿司匹林的基础上立即给予氯吡格雷治疗至少 1 个月，亦可延长至 9 个月。

（3）血小板糖蛋白 Ⅱ b/ Ⅲ a 受体抑制药：为第三代血小板抑制药，主要通过占据血小板表面的糖蛋白 Ⅱ b/ Ⅲ a 受体，抑制纤维蛋白原结合而防止血小板聚集。但其口服制剂疗效及安全性令人失望。静脉制剂主要有阿昔单抗和非抗体复合物替罗非班、lamifiban、xemilofiban、eptifiban、lafradafiban 等，其在注射停止后数小时作用消失。目前临床常用药物有盐酸替罗非班注射液，是一种非肽类的血小板糖蛋白 Ⅱ b/ Ⅲ a 受体的可逆性拮抗药，能有效地阻止纤维蛋白原与血小板表面的糖蛋白 Ⅱ b/ Ⅲ a 受体结合，从而阻断血小板的交联和聚集。盐酸替罗非班对血小板功能的抑制的时间与药物的血浆浓度相平行，停药后血小板功能迅速恢复到基线水平。在不稳定型心绞痛患者盐酸替罗非班静脉输注可分两步，在肝素和阿司匹林应用条件下，可先给以负荷量 0.4 μg/（kg·min）（30 min），而后以 0.1 μg/（kg·min）维持静脉点滴 48 h。对于高度血栓倾向的冠脉血管成形术患者盐酸替罗非班两步输注方案为负荷量 10 μg/kg 于 5 min 内静脉推注，然后以 0.15 μg/（kg·min）维持 16 ~ 24 h。

3. 抗凝血酶治疗

目前临床使用的抗凝药物有普通肝素、低分子肝素和水蛭素，其他人工合成或口服的抗凝药正在研究或临床观察中。

（1）普通肝素：是常用的抗凝药，通过激活抗凝血酶而发挥抗栓作用，静脉滴注肝素会迅速产生抗凝作用，但个体差异较大，故临床需化验部分凝血活酶时间（APTT）。一般将 APTT 延长至 60 ~ 90 s 作为治疗窗口。多数学者认为，在 ST 段不抬高的急性冠状动脉综合征，治疗时间为 3 ~ 5 d，具体用法为 75 U/kg 体重，静脉滴注维持，使 APTT 在正常的 1.5 ~ 2 倍。

（2）低分子肝素：低分子肝素是由普通肝素裂解制成的小分子复合物，分子量在 2 500 ~ 7 000，具有以下特点：抗凝血酶作用弱于肝素，但保持了抗因子 Ⅹ a 的作用，因而抗因子 Ⅹ a 和凝血酶的作用更加均衡；抗凝效果可以预测，不需要检测 APTT；与血浆和组织蛋白的亲和力弱，生物利用度高；皮下注射，给药方便；促进更多的组织因子途径抑制物生成，更好地抑制因子Ⅶ和组织因子复合物，从而增加抗凝效果等。许多研究均表明低分子肝素在不稳定型心绞痛和非 ST 段抬高心肌梗死的治疗中起作用至少等同或优于经静脉应用普通肝素。低分子肝素因生产厂家不同而规格各异，一般推荐量按不同厂家产品以千克体重计算皮下注射，连用一周或更长。

（3）水蛭素：是从药用水蛭唾液中分离出来的第一个直接抗凝血酶制药，通过重组技术合成的是重组水蛭素。重组水蛭素理论上优点有：无须通过 AT-Ⅲ激活凝血酶；不被血浆蛋白中和；能抑制凝血块黏附的凝血酶；对某一剂量有相对稳定的 APTT，但主要经肾脏排泄，在肾功能不全者可导致不可预料的蓄积。多数试验证实水蛭素能有效降低死亡与非致死性心肌梗死的发生率，但出血危险有所增加。

（4）抗血栓治疗的联合应用：①阿司匹林 + ADP 受体拮抗药：阿司匹林与 ADP 受体拮抗药的抗血小板作用机制不同，一般认为，联合应用可以提高疗效。CURE 试验表明，与单用阿司匹林相比，氯吡格雷联合使用阿司匹林可使死亡和非致死性心肌梗死降低 20%，减少冠状动脉重建需要和心绞痛复发。②阿司匹林加肝素：RISC 试验结果表明，男性非 ST 段抬高心肌梗死患者使用阿司匹林明显降低死亡或心肌梗死的危险，单独使用肝素没有受益，阿司匹林加普通肝素联合治疗的最初 5 d 事件发生率最低。目前资料显示，普通肝素或低分子肝素与阿司匹林联合使用疗效优于单用阿司匹林；阿司匹林加低分子肝素等同于甚至可能优于阿司匹林加普通肝素。③肝素加血小板 GP Ⅱ b/ Ⅲ a 抑制药：PUR-SUTT 试验结果显示，与单独应用血小板 GP Ⅱ b/ Ⅲ a 抑制药相比，未联合使用肝素的患者事件发生率较高。目前多主张联合应用肝素与血小板 GP Ⅱ b/ Ⅲ a 抑制药。由于两者连用可延长 APTT，肝素剂量应小于推荐剂量。④阿司匹林加肝素加血小板 GP Ⅱ b/ Ⅲ a 抑制药：目前，合并急性缺血的非 ST 段抬高心肌梗死的高危患者，主张三联抗血栓治疗，是目前最有效的抗血栓治疗方案。持续性或伴有其他高危特征的胸痛患者及准备做早期介入治疗的患者，应给予该方案。

4. 调脂治疗

血脂增高的干预治疗除调整饮食、控制体重、体育锻炼、控制精神紧张、戒烟、控制糖尿病等非药物干预手段外，调脂药物治疗是最重要的环节。近代治疗急性冠脉综合征的最大进展之一就是 3-羟基 -3 甲基戊二酰辅酶 A（HMGCoA）还原酶抑制药（他汀类）药物的开发和应用，该类药物除降低总胆固醇（TC）、低密度脂蛋白胆固醇（LDL-C）、三酰甘油（TG）和升高高密度脂蛋白胆固醇（HDL-C）外，还有缩小斑块内脂质核、加固斑块纤维帽、改善内皮细胞功能、减少斑块炎性细胞数目、防止斑块破裂等作用，从而减少冠脉事件，另外还能通过改善内皮功能减弱凝血倾向，防止血栓形成，防止脂蛋白氧化，起到了抗动脉粥样硬化和抗血栓作用。随着长期的大样本的实验结果出现，已经显示他汀类强化降脂治疗和 PTCA 加常规治疗可同样安全有效地减少缺血事件。所有他汀类药物均有相同的不良反应，即胃肠道功能紊乱、肌痛及肝损害，儿童、孕妇及哺乳期妇女不宜应用。常见他汀类降调脂药见表 4-4。

表 4-4 临床常见他汀类药物剂量

药物	常用剂量（mg）	用法
阿托伐他汀（立普妥）	10 ~ 80	每天 1 次，口服
辛伐他汀（舒将之）	10 ~ 80	每天 1 次，口服
洛伐他汀（美将之）	20 ~ 80	每天 1 次，口服
普伐他汀（普拉固）	20 ~ 40	每天 1 次，口服
氟伐他汀（来适可）	40 ~ 80	每天 1 次，口服

5. 溶血栓治疗

国际多中心大样本的临床试验（TIMI Ⅲ B）业已证明采用 AMI 的溶栓方法治疗不稳定型心绞痛反而有增加 AMI 发生率的倾向，故已不主张采用。至于小剂量尿激酶与充分抗血小板和抗凝血酶治疗相结合是否对不稳定型心绞痛有益，仍有待临床进一步研究。

6. 不稳定型心绞痛出院后的治疗

不稳定心绞痛患者出院后仍需定期门诊随诊。低危险组的患者 1 ~ 2 个月随访 1 次，中、高危险组的患者无论是否行介入性治疗都应 1 个月随访 1 次，如果病情无变化，随访半年即可。

UA 患者出院后仍需继续服阿司匹林、β 受体阻滞药。阿司匹林宜采用小剂量，每日 50 ~ 150 mg 即可，β 受体阻滞药宜逐渐增量至最大可耐受剂量。在冠心病的二级预防中阿司匹林和降胆固醇治疗是最重要的。降低胆固醇的治疗应参照国内降血脂治疗的建议，即血清胆固醇 > 4.68 mmo/L（180 mg/dL）

或低密度脂蛋白胆固醇 > 2.60 mmol/L（100 mg/dL）均应服他汀类降胆固醇药物，并达到有效治疗的目标。血浆三酰甘油 > 2.26 mmol/L（200 mg/dL）的冠心病患者一般也需要服降低三酰甘油的药物。其他二级预防的措施包括向患者宣教戒烟、治疗高血压和糖尿病、控制危险因素、改变不良的生活方式、合理安排膳食、适度增加活动量、减少体重等。

八、影响不稳定型心绞痛预后的因素

（1）左心室功能：为最强的独立危险因素，左心室功能越差，预后也越差，因为这些患者的心脏很难耐受进一步的缺血或梗死。

（2）冠状动脉病变的部位和范围：左主干病变和右冠开口病变最具危险性，三支冠脉病变的危险性大于双支或单支者，前降支病变危险大于右冠或回旋支病变，近段病变危险性大于远端病变。

（3）年龄：是一个独立的危险因素，主要与老年人的心脏储备功能下降和其他重要器官功能降低有关。

（4）合并其他器质性疾病或危险因素：不稳定型心绞痛患者如合并肾衰竭、慢性阻塞性肺疾患、糖尿病、高血压、高血脂、脑血管病以及恶性肿瘤等，均可影响不稳定型心绞痛患者的预后。其中肾状态还明显与 PCI 术预后有关。

第二节　缺血性心肌病

缺血性心肌病（ischemic cardiomyopathy，ICM）是冠心病的一种特殊类型或晚期阶段，是指由冠状动脉粥样硬化引起长期心肌缺血，导致心肌弥漫性纤维化，形成与原发性扩张型心肌病类似的临床综合征，出现收缩或舒张功能失常，或两者兼有，但不能用冠状动脉病变程度和缺血来解释。1970 年 Burch 等首先将其命名为缺血性心肌病。

一、发病机制

冠状动脉粥样硬化性心脏病、先天性冠状动脉异常、冠状动脉微血管病变（继发糖尿病时）和冠状动脉栓塞导致心肌缺血造成心肌细胞坏死、心肌顿抑或心肌冬眠，继而心肌瘢痕形成，剩余的存活心肌必须超负荷工作，最终导致心室扩张和肥厚，从而产生收缩性或舒张性心力衰竭。交感神经和肾素 – 血管紧张素 – 醛固酮系统的激活是缺血性心肌病心力衰竭的重要发病机制。近年来发现，血管内皮细胞功能不全、心肌细胞凋亡、脂肪酸 β 氧化及葡萄糖氧化的异常和线粒体膜电位的变化在缺血性心肌病心力衰竭的发生、发展过程中起着重要的作用。

二、临床表现与辅助检查

根据 ICM 的临床表现不同，将其分为限制型 ICM 和扩张型 ICM。限制型 ICM 属于本病的早期阶段，患者心肌虽有广泛纤维化，但心肌收缩功能尚好，心脏扩大尚不明显，临床上心绞痛已近消失，常以急性左心衰发作为突出表现。扩张型 ICM 为病程的晚期阶段，患者心脏已明显增大，临床上以慢性充血性心力衰竭为主要表现。一般认为，扩张型 ICM 是由限制型 ICM 逐渐发展而来的。充血性心力衰竭的症状呈进行性进展，由劳力型呼吸困难发展至夜间阵发性呼吸困难及端坐呼吸，常有倦怠和乏力，周围性水肿和腹水出现较晚。部分患者开始以心绞痛为主要临床表现，以后逐渐减轻甚至消失，而以心力衰竭为主要临床表现。体征为充血性心力衰竭的表现。预后不良，存活率低。

X 线表现：全心或左心增大，肺血流重新分布，严重病例可见间质性或肺泡性肺水肿和胸膜渗出征象。

心电图：可为窦性心动过速、心房颤动、室性期前收缩、ST-T 异常及既往心肌梗死的 Q 波。

超声心动图：左室明显扩大，左室常呈不对称的几何形状改变；心肌厚薄不均，密度增高；室壁运动呈明显节段性运动障碍为主，可表现僵硬、扭曲甚至矛盾运动；房室瓣开放，心肌缺血引起乳头

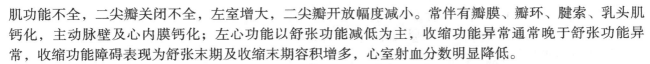

肌功能不全，二尖瓣关闭不全，左室增大，二尖瓣开放幅度减小。常伴有瓣膜、瓣环、腱索、乳头肌钙化，主动脉壁及心内膜钙化；左心功能以舒张功能减低为主，收缩功能异常通常晚于舒张功能异常，收缩功能障碍表现为舒张末期及收缩末期容积增多，心室射血分数明显降低。

核素心肌显像：可有心肌梗死和可逆性心肌缺血；左室收缩功能损害以局部为主，造成室壁各段之间收缩不协调甚至反向运动，射血分数下降。

冠状动脉造影：可见多支冠状动脉弥漫性严重狭窄或闭塞。

三、诊断

1. 肯定条件

①有明确的冠心病证据，如心绞痛病史，心肌梗死 6 个月以上，冠状动脉造影结果阳性等；②心脏明显扩大；③心力衰竭反复发作。

2. 否定条件

①需要除外冠心病并发症引起的情况，如室壁瘤、室间隔穿孔、乳头肌功能不全及心律失常等；②需要除外其他心脏病或其他原因引起的心脏扩大和心力衰竭，如扩张型心肌病、风湿性心脏病、高血压性心脏病、酒精性心肌病、克山病、长期贫血、甲状腺功能亢进及心脏结节病等。

四、鉴别诊断

临床上需与 ICM 进行鉴别的心肌病变主要有扩张型心肌病、酒精性心肌病及克山病。

1. 扩张型心肌病

扩张型心肌病是一种原因不明的心肌病，其临床特征与 ICM 非常相似，鉴别诊断也相当困难，特别是 50 岁以上的患者，若伴有心绞痛则极易误诊为 ICM。由于扩张型心肌病与 ICM 的治疗原则不同，故对二者进行正确的鉴别具有重要的临床意义。

（1）年龄及病史：扩张型心肌病发病年龄较轻，常有心肌炎病史；而 ICM 发病年龄较大，多数有心绞痛或心肌梗死病史，常伴有高血压、高脂血症及糖尿病等。

（2）心电图检查：扩张型心肌病常伴有完全性左束支传导阻滞，心电图 ST-T 改变也多为非特异性而无定位诊断价值。

（3）胸部 X 线检查：扩张型心肌病患者心影呈普大型，心胸比多在 0.6 以上，透视下见心脏搏动明显减弱，晚期常有胸腔积液、心包积液征象。ICM 患者虽有心影明显增大，但多数呈主动脉型心脏，并伴有升主动脉增宽及主动脉结钙化等。

（4）心脏形态学对比：扩张型心肌病因心肌广泛受累，常表现为 4 个心腔呈普遍性显著扩大；而 ICM 常以左心房及左心室扩大为主，并常伴有主动脉瓣及瓣环增厚、钙化。

（5）室壁厚度及运动状态比较：扩张型心肌病患者室壁厚度弥漫性变薄，室壁运动弥漫性减弱；而 ICM 患者心肌缺血部位与病变冠状动脉分布走行密切相关，缺血严重部位则出现室壁变薄及运动减弱，故常见室壁厚度局限性变薄、室壁运动呈节段性减弱或消失。

（6）血流动力学变化：扩张型心肌病患者因心脏呈普遍性显著扩大，常继发各瓣膜及瓣膜支架结构改变而引起多个瓣口明显反流；而 ICM 患者因以左心房及左心室扩大为主，常伴二尖瓣口反流。

（7）扩张型心肌病患者因心肌病变弥漫广泛，左心室扩大明显及心肌收缩无力，故心脏收缩功能明显降低；而 ICM 患者虽左心室射血分数及短轴缩短率均有降低，但其程度则较扩张型心肌病轻。

（8）周围动脉超声探查：扩张型心肌病仅少数患者的颈动脉与股动脉斑块呈阳性；而 ICM 患者颈动脉与股动脉斑块则多数阳性。

（9）放射性核素检查：一般认为，ICM 比扩张型心肌病患者的心肌损伤更重，纤维化程度更高。因此行 ^{99m}Tc- 甲氧基异丁基异腈（MIBI）心肌灌注显像检查，扩张型心肌病多显示为不呈节段性分布的、散在的稀疏区，范围小、程度轻，表现为较多小片样缺损或花斑样改变；而 ICM 患者多呈按冠状动脉分布的节段性灌注异常，心肌血流灌注受损程度重、范围大；当灌注缺损范围大于左心室壁的

40%时，则对 ICM 的诊断有较高价值。

（10）冠状动脉造影：扩张型心肌病患者冠状动脉造影往往正常。

2. 酒精性心肌病

酒精性心肌病是由于长期大量饮酒所致的心肌病变，主要表现为心脏扩大、心力衰竭及心律失常等，临床上与扩张型 ICM 有许多相似之处。以下特点有助于二者的鉴别：

（1）有长期、大量饮酒史。

（2）多为 30～50 岁男性，且多伴有酒精性肝硬化。

（3）停止饮酒 3～6 个月后，病情可逐渐逆转或停止恶化，增大的心脏可见缩小。

3. 克山病

克山病是一种原因不明的地方性心肌病，其临床表现与辅助检查所见均与扩张型 ICM 有许多相似之处，但其有明显的地区性，绝大多数患者为农业人口中的生育期妇女及断奶后的学龄前儿童。而 ICM 则以老年人多见。

五、治疗原则及进展

1. 药物治疗

在控制冠心病的易患因素的基础上，给予硝酸酯类药物、β 受体阻滞剂缓解心绞痛，改善心肌缺血症状。以心力衰竭为主要表现，应予利尿剂、血管紧张素转化酶抑制药或血管紧张素受体拮抗剂、醛固酮受体拮抗剂，必要时予正性肌力药（洋地黄）以控制心力衰竭，病情较稳定者应尽早给予 β 受体阻滞剂，从小剂量开始。

心力衰竭常合并高凝状态，易发生静脉血栓和肺栓塞，临床上主要应用华法林抗凝治疗。对合并心房颤动高危患者，ACTIVEA 研究显示氯吡格雷和阿司匹林联合应用可有效预防心房颤动的血管事件，可作为华法林安全的替代治疗。

优化能量代谢的药物曲美他嗪通过促进缺血心肌对葡萄糖的利用，减少对脂肪酸的利用来提高细胞产能的效率，从而保护冬眠心肌，促进心功能的恢复。

2. 经皮冠状动脉介入术（PCI）

冠状动脉造影发现 2 支血管病变尤其伴左前降支近端严重狭窄和左室功能损害，药物不能稳定病情，频繁的心绞痛发作，新发的或恶化的二尖瓣反流，均应行 PCI 治疗。PCI 较单纯药物治疗能更好地改善心功能，提高生活质量。

3. 冠状动脉旁路移植术（CABG）

冠状动脉造影发现左主干病变或三支弥漫性病变，尤其伴 2 型糖尿病者，应首选 CABG。

4. 心脏再同步化治疗（cardiac resynchronization therapy，CRT）

心脏再同步化治疗通过改善心脏不协调运动，增加左室充盈时间，减少室间隔矛盾运动，减少二尖瓣反流，从而改善心力衰竭患者的心功能，增加运动耐量，甚至逆转左室重构。患者有中到重度心力衰竭症状（NYHA Ⅲ～Ⅳ级），窦性心律的心脏失同步化（完全性左束支传导阻滞，QRS 间期 ≥ 120 ms），严重的左室收缩功能不全（LVEF ≤ 35%），尤其是合并三度房室传导阻滞者，在经过合理的药物治疗后没有改善，可考虑 CRT，如果要合并恶性室性心律失常可同时行 CRT-D 治疗。CRT 虽能改善心功能，但不能改善由冠状动脉缺血导致的心肌冬眠和心室重塑。有 30% 的患者对 CRT 无应答。

5. 干细胞治疗

近年来大量研究表明，具有分化和增殖能力的干细胞移植通过直接分化为心肌细胞、血管内皮细胞，改善心肌间质成分、旁分泌功能等机制，可以修复缺血性心肌病坏死心肌组织，促进血管新生，改善心脏功能。动物实验证实以上效果后随即开展了一期和二期的临床试验，但至今干细胞治疗仍未应用于临床。FOCUS-CCTRN 临床试验并未得到理想的预期效果。目前，干细胞种类、数量、增殖能力、移植途径、干细胞移植后的归巢、干细胞和基因的联合治疗等问题在干细胞治疗大规模应用于临床之前尚需进一步研究。

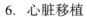

6. 心脏移植

完善的内科治疗及常规心脏手术均无法治愈的各种终末期心力衰竭；其他重要脏器无不可逆性病变或影响长期生存的因素；肺动脉压不高的病例即可施行心脏移植。但是供体来源和移植后排斥反应是心脏移植面临的重大问题。

总之，ICM 是冠心病终末期的一种类型，预后较差，现有的任何单一治疗手段都不能取得最令人满意的效果。临床首先应充分评价存活心肌的范围及数量，选择最佳的治疗策略，通常是几种治疗方法联合应用，才能最大程度改善预后。

第三节　慢性稳定型心绞痛

一、概述

慢性稳定型心绞痛是指心绞痛反复发作的临床表现持续在 2 个月以上，且心绞痛发作性质（如诱因、持续时间、缓解方式等）基本稳定，系因某种因素引起冠状动脉供血不足，发生急剧的暂时的心肌缺血、缺氧，引起阵发性、持续时间短暂、休息或应用硝酸酯制剂后可缓解的以心前区疼痛为主要临床表现的综合征。本病多见于 40 岁以上的男性，劳累、情绪因素、高血压、吸烟、寒冷、饱餐等为常见诱因。

二、诊断要点

（一）冠心病危险因素

年龄因素（男性 > 45 岁、女性 > 55 岁），高血压、血脂异常、糖尿病、吸烟、冠心病家族史，其他如超重、活动减少、心理社会因素等。

（二）典型的心绞痛症状

劳累后胸骨后压榨样闷痛，休息或舌下含服硝酸甘油可以缓解。患者多有典型的胸痛病史，该病可根据典型的病史即可做出明确诊断，因此认真采集病史对诊断和处理心绞痛是必需的。慢性稳定型心绞痛典型发作时的诱因、部位、性质、持续时间及缓解方式如下。

1. 诱因

劳力性心绞痛发作常由体力活动引起，寒冷、精神紧张、饱餐等也可诱发。

2. 部位

大多数心绞痛位于胸骨后中、上 1/3 段，可波及心前区，向左肩、左上肢尺侧、下颌放射，也可向上腹部放射。少数患者以放射部位为主要不适部位。

3. 性质

心绞痛是一种钝痛，为压迫、憋闷、堵塞、紧缩等不适感，重者可伴出汗、濒死感。

4. 持续时间

较短暂，一般 3 ~ 5 min，不超过 15 min。可在数天或数星期发作 1 次，也可一日内多次发作。

5. 缓解方式

体力活动时发生的心绞痛如停止活动，休息数分钟即可缓解。舌下含服硝酸甘油后 1 ~ 3 min 也可使心绞痛缓解。服硝酸甘油 5 ~ 10 min 后症状不缓解，提示可能为非心绞痛或有严重心肌缺血。

（三）常规检查提示心肌缺血

1. 静息心电图

对于慢性稳定型心绞痛患者必须行静息心电图检查。尽管心电图对缺血性心脏病诊断的敏感性低，约 50% 以上的慢性稳定型心绞痛患者心电图结果正常，但心电图仍可以提供有价值的诊断性信息：比如可见 ST-T 改变、病理 Q 波、传导阻滞及各种心律失常。特别是心绞痛发作时的 ST-T 动态改变：心绞痛时 ST 段水平形或下斜形压低，部分心绞痛发作时仅表现为 T 波倒置，而发作结束后 ST-T 改变明显减轻或恢复，即可做出明确诊断。值得注意的是部分患者原有 T 波倒置，心绞痛发作时 T 波可变为直立（为正常化）。

2. 运动心电图

单用运动试验诊断冠心病敏感性较低（约 75%）。在低发缺血性心脏病的人群中，假阳性率很高，尤其是无症状者。在年轻人和女性患者中假阳性率的发生率更高。运动试验有 2 个主要用途：①缺血性心脏病的诊断和预后的判断。如果使用得当，运动试验是可靠的、操作方便的危险分层方法。②对鉴别高危者和即将行介入手术的患者特别有用。但在临床上应注意其适应证，以免出现危险。

3. 负荷心肌灌注显像

负荷心肌灌注显像是较运动试验更准确地诊断缺血性心脏病的方法，可显示缺血心肌的范围和部位，其敏感性和特异性较运动试验高。但对运动试验已经诊断明确的高危者，负荷心肌灌注显像并不能提供更多的信息。对怀疑运动试验假阳性或假阴性而静息心电图异常的患者有诊断价值。对考虑行冠状动脉介入治疗的多支血管病变患者，负荷心肌灌注显像有助于确定哪支血管为罪犯血管。对左心室功能障碍的患者，负荷心肌灌注显像可鉴别冬眠心肌，从而通过冠状动脉介入治疗获益。负荷心肌灌注显像的缺血范围与预后成正比。

4. 静息和负荷超声心动图

静息和运动时的左心室功能障碍预示患者预后不良。和负荷心肌灌注显像一样，负荷超声心动图是确诊缺血性心脏病特异性和敏感性较高的方法。负荷超声心动图有助于判断冬眠心肌所致的心功能障碍，而冬眠心肌功能可通过冠状动脉介入术得到改善。

（四）多层螺旋 CT

近年来应用多层螺旋 CT 增强扫描无创地显示冠状动脉的解剖已逐渐成熟（后简称冠脉 CT），目前常用的 64 ~ 256 层 CT 其对冠心病的诊断价值已得到国内外医学界的普遍认可。虽然冠状动脉导管造影（后简称冠脉造影）目前仍是诊断冠心病的金标准，但在下列方面有其明显不足。

（1）因临床症状和心电图改变而进行的冠脉造影阳性率不足 50%（冠状动脉无明显狭窄或闭塞），有些医院甚至不足 20%。

（2）不少患者心存畏惧，不愿住院接受有创的造影，且费用较高。虽然部分患者能够一次完成诊断和治疗的过程，但大多数患者却落得个"院白住，'罪'白受，钱白花"的结果。

（3）冠状动脉造影不能显示危险的类脂斑块，不能提出预警。这种斑块容易破裂，造成猝死（发病后 1 h 甚至几分钟内死亡），几乎无抢救机会。患者生前从无相关症状，出现的第 1 个"症状"就是猝死。

冠脉 CT 目前虽还不能完全代替冠脉造影。但冠脉 CT 能可靠地显示冠状动脉壁上的类脂斑块，及时应用调脂药可有效地将其消除，从而大大减少或防止心脏性猝死的危险。冠脉 CT 还能无创地对冠状动脉支架或搭桥手术后的患者进行复查，相当准确地了解有无再狭窄或闭塞。

冠状动脉重度钙化时判断狭窄程度、对于心律失常患者如何获得好的图像以及辐射剂量较大是目前冠脉 CT 的最大不足。有资料显示，对 120 例患者的统计，冠状动脉正常或仅有 1 ~ 2 处病变的 70 例患者，冠脉 CT 对狭窄位置和程度诊断符合率可达 99.2%，仅 0.8% 的患者对狭窄程度的诊断不够准确。但对多发病变（冠状动脉明显狭窄达 5 处以上），诊断的准确率仅 88.4%，11.6% 的病变对狭窄程度的诊断不够准确或严重的钙化导致难以诊断。此类患者多有重度的冠脉钙化，临床上也有典型的症状或心肌梗死的病史。

冠脉 CT 的技术还在迅速发展，机型几乎年年出新。最新机型使检查过程简化，适应证增宽（无须控制心率），屏气扫描时间缩短至 1 ~ 4 s，射线剂量和对比剂用量均远低于冠脉造影，在不断提高图像质量。

（五）冠状动脉造影术

冠状动脉造影是目前诊断冠心病的最可靠方法。适应证为：①临床及无创性检查不能明确诊断

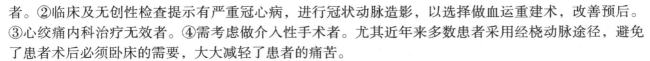

者。②临床及无创性检查提示有严重冠心病，进行冠状动脉造影，以选择做血运重建术，改善预后。③心绞痛内科治疗无效者。④需考虑做介入性手术者。尤其近年来多数患者采用经桡动脉途径，避免了患者术后必须卧床的需要，大大减轻了患者的痛苦。

（六）鉴别诊断

慢性稳定型心绞痛要与以下疾病相鉴别。①急性冠脉综合征。②其他疾病引起的心绞痛，如严重的主动脉瓣狭窄或关闭不全、风湿性冠状动脉炎、梅毒性主动脉炎、肥厚型心肌病、心肌桥病变等均可引起心绞痛。③肋间神经痛和肋软骨炎。④心脏神经症。⑤不典型疼痛还需与反流性食管炎等食管疾病、膈疝、消化性溃疡、肠道疾病、颈椎病等相鉴别。

三、治疗

（一）治疗目标与措施

稳定型心绞痛治疗主要有 2 个目标：①预防心肌梗死的发生和延长寿命。②缓解心绞痛症状及减少发作频率以改善生活质量。第一个目标是最终目标。如果有数种策略可供选择，且都能够达到缓解心绞痛的效果，那么能否有效预防死亡将是其选择的主要依据。

对慢性稳定型心绞痛的治疗措施选择包括减少心血管病危险因素的生活方式改变，药物治疗以及血运重建 3 个方面。临床医师应根据患者个体情况的差异和伴随疾病的不同，而选择不同的治疗方案。

（二）改变生活方式

生活方式的改变是慢性稳定型心绞痛治疗的重要手段，因为它可以改善症状和预后，并且相对较经济，应该鼓励每个患者持之以恒。

1. 戒烟

吸烟是导致冠心病的主要危险因素，有研究表明，戒烟可使冠心病病死率下降 36%，其作用甚至超过单独应用他汀、阿司匹林的作用。因此，应积极劝诫吸烟患者进行戒烟治疗。

2. 饮食干预

以蔬菜、水果、鱼和家禽作为主食。饮食干预是调脂治疗的有效补充手段，单独低脂饮食就可使血清中的胆固醇成分平均降低 5%。改变饮食习惯（如摄入地中海饮食或鱼油中的高 ω-3 不饱和脂肪酸）能增加其预防心绞痛的作用。

3. 控制体重

肥胖与心血管事件密切相关。目前还没有干预试验显示体重减轻可以减轻心绞痛的程度，但体重的减轻可以减少心绞痛发作频率，且可能改善预后。现今随着肥胖程度的增加（尤其是腹型肥胖），可出现以肥胖、胰岛素抵抗、脂质紊乱、高血压为特征的代谢综合征，后者可导致心血管事件的增加。目前有新的治疗方法可减少肥胖和代谢综合征，大麻素（cannabinoid）1 型受体拮抗药联合低热量饮食，可显著减轻体重和减少心血管事件危险因素，但其对冠心病肥胖患者的作用尚待确立。

4. 糖尿病

对所有糖尿病患者必须严格控制血糖，因其可减少长期并发症（包括冠心病）。一级预防试验及心肌梗死后的二级预防试验表明，强化降糖治疗可减少致残率和死亡率，且心肌梗死时血糖控制不佳提示预后不佳。

5. 适度运动

鼓励患者进行可以耐受的体力活动，因为运动可以增加运动耐量，减少症状的发生，运动还可以减轻体重，提高高密度脂蛋白浓度，降低血压、血脂，还有助于促进冠状动脉侧支循环的形成，可以改善冠心病患者的预后。值得注意的是，每个患者应该根据自身的具体病情制订符合自身的运动方式和运动量，最好咨询心脏科医生。

（三）药物治疗

以下将根据作用机制不同分述稳定型心绞痛内科治疗的药物。

1. 抗血小板治疗

（1）阿司匹林：乙酰水杨酸（aspirin，阿司匹林）可以抑制血小板在动脉粥样硬化斑块上的聚集，防止血栓形成，同时通过抑制血栓素 A_2（TXA_2）的形成，抑制 TXA_2 所致的血管痉挛。因此阿司匹林虽不能直接改善心肌氧的供需关系，但能预防冠状动脉内微血栓或血栓形成，有助于预防心脏事件的发生。稳定型心绞痛患者可采用小剂量 75 ~ 150 mg/d。不良反应主要有胃肠道反应等。颅内出血少见，在上述剂量情况下发生率 < 0.1%/ 年。在长期应用阿司匹林过程中，应该选择最小的有效剂量，达到治疗目的和胃肠道不良反应方面的平衡。

（2）ADP 受体拮抗药：噻氯匹定（ticlopidine）。

250 mg，1 ~ 2 次/d，或氯吡格雷（clopi-dogrel）首次剂量 300 mg，然后 75 mg/d，通过 ADP 受体抑制血小板内钙离子活性，并抑制血小板之间纤维蛋白原的形成。本类药物与阿司匹林作用机制不同，合用时可明显增强疗效，但合用不作为常规治疗，而趋向于短期使用，如预防支架后急性或亚急性血栓形成，或用于有高凝倾向，近期有频繁休息时心绞痛或反复出现心内膜下梗死者。氯吡格雷是一种可供选择的对胃黏膜没有直接作用的抗血小板药物，可用于不能耐受阿司匹林或对阿司匹林过敏的患者。

（3）肝素或低分子肝素：抗凝治疗主要为抗凝血酶治疗，肝素为最有效的药物之一。

近年来，大规模的临床试验表明低分子肝素对降低心绞痛尤其是不稳定型心绞痛患者的急性心肌梗死发生率方面优于静脉普通肝素，故已作为不稳定型心绞痛的常规用药，而不推荐作为抗血小板药物用于稳定型心绞痛患者。

2. 抗心绞痛药物

（1）β 受体阻滞药：β 受体阻滞药通过阻断拟交感胺类的作用，一方面减弱心肌收缩力和降低血压而起到明显降低心肌耗氧量的作用；另一方面减慢心率，增加心脏舒张期时间，增加心肌供血时间，并且能防止心脏猝死。既能缓解症状又能改善预后。因此，β 受体阻滞药是稳定型心绞痛的首选药物。β 受体阻滞药应该从小剂量开始应用，逐渐增加剂量，使安静时心率维持在 55 ~ 60/min，严重心绞痛可降至 50/min。

普萘洛尔（propanolol，普萘洛尔）是最早用于临床的 β 受体阻滞药，用法 3 ~ 4 次/d，每次 10 mg，对治疗高血压、心绞痛、急性心肌梗死已有 30 多年的历史，疗效十分肯定。但由于普萘洛尔是非选择性 β 受体阻滞药，在治疗心绞痛等方面现已逐步被 β_1 受体选择性阻滞药所取代。目前临床上的常用的制剂有美托洛尔（metoprolol，倍他乐克）12.5 ~ 50 mg，2 次/d；阿替洛尔（atenolol）12.5 ~ 25 mg，2 次/d；醋丁洛尔（acebutolol，醋丁酰心胺）200 ~ 400 mg/d，分 2 ~ 3 次服；比索洛尔（bi-soprolol，康可）2.5 ~ 10 mg，1 次/d；噻利洛尔（celiprolol，噻利心安）200 ~ 400 mg，1 次/d 等。β 受体阻滞药的禁忌证：心率 < 50 次/min、动脉收缩压 < 90 mmHg、中重度心力衰竭、二到三度房室传导阻滞、严重慢性阻塞性肺部疾病或哮喘、末梢循环灌注不良、严重抑郁者等。本药可与硝酸酯类药物合用，但需注意：①本药与硝酸酯类制剂有协同作用，因而起始剂量要偏小，以免引起直立性低血压等不良反应。②停用本药时应逐渐减量，如突然停药有诱发心肌梗死的危险。③剂量应逐渐增加到发挥最大疗效，但应注意个体差异。我国慢性稳定型心绞痛诊断治疗指南指出，β 受体阻滞药是慢性稳定型心绞痛患者改善心肌缺血的最主要药物，应逐步增加到最大耐受剂量。当不能耐受 β 受体阻滞药或疗效不满意时可换用钙拮抗药、长效硝酸酯类或尼可地尔。当单用 β 受体阻滞药疗效不满意时也可加用长效二氢吡啶类钙拮抗药或长效硝酸酯类，对于严重心绞痛患者必要时可考虑 β 受体阻滞药、长效二氢吡啶类钙拮抗药及长效硝酸酯类三药合用（需严密观察血压）。

（2）硝酸酯类制剂：硝酸酯类（nitrates）药物能扩张冠状动脉，增加冠状循环的血流量，还通过对周围血管的扩张作用，减轻心脏前后负荷和心肌的需氧，从而缓解心绞痛。硝酸酯类常见的不良反应是头晕、头痛、脸面潮红、心率加快、血压下降，患者一般可以耐受，尤其是多次给药后。第一次用药时，患者宜平卧片刻，必要时吸氧。轻度的反应可作为药物起效的指标，不影响继续用药。若出现心动过速或血压降低过多，则不利于心肌灌注，甚至使病情恶化，应减量或停药。

静脉点滴长时间用药可能产生耐受性，需增加剂量，或间隔使用，一般在停用 10 h 以上即可复效。其他途径给药如含服等则不会产生耐受性。

临床上常用的硝酸酯类制剂有：

①硝酸甘油（nitroglycerin，NTG）是最常用的药物，一般以舌下含服给药。心绞痛发作时，立即舌下含化 0.3 ~ 0.6 mg，1 ~ 2 min 见效，持续 15 ~ 30 min。对约 92% 的患者有效，其中 76% 的患者在 3 min 内见效。需要注意的是，诊断为稳定型心绞痛者，如果服用的硝酸甘油在 10 min 以上才起作用，这种心绞痛的缓解可能不是硝酸甘油的作用，或者是硝酸甘油失效。

②硝酸异山梨酯（isosorbide dinitrate，消心痛）为长效制剂，3 次 /d，每次 5 ~ 20 mg，服药后 30 min 起作用，持续 3 ~ 5 h；缓释制剂药效可维持 12 h，可用 20 mg，2 次 /d。单硝酸异山梨酯（isosorbide 5-mononitrate），多为长效制剂，20 ~ 50 mg，每天 1 ~ 2 次。患青光眼、颅内压增高、低血压者不宜使用本类药物。

③长效硝酸甘油制剂：服用长效片剂，硝酸甘油持续而缓慢释放，口服 30 min 后起作用，持续 8 ~ 12 h，可每 8 小时服 1 次，每次 2.5 mg。用 2% 硝酸甘油油膏或皮肤贴片（含 5 ~ 10 mg）涂或贴在胸前或上臂皮肤而缓慢吸收，适用于预防夜间心绞痛发作。最近还有置于上唇内侧与牙龈之间的缓释制剂。

（3）钙离子拮抗药：钙离子拮抗药（calcium channel blockers，CCB 或称钙拮抗药 calcium antagonist），通过抑制钙离子进入细胞内，以及抑制心肌细胞兴奋 - 收缩耦联中钙离子的作用，抑制心肌收缩，减少心肌氧耗；扩张冠状动脉，解除冠状动脉痉挛，改善心肌供血；扩张周围血管，降低动脉压，减轻心脏负荷；还降低血液黏滞度，抗血小板聚集，改善心肌微循环。又因其阻滞钙离子的内流而有效防治心肌缺血再灌注损伤，保护心肌。钙离子拮抗药对冠状动脉痉挛引起的变异型心绞痛有很好的疗效，因为它直接抑制冠状动脉平滑肌收缩并使其扩张。

钙离子拮抗药与其他扩血管药物相似，有服药后面部潮红、头痛、头胀等不良反应。一般 1 周左右即可适应，不影响治疗。少数患者发生轻度踝关节水肿或皮疹。部分病例可加重心力衰竭或引起传导阻滞，临床上应予以注意。维拉帕米和地尔硫草与 β 受体阻滞药合用时有过度抑制心脏的危险。因此，临床上不主张非二氢吡啶类钙拮抗药与 β 受体阻滞药联用。停用本类药物时也应逐渐减量停服，以免发生冠状动脉痉挛。

钙离子拮抗药主要分为二氢吡啶类与非二氢吡啶类。非二氢吡啶类包括地尔硫草与维拉帕米，它们在化学结构上并无相同之处。

二氢吡啶类举例如下：

①硝苯地平（nifedipine，硝苯吡啶，心痛定）：有较强的扩血管作用，使外周阻力下降，心排血量增加，反射性引起交感神经兴奋，心率加快，而对心脏传导系统无明显影响，故也无抗心律失常作用。硝苯地平一般用法：10 ~ 20 mg，3 次 /d。舌下含服 3 ~ 5 min 后发挥作用，每次持续 4 ~ 8 h，故为短效制剂。循证医学的证据表明，短效二氢吡啶类钙拮抗药对冠心病的远期预后有不利的影响，故在防治心绞痛的药物治疗中需避免应用。现有缓释制剂 20 ~ 40 mg，1 ~ 2 次 /d，能平稳维持血药浓度。

②其他常用于治疗心绞痛的二氢吡啶类钙拮抗药有：尼群地平（nitrendipine）口服每次 10 mg，1 ~ 3 次 /d；尼卡地平（nicardipine）口服每次 10 ~ 30 mg，3 ~ 4 次 /d，属短效制剂，现有缓释片口服每次 30 mg，2 次 /d；氨氯地平（amlodipine）口服每次 5 mg，每日 1 次，治疗 2 周疗效不理想可增至每日 10 mg。需要长期用药的患者，推荐使用控释、缓释或长效制剂。

非二氢吡啶类举例如下：

①地尔硫草（diltilazem，硫氮草酮，合心爽）：对冠状动脉和周围血管有扩张作用，抑制冠状动脉痉挛，增加缺血心肌的血流量，有改善心肌缺血和降低血压的作用。用法为口服每次 30 ~ 60 mg，3 次 /d。现有缓释胶囊，每粒 90 mg/d。尤其适用于变异型心绞痛。

②维拉帕米（verapamil，维拉帕米）：有扩张外周血管及冠状动脉的作用，此外还有抑制窦房结和房室结兴奋性及传导功能，减慢心率，降低血压，从而降低心肌耗氧。口服每次 40 mg，3 次 /d。现

有缓释片，每次 240 mg，每日 1 次。

（4）钾通道激活药：主要通过作用于血管平滑肌细胞和心肌细胞的钾通道，发挥血管扩张、改善心肌供血和增强缺血预适应、保护心肌的作用。尼可地尔是目前临床上唯一使用的此类药物，具有硝酸酯类和钾通道开放的双重作用。但目前尚无证据表明钾通道激活剂优于其他抗心绞痛药物，能明显改善冠心病预后。目前主要用于顽固性心绞痛的综合治疗手段之一。尼可地尔用法：每次口服 5 ~ 10 mg，3 次 /d。

（5）改善心肌能量代谢：在心肌缺血缺氧状态下，应用曲美他嗪（万爽力）抑制心肌内脂肪酸氧化途径，促使有限的氧供更多地通过葡萄糖氧化产生更多的能量，达到更早地阻止或减少缺血缺氧的病理生理改变，从而缓解临床症状，改善预后。

3. 他汀类药物

近代药物治疗稳定型心绞痛的最大进展之一是他汀类药物的开发和应用。该类药物抑制胆固醇合成，增加低密度脂蛋白胆固醇（LDL-C）受体的肝脏表达，导致循环 LDL-C 清除增加。研究表明他汀类药物可降低 LDL 胆固醇水平 20% ~ 60%。应用他汀类药物后，冠状动脉造影变化所显示的管腔狭窄程度和动脉粥样硬化斑块消退程度相对较少，而患者的临床冠心病事件的危险性降低却十分显著。对此进一步的解释是他汀类药物除了降低 LDL-C、胆固醇、三酰甘油水平和提高高密度脂蛋白胆固醇（HDL-C）水平外，还可能有其他的有益作用，包括稳定甚至缩小粥样斑块、抗血小板、调整内皮功能、改善冠状动脉内膜反应、抑制粥样硬化处炎症、抗血栓和降低血黏稠度等非调脂效应。

他汀类药物的治疗结果说明，对已确诊为冠心病的患者，经积极调脂后，明显减慢疾病进展并减少以后心血管事件发生。慢性冠心病中许多是稳定型心绞痛患者，他汀类药物对减少心血管事件发生超过对冠状动脉造影显示的冠状动脉病变的改善。慢性稳定型心绞痛患者 LDL-C 水平应控制在 2.6 mmol/L 以下。

4. 血管紧张素转化酶抑制药（ACEI）

2007 年中国《慢性稳定型心绞痛诊断与治疗指南》明确了 ACEI 在稳定型心绞痛患者中的治疗地位，将合并糖尿病、心力衰竭、左心室收 - 缩功能不全或高血压的稳定型心绞痛患者应用 ACEI 作为 I 类推荐（证据水平 A），将有明确冠状动脉疾病的所有患者使用 ACEI 作为 II a 类推荐证据水平，并指出："所有冠心病患者均能从 ACEI 治疗中获益。"

（四）血运重建术

目前的两种疗效肯定的血运重建术用于治疗由冠状动脉粥样硬化所致的慢性稳定型心绞痛：经皮冠脉介入治疗（percutaneous coronary intervention，PCI）和外科冠状动脉搭桥术（coronary artery bypass grafting，CABG）。对于稳定型心绞痛患者，冠状动脉病变越重，越宜尽早进行介入治疗或外科治疗，能最大程度恢复改善心肌血供和改善预后而优于药物治疗。

根据现有循证医学证据，中国慢性稳定型心绞痛诊断治疗指南指出，严重左主干或等同病变、3 支主要血管近端严重狭窄、包括前降支（LAD）近端高度狭窄的 1 ~ 2 支血管病变，且伴有可逆性心肌缺血及左心室功能受损而伴有存活心肌的严重冠心病患者，行血运重建可改善预后（减少死亡及 MI）。糖尿病合并 3 支血管严重狭窄，无 LAD 近端严重狭窄的单、双支病变心性猝死或持续性室性心动过速复苏存活者，日常活动中频繁发作缺血事件者，血运重建有可能改善预后。对其他类型的病变只是为减轻症状或心肌缺血。因此，对这些患荐血运重建应该用于药物治疗不能控制症状者，若其潜在获益大于手术风险，可根据病变特点选择 CABG 或经皮冠状动脉介入治疗（PCI）。

（五）慢性难治性心绞痛

药物和血运重建治疗，能有效改善大部分患者缺血性心脏病的病情。然而，仍有一部分患者尽管尝试了不同的治疗方法，仍遭受心绞痛的严重困扰。难治性的慢性稳定型心绞痛患者被认为是严重的冠心病引起的心肌缺血所致，在排除引发胸痛的非心脏性因素后，可以考虑其他治疗。慢性难治性心绞痛需要一种有效的最佳治疗方案，前提是各种药物都使用到个体所能耐受的最大剂量。其他可予考虑的治疗方法包括：①增强型体外反搏（EECP）。②神经调节技术（经皮电神经刺激和脊髓刺激）。

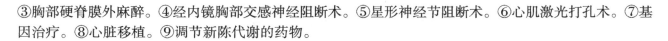

③胸部硬脊膜外麻醉。④经内镜胸部交感神经阻断术。⑤星形神经节阻断术。⑥心肌激光打孔术。⑦基因治疗。⑧心脏移植。⑨调节新陈代谢的药物。

四、预防

对慢性稳定型心绞痛一方面要应用药物防止心绞痛再次发作，另一方面还应从阻止或逆转动脉粥样硬化病情进展，预防心肌梗死等方面综合考虑以改善预后。

第五章

心律失常

第一节　心律失常总论

一、心律失常的发生机制

心脏电活动的形成源于特殊心肌细胞的内在节律性。自律性是指心肌细胞能够在没有外来刺激的情况下按一定节律重复去极化达到阈值，从而自发地产生动作电位的能力。心房和心室的工作细胞在正常状态下不具有自律性，特殊传导系统的细胞（特殊传导系统包括窦房结、房室结区、希氏束、束支及浦肯野纤维网系统）却具有自律性，故被称作起搏细胞。在病理状态下，特殊传导系统之外的心肌细胞可获得自律性。

特殊传导系统中自律细胞的自律性是不同的。正常情况下，窦房结细胞的自动节律性最高（约100次/分），浦肯野纤维网的自律性最低（约25次/分），而房室结（约50次/分）和希氏束（约40次/分）的自律性依次介于二者之间。整个心脏总是依照在当时情况下自律性最高的部位所发出的节律性兴奋来进行活动。正常情况下，窦房结是主导整个心脏兴奋和搏动的正常部位，故称为正常起搏点；特殊传导系统中的其他细胞并不表现出它们自身的自律性，只是起着传导兴奋的作用，故称为潜在起搏点。某些病理情况下，窦房结的兴奋因传导阻滞而不能控制其他自律组织的活动，或窦房结以外的自律组织的自律性增高，心房或心室就受当时情况下自律性最高的部位发出的兴奋节律支配而搏动，这些异常的起搏部位就称为异位起搏点。

（一）激动形成的异常

窦房结或其他组织（包括特殊传导系统和心肌组织）的异常激动形成会导致心律失常。可导致心律失常的主要异常激动包括自律性异常（包括窦房结、特殊传导系统中的潜在起搏细胞、心房或心室肌细胞的异常自律性）和触发活动。

1. 窦房结自律性异常

（1）窦房结自律性增高：正常情况下，窦房结的自律性高低主要受自主神经系统的调控。交感神经刺激作用于起搏细胞的 β_1 肾上腺素能受体，使起搏离子流通道的开放增加，起搏离子内流增多，4期除极的斜率增大。因此，窦房结4期除极达到阈值的时间较正常缩短，自律性因而增高。另外，交感神经的刺激增加电压敏感性 Ca^{2+} 通道的开放概率（起搏细胞中，Ca^{2+} 组成了0期去极化电流），从而使阈电位水平负向移动（降低），舒张期除极到达阈电位的时间因而提前。总之，交感神经的活动通过使阈电位阈值负值加大、起搏离子流增加而提高窦房结的自律性。

（2）窦房结自律性降低：生理情况下，交感神经刺激减弱和副交感神经活性增强可降低窦房结的自律性。胆碱能刺激经迷走神经作用于窦房结，减少起搏细胞离子通道的开放概率。这样，起搏离子流及4期除极的斜率都会下降，细胞自发激动的频率减低。此外，由于Ca^{2+}通道开放概率减低，阈电位向正向移动（升高）。而且，胆碱能神经的刺激增加了静息状态下K^+通道开放概率，使带正电荷的K^+外流，细胞的最大舒张电位负值增加。起搏离子流的减少、细胞最大舒张电位负值增加及阈电位负值降低共同作用的最终结果是细胞自发激活速率降低，心率减慢。

2. 逸搏心律

当窦房结受到抑制使激动发放的频率降低时，特殊传导通路中的潜在起搏点通常会发出激动。由于窦房结的频率降低而使潜在起搏点引发的一次激动称作逸搏；连续的逸搏，称为逸搏心律。逸搏心律具有保护性作用，当窦房结的激动发放受损时，可确保心率不会过低。心脏的不同部位对副交感（迷走）神经刺激的敏感性不同。窦房结和房室结的敏感性最强，心房组织次之，心室传导系统最不敏感。因此，轻度副交感神经的刺激会降低窦房结的频率，起搏点转移至心房的其他部位；而强烈的副交感神经的刺激将抑制窦房结和心房组织的兴奋性，可导致房室结的传导阻滞，并出现室性逸搏心律。

3. 潜在起搏点自律性增高

潜在起搏点控制激动形成的另一种方式是其自发的除极速率快于窦房结，这种情况称为异位搏动或过早搏动（异位搏动与逸搏的区别在于前者先于正常节律出现，而后者则延迟出现并中止窦性心率缓慢所造成的停搏）。连续发生的异位搏动称作异位节律。多种不同的情况都会产生异位节律，例如，高浓度的儿茶酚胺会提高潜在起搏细胞的自律性，如其除极化的速率超过窦房结，就会发生异位节律；低氧血症、缺血、电解质紊乱和某些药物中毒（如洋地黄）的作用也会导致异位搏动的出现。

4. 异常自律性

多种病理因素会导致特殊传导系统之外、通常不具有自律性的心肌细胞获得自律性并自发除极，其表现与来自特殊传导系统的潜在起搏细胞所发出的激动相类似。如果这些细胞的去极化速率超过窦房结，它们将暂时取代窦房结，成为异常的节律起源点。这种异位节律起源点也像窦房结一样具有频率自适应性，因此，频率不等、心动过速开始时频率逐渐加快而终止时频率逐渐减慢、可被其他比其频率更快的节律所夺获是自律性心律失常的重要特征。

由于普通心肌细胞没有或仅有少量激活的起搏细胞离子通道，所以通常没有起搏离子流。各种病理因素是如何使这些细胞自发除极的原因尚不十分清楚，明确的是，当心肌细胞受到损伤，它们的细胞膜通透性将增加，这样，它们就不能维持正常的电离子浓度梯度，细胞膜的静息电位负值变小（即细胞部分去极化）；当细胞膜的负值小于60 mV，非起搏细胞就可产生逐渐的4期除极化。这种缓慢的自发除极大概与慢钙电流和通常参与复极的某亚组K^+离子通道的关闭有关。

5. 触发活动

触发活动可视为一种异常的自律性，其产生的根本原因是后除极。在某些情况下，动作电位能够触发异常除极，引起额外的心脏搏动或快速性心律失常。这与自律性升高时出现的自发活动不同，这种自律活动是由前一个动作电位所激发的。根据激发动作电位的时间不同，后除极可分为两种类型：①早后除极发生于触发动作电位的复极期，②延迟后除极紧随复极完成之后。两种后除极到达阈电位都会触发异常的动作电位。

早后除极打断正常的复极过程，使膜电位向正电位方向移动。早后除极可发于动作电位的平台期或快速复极期。某些药物的治疗和先天性长QT间期综合征时，动作电位时程（心电图上QT间期）延长，较易发生早后除极。早后除极触发的动作电位可自我维持并引起连续除极，从而表现为快速性心律失常，连续的早后除极可能是尖端扭转型心动过速的机制。

延迟后除极紧随复极完成之后发生，最常见于细胞内高钙的情况，如洋地黄中毒或明显的儿茶酚胺刺激。与早后除极一样，延迟后除极达到阈电位就会产生动作电位。这种动作电位也可自我维持并导致快速性心律失常，例如，洋地黄中毒引起的多种心律失常就是延迟后除极所致。

（二）激动传导异常

1. 传导障碍

传导障碍主要表现为传导速度减慢和传导阻滞。发生传导障碍的主要机制有以下几种。

（1）组织处于不应期：不应期是心肌电生理特性中十分重要的概念。冲动在心肌细胞中发生连续性传导的前提条件是各部位组织在冲动抵达之前，脱离不应期而恢复到应激状态，否则冲动的传导将发生延迟（适逢组织处于相对不应期）或阻滞（适逢组织处于有效不应期）。不应期越短，越容易发生心律失常，反之，亦然；不应期越不均一，容易发生心律失常；相对不应期越长，越容易发生心律失常；有效不应期越长，越不易发生心律失常。抗心律失常药物的作用机制：延长不应期，使不应期均一化，缩短相对不应期，延长有效不应期。

（2）递减传导：当冲动在传导过程中遇到心肌细胞舒张期膜电位尚未充分复极时，由于"静止期"电位值较低，0 相除极速度及振幅都相应减少，引起的激动也较弱，其在冲动的传导中所引起的组织反应性也将依次减弱，即传导能力不断降低，致发生传导障碍。不均匀传导是指十分邻近的传导纤维之间传导速度明显不同，此时，激动传导的总效力下降，也可造成传导阻滞的发生。

2. 传导途径异常

正常情况下，心房和心室之间仅能通过房室结 – 希氏束 – 浦肯野纤维（房室结 – 希氏束系统）进行房室或室房传导。多种原因可出现额外的传导路径，比如功能性电传导差异所致的房室结双径路、先天原因所致的房室旁路、瘢痕所致的多条径路等，激动在各个径路的传导及其在各径路之间的折返都可造成心律失常。

旁路可将激动绕经房室结直接传导至心室。由于旁路提前激动了心室，心电图上显示缩短的 PR 间期和 delta 波。

3. 折返及折返性心律失常

冲动在传导过程中，途经解剖性或功能性分离的两条或两条以上径路时，一定条件下，冲动可循环往复，即形成折返性激动。折返激动是心律失常的重要发生机制，尤其是在快速性异位搏动或异位性心律失常的发生中占有非常重要的地位。临床常见的各种阵发性心动过速、心房扑动或颤动、心室扑动或颤动，其发生机制及维持机制往往都是折返激动。折返激动的形成需如下条件。

（1）折返径路：存在解剖或功能上相互分离的径路是折返激动形成的必要条件。如图 5-1a 所示：冲动由 A 点向 B 点传播时，有左（α）和右（β）两条径路可循，其 α 和 β 两条径路既可顺向传导，亦可逆向传导。如果两者的传导性能相同，则由 A 点传导的冲动同时沿两条径路传导到 B 点，如此便不会形成折返激动。上述解剖性或功能性折返径路可以存在于心脏不同部位：①窦房结和其周围的心房组织之间；②房室结或其周围组织内；③希氏束内纵向分离；④希氏束和束支之间；⑤浦肯野纤维网及其末梢与心肌连接处；⑥房室结 – 希氏束系与旁路之间或旁路与旁路之间。

（2）单向阻滞：一般情况下，心脏传导组织具有前向和逆向的双向传导。但在某些生理或病理情况下，心脏某部分传导组织只允许激动沿一个方向传导，而沿另一个方向传导时则不能通过，这种情况称为单向传导或单向阻滞。生理性、先天性单向阻滞在临床上比较常见。折返环的两条径路中若一条发生单向阻滞，则为对侧顺向传导的冲动经此路径逆向传导提供了条件（图 5-1b）。

（3）缓慢传导：如冲动在对侧径路中发生延缓，延缓的时间足以使发生单向阻滞部位的组织恢复应激性，则可以形成折返激动（图 5-1c）。

（4）折返激动循折返环运行一周所需的时间（折返周期）长于折返环路任一部位组织的不应期，只有这样，折返激动在其环行传导中才能始终不遇上处于不应状态的组织，折返激动才可持续存在，阵发性室上性心动过速即是此种机制所致心动过速之典型。

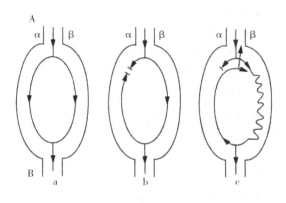

图 5-1　折返激动的形成

a. α 和 β 两条径路传导能力相同，同时传导至 B 处；b. α 径路发生阻滞，A 处激动经 β 径路传导至 B 处；c. α 径路发生阻滞，β 径路发生传导延缓，逆向经 α 径路传导，形成折返。

二、心律失常的分类

心律失常的分类方法较多，根据其发生机制，分为激动形成异常和激动传导异常两大类。

（一）激动形成异常

1. 窦性心律失常

①窦性心动过速；②窦性心动过缓；③窦性心律不齐；④窦性停搏；⑤病态窦房结综合征。

2. 异位心律

（1）被动性异位心律：①逸搏（房性、房室交界区性、室性）；②逸搏心律（房性、房室交界区性、室性）。

（2）主动性异位心律：①期前收缩（房性、房室交界区性、室性）；②阵发性心动过速（房性、房室交界区性、房室折返性、室性）；③心房扑动、心房颤动；④心室扑动、心室颤动。

（二）激动传导异常

1. 生理性传导异常

干扰、干扰性房室分离、差异性传导。

2. 病理性阻滞

（1）窦房传导阻滞一度、二度、三度窦房传导阻滞，二度窦房传导阻滞还可以分为Ⅰ型和Ⅱ型。

（2）房内传导阻滞。

（3）房室传导阻滞：一度房室传导阻滞；二度房室传导阻滞：分为Ⅰ型、Ⅱ型；三度房室传导阻滞。

（4）束支传导阻滞：右束支传导阻滞；左束支传导阻滞；左前分支阻滞；左后分支阻滞。

3. 传导途径的异常预激综合征

三、心律失常的诊断

（一）临床表现

1. 病史

心律失常的诊断应从详尽采集病史入手。让患者客观描述发生心悸等症状时的感受。病史通常能提供对诊断有用的线索：①心律失常的存在及其类型。年轻人曾有晕厥发作，体检正常，心电图提示预激综合征，如果心动过速快而整齐，突然发作与终止，可能系室折返性心动过速（AVRT）；如果心率快而不整齐，可能是预激综合征合并心房颤动；老年人曾有晕厥发作，如果心室率快应怀疑室性心动过速；如果心室率慢应怀疑病态窦房结综合征（SSS）或完全性房室传导阻滞。②心律失常的诱发因素：烟、酒、咖啡、运动及精神刺激等。由运动、受惊或情绪激动诱发的心肌通常由儿茶酚胺敏感的自律性或触发性心动过速引起；静息时发作的心悸或患者因心悸而从睡眠中惊醒，可能与迷走神经有关，如心房颤动的发作。③心律失常发作的频繁程度、起止方式。若心悸能被屏气、Valsalva动作或其他刺激迷走神经的方式有效终止，则提示房室结很有可能参与了心动过速的发生机制。④心律失常对患者造成的影响，产生症状或存在潜在预后意义。这些特征能帮助临床医师了解明确诊断和实施治疗的迫切性，如一个每日均有发作，且发作时伴有近似晕厥或严重呼吸困难的患者和一个偶尔发作且仅伴有轻度心悸症状的患者相比，前者理应得到更迅速地临床评估。

2. 体格检查

在患者发作有症状的心律失常时对其进行体格检查通常是有启迪作用的。很明显，检查心率、心律和血压是至关重要的。检查颈动脉的压力和波型可以发现心房扑动时颈静脉的快速搏动或因完全性房室传导阻滞或室速而导致的房室分离。此类患者的右心房收缩发生在三尖瓣关闭时，可产生大炮 α波（canonwave）。第一心音强度不等有相同的提示意义。

按压颈动脉窦的反应对诊断心律失常提供了重要的信息。颈动脉窦按摩通过提高迷走神经张力，减慢窦房结冲动发放频率和延长房室结传导时间与不应期，可对某些心律失常的及时终止和诊断提供帮助。其操作方法是：患者取平卧位，尽量伸展颈部，头部转向对侧，轻轻推开胸锁乳突肌，在下颌角处触及颈动脉搏动，先以手指轻触并观察患者反应。如无心率变化，继续以轻柔的按摩手法逐渐增加压力，持续约 5 s。严禁双侧同时施行。老年患者颈动脉窦按摩偶尔会引起脑梗死。因此，事前应在颈部听诊，如听到颈动脉嗡鸣音应禁止施行。窦性心动过速对颈动脉窦按摩的反应是心率逐渐减慢，停止按摩后恢复至原来水平。房室结参与的折返性心动过速的反应是可能心动过速突然终止。心房颤动与扑动的反应是心室率减慢，后者房率与室率可呈（2～4）：1 比例变化，随后恢复原来心室率，但心房颤动与扑动依然存在。鉴于诊治心律失常的方法已有长足进展，故目前按压颈动脉窦的方法已经极少使用。

（二）实验室和器械检查

1. 心电图

心电图是诊断心律失常最重要的一项无创伤性检查技术。应记录 12 导联心电图，并记录清楚显示 P 波导联的节律条图以备分析，通常选择 V₁ 或 Ⅱ 导联。系统分析应包括：P 波是否存在，心房率与心室率各多少，两者是否相等；PP 间期与 PR 间期是否规律，如果不规律关系是否固定；每一心室波是否有相关的 P 波，P 波是在 QRS 波之前还是 QRS 波后，PR 或 RP 间期是否恒定；P 波与 QRS 波形态是否正常，各导联中 P、QRS 波与 PR、QT 间期是否正常等。

2. 动态心电图

动态心电图（Holter ECG monitoring）检查通过 24 h 连续心电图记录可能记录到心悸与晕厥等症状的发生是否与心律失常有关，明确心律失常或心肌缺血发作与日常活动的关系以及昼夜分布特征，协助评价药物疗效、起搏器或埋藏式心脏复律除颤器的疗效以及是否出现功能障碍。

不同的 Holter 记录可为各种特殊的检查服务。多次重复记录的 24 h 心电图对于明确是否有房性期前收缩触发的心房颤动，进而是否需要进行电生理检查或导管消融术很有必要。12 导联动态心电图对于需要在行射频消融术前明确室性心动过速的形态或诊断心房颤动消融灶导致的形态一致的房性期前收缩方面是很有用的。目前绝大多数的 Holter 系统尚可提供有关心率变异性的数据。

3. 事件记录

若患者心律失常间歇发作且不频繁，有时难以用动态心电图检查发现。此时，可应用事件记录器（event recorder），记录发生心律失常及其前后的心电图，通过直接回放或经电话（包括手机）或互联网将实时记录的心电图传输至医院。尚有一种记录装置可埋植于患者皮下一段时间，装置可自行启动、检测和记录心律失常，可用于发作不频繁、原因未明而可能系心律失常所致的晕厥病例。

4. 运动试验

患者在运动时出现心悸症状，可进行运动试验协助诊断。运动能诱发各种类型的室上性和室性快速性心律失常，偶尔也可诱发缓慢性心律失常。但应注意，正常人进行运动试验，亦可发生室性期前收缩。临床症状与运动诱发出心律失常时产生的症状（如晕厥、持续性心悸）一致的患者应考虑进行负荷试验。负荷试验可以揭露更复杂的心律失常，诱发室上性心律失常，测定心律失常和活动的关系，帮助选择抗心律失常治疗和揭示致心律失常反应，并可能识别一些心律失常机制。

5. 食管心电图

食管心电图是一种有用的非创伤性诊断心律失常的方法。解剖上左心房后壁毗邻食管，因此，插入食管电极导管并置于心房水平时，能记录到清晰的心房电位，并能进行心房快速起搏或程序电刺激。

食管心电图结合电刺激技术可对常见室上性心动过速发生机制的判断提供帮助，如确定是否存在房室结双径路。房室结折返性心动过速能被心房电刺激诱发和终止。食管心电图能清晰地识别心房与心室电活动，便于确定房室分离，有助于鉴别室上性心动过速伴室内差异性传导与室性心动过速。食管快速心房起搏能使预激图形明显化，有助于不典型的预激综合征患者确诊。应用电刺激诱发与终止心动过速，可协助评价抗心律失常药物疗效。食管心房刺激技术亦用于评价窦房结功能。此外，快速心房起搏，可终止药物治疗无效的某些类型室上性折返性心动过速。

需要指出的是，食管心电图由于记录部位的局限，对于激动的起源部位尚不能做出准确的判断，仍应结合常规体表心电图才能更好地发挥其特点。此外，食管心电图记录后，根据心动过速的发生原因还可以立即给予有效的治疗。因此，应该进一步确立和拓宽食管心电图在临床上的地位与作用。

6. 心脏电生理检查

心脏电生理检查时通常把电极导管放置在右房侧壁上部和下部、右室心尖部、冠状静脉窦和希氏束区域，辅以 8 ~ 12 通道以上多导生理仪同步记录各部位电活动，包括右心房、右心室、希氏束、冠状窦（反映左心房、室的电活动）。与此同时，应用程序电刺激和快速心房或心室起搏，测定心脏不同组织的电生理功能。

（1）电极导管的放置和记录。

①右心房：通常采用下肢静脉穿刺的方式，将记录电极经下腔静脉系统放置在右心房内。右心房后侧壁高部与上腔静脉交界处（称为高位右房，HRA）是最常用的记录和刺激部位。

②右心室：与右心房电极类似，右心室电极也多采用下腔静脉途径。右室心尖部（RVA）是最易辨认的，在此处进行记录和刺激的重复性最高。

③左心房：左心房电活动的记录和起搏较难。因冠状静脉窦围绕二尖瓣走行，故通常采用将电极导管放置在冠状静脉窦（CS）内的方式间接记录或起搏左心房。采用自颈静脉穿刺的途径较易将电极导管成功送入位于右心房内后方的冠状静脉窦口。

④希氏束：位于房间隔的右房侧下部，冠状静脉窦的左上方，卵圆窝的左下方，靠近三尖瓣口的头侧。将电极导管经下肢静脉穿刺后送入右心房，在三尖瓣口贴近间隔处可以记录到希氏束电图。希氏束电图由一组波群组成，其中心房电位波以 A 代表，希氏束电位波以 H 代表，心室电位波由 V 代表。

（2）常用的程序刺激方式及作用：程序刺激是心电生理检查事先设定的刺激方式。应用不同方式、不同频率的心腔内刺激，以体表心电图与心腔内心电图对其进行同步记录，观察心脏对这些刺激的反应。常用的刺激部位为右房上部的窦房结区域（HRA）及右室心尖部（RVA）。常用的刺激方式包括频率逐渐递增的连续刺激和联律间期逐渐缩短的期前刺激。

连续刺激是以周长相等的刺激（S_1）连续进行（S_1S_1），持续 10 ~ 60 s 不等。休息 1 min 后，再以较短的周长（即较快的频率）再次进行 S_1S_1 刺激，如此继续进行，每次增加刺激频率 10 次 / 分，逐步增加到 170 ~ 200 次 / 分，或出现房室传导阻滞时为止。

期前刺激是指在自身心律或基础起搏心律中引入单个或多个期前收缩（期前）刺激。常见的方式为 S_1S_2 刺激，即释放出一个期前刺激。先由 S_1S_1 刺激 8 ~ 10 次，称为基础刺激或基础起搏，在最后一个 S_1 之后发放一个期前的 S_2 刺激，使心脏在定律搏动的基础上发生一次期前搏动。逐步更改 S_2 的联律间期，便可达到扫描刺激的目的。如果在感知心脏自身的 8 ~ 10 个 P 波或 QRS 波后发放一个期前刺激，形成在自身心律的基础上出现一次期前搏动，则称为 S_2 刺激。

心脏电生理检查主要用于明确心律失常的起源处及其发生机制，并根据检查的结果指导进一步的射频消融治疗，是导管射频消融术中的一个必要环节。此外，心脏电生理检查还可应用于评估患者将来发生心律失常事件的可能性，评估埋藏式心脏复律除颤器对快速性心律失常的自动识别和终止功能，以及通过起搏的方式终止持久的室上性心动过速和心房扑动等。

第二节　心律失常的遗传学基础

一、概述

心肌细胞的基本功能包括机械活动（心肌收缩）和电学活动（动作电位，AP）。只有这两种活动都正常时才能完成心脏的兴奋收缩耦联，保证心脏正常搏动。电活动发生异常后就会引起心律失常。代表心肌细胞电学活动性质的动作电位分为 5 个时相（期），每个时相的形成由不同的离子流负载：0 相期主要由钠离子电流（I_{Na}）的内流引起细胞的去极化；1 相期是钾离子（I_{to}）的快速外流；2 相期则主要由钾离子外流（I_{Kr}、I_{kur} 等）和钙离子内流（ICa）之间的平衡来实现，亦称平台期；3 相期是由钾离子的快速外流（I_{Ks}、I_{Kr}、I_{K1} 等）形成；4 相期的形成主要由钾离子外流（I_{K1}）承担。

形成离子流的物质基础是位于心肌细胞膜上的离子通道蛋白，而由这些离子通道及其相关蛋白等结构或功能异常引起的心律失常称为离子通道病（ion channelopathy），亦称原发性心电疾病（pri-mary electrical disease）。在 2013 年版最新的关于遗传性原发心律失常综合征诊断与治疗的专家共识（以下简称专家共识）中，这类疾病被称作遗传性原发心律失常综合征，主要指无器质性心脏病的一类以心电紊乱为主要特征的疾病，包括长 QT 综合征（LQTS）、短 QT 综合征（SQTS）、Brugada 综合征（BrS）、儿茶酚胺敏感型室速（CPVT）、早期复极（ER）、进行性心脏传导疾病（PCCD）、特发性室颤（IVF）、不明原因猝死综合征（SUDS）和婴儿猝死综合征（SUDI）、家族性特发性房颤（AF）等。

最初发现的致病基因多由编码心肌细胞上各主要离子通道亚单位的基因突变引起，如常见的 LQTS 主要亚型 LQT1 ~ 3 就分别由编码钾离子通道的基因 KCNQ1、KCNH2 以及编码钠通道的基因 SCN5A 引起，故称"离子通道病"；但后来随着研究的进一步深入，发现还有一些非离子通道的编码基因突变也可以引起这类疾病，如引起 LQT4 的基因是锚定蛋白 B，编码核孔蛋白的 NUP155 基因突变可以引起房颤等，但离子通道病这个名词概念还是被继续沿用了下来。

二、例子通道病多数是单基因遗传病

该类疾病绝大多数为单基因遗传，以常染色体显性遗传最为常见，可表现为多种恶性快速性心律失常（如多形性室速、尖端扭转型室速、室颤等）或缓慢性心律失常（如病态窦房结综合征、房室传导阻滞等）。多数离子通道病有遗传异质性（genetic heterogeneity），即由不同的遗传缺陷造成同样表型的现象。

另外，同一个基因上的不同突变又可引起不同的疾病表型，比如 SCN5A 上的不同突变可引起像 LQT、Brugada 综合征（BrS）、房室传导阻滞和单纯室速 / 室颤等不同表型的结果，表明基因发生不同突变后引起心律失常表型的机制是很复杂的。这种现象还不止发生在 SCN5A，已知的还有 KCNQ1（可引起 LQT1、房颤、SQTS2）、KCNH2（可引起 LQT2、SQTS1、CPVT）、KCNJ2（引起 LQT7、SQTS3）等。

按照致病基因的种类及其功能，目前引起各种离子通道病的基因可分为以下几种：①离子通道基因：如钾离子通道基因（KCNQ、KCNH2、KCNE1、KCNE2、KCNJ2）、钠离子通道基因（SCN5A）、钙离子通道基因（RyR2、CAQS2、Cav1.2）、起搏电流（If）通道基因（HCN4）、编码 K_{ATP} 通道 Kir6.1 亚单位的基因 KCNJ8 等。②胞浆通道相互作用蛋白基因：如编码与 Kv 通道亚单位相互作用蛋

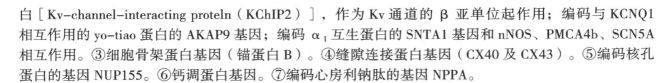

白［Kv-channel-interacting proteln（KChIP2）］，作为 Kv 通道的 β 亚单位起作用；编码与 KCNQ1 相互作用的 yo-tiao 蛋白的 AKAP9 基因；编码 α_1 互生蛋白的 SNTA1 基因和 nNOS、PMCA4b、SCN5A 相互作用。③细胞骨架蛋白基因（锚蛋白 B）。④缝隙连接蛋白基因（CX40 及 CX43）。⑤编码核孔蛋白的基因 NUP155。⑥钙调蛋白基因。⑦编码心房利钠肽的基因 NPPA。

三、各种离子通道病的遗传学基础

（一）长 QT 综合征（long QT syndrome，LQTS）

指具有心电图上 QT 间期延长，T 波异常，易产生室性心律失常，尤其是尖端扭转型室速（TdP）、晕厥和猝死的一组综合征。

已知这种疾病的原因是患者从出生就携带了某些基因水平的变异，导致心脏心肌细胞里一些细微的改变，虽然超声心动图显示心脏结构正常，但心脏的功能异常可在心电图上表现出来。目前已经发现了 18 个 LQTS 致病基因，其中 KCIVQ1（LQT1）、KC-NH2（LQT2）及 SCN5A（LQT3）为最常见的致病基因，约占遗传性 LQTS 患者的 80%。对患者进行基因检测时，发现已知 18 个基因突变的阳性检出率约为 80% ~ 85%。也就是说，目前的技术水平还不能保证给所有的 LQTS 患者检测出他们的致病基因，只有其中的 80% ~ 85% 可以通过专门的检测机构获得确切的致病基因信息。

由于 LQTS 的遗传方式多为常染色体显性遗传，所以在一个患者身上发现突变后，其突变遗传给后代的概率大约是 50%。理论上讲，通过孕期的早期基因筛查还是可以检测出胎儿是否携带有其亲代的基因突变的，然后孕妇可以根据情况选择是否需要终止妊娠。只是限于各种原因，目前真正能够实施该项检测的机构还很少。

LQTS 中还有一种比较罕见的亚型同时伴有耳聋，称为 JLN 综合征，是以两位最先发现该病的医生的名字命名的。这种有耳聋表型的 LQTS 患病率更低，约为百万分之一。致病基因为 KCNQ1 和 KCNE1。其遗传方式为常染色体隐性遗传，即父母双方各带一个或者相同或者不同的突变，然后同时把突变传给了子代。这种情况下子代的患病率理论值为 25%。由于患者携带两个突变的累加效应，通常这种亚型的患者临床症状更严重，发生致命性心脏事件的概率也更高。

药物引起的长 QT 综合征（drug-induced LQT，diLQT）是临床上最常见的获得性 LQTS。通常与抗心律失常药、抗组胺药和抗精神病药有关。这些药物被证明通过延长 QT 间期，导致 TdP。占所有处方量的 2% ~ 3%。大多数导致 QT 间期延长的药物阻滞心肌细胞延迟整流钾电流快速成分（I_{Kr}），类似 HERG 基因突变所导致的 LQT2。1% ~ 8% 的患者接受 QT 间期延长药物会表现出 QT 间期延长或发展为 TdP。因为 QT 间期延长易感者容易出现快速室性心律失常如 TdP 和室颤（VF），所以该种心律失常的病死率可以高达 10% ~ 17%。因此药物相关的长 QT 综合征是过去几十年里已上市药物撤出市场的最常见原因。尽管这种不良反应在人群中相对少见（小于十万分之一），QT 间期延长也不总是诱发 TdP。其他因素如心力衰竭、心室肥厚、女性、低钾血症、隐性长 QT 间期（存在基因突变而 QT 间期仍在正常范围）、猝死家族史等影响心脏的复极稳定性，也与药物诱发的 TdP 有关。现在已经发现了两个真正与 diLQTS 有关的基因：ALC10B 和 ACN9。

在临床实践中，避免药物致 QT 间期延长应该注意如下几点：不使用超过推荐剂量；对已存在危险因素的患者减少使用剂量；避免已知延长 QT 间期的药物联合使用；药物诱发 TdP 的幸存患者和猝死者家族成员进行可能的基因筛查，了解是否存在隐性 LQTS 等。

目前对 LQTS 进行基因检测的专家共识推荐建议是：

A. 以下情况推荐进行 LQT1 ~ 3（KCNQ1、KC-NH2、SCN5A）的基因检测：基于病史、家族史及心电图（ECG）表型［静息 12 导联 ECG 和（或）运动或儿茶酚胺应激试验］心脏病专家高度怀疑 LQTS 的患者；无症状的特发性 QT 间期延长者（其中青春前期 QTc > 480 ms 或成人 QTc > 500 ms，排除继发性 QT 间期延长因素，如电解质异常，药物因素，心肌肥厚，束支传导阻滞等）（Ⅰ类推荐）。

B. 以下情况可以考虑进行 LQT1 ~ 3 基因检测：无症状特发性 QT 间期延长者，其中青春前期 QTc > 460 ms，成人 QTc > 480 ms（Ⅱb 类推荐）。

C. 已在先证者发现 LQTS 致病基因突变者，推荐其家族成员及相关亲属进行该特定突变的检测（Ⅰ类推荐）。

D. 对药物诱发 TdP 的先证者应考虑行基因检测（Ⅱb 类推荐）。

E. 如果 LQT1～3 突变检测阴性，但有 QTc 间期延长，应该考虑基因再评价，包括重复基因检测或进行其他更多致病基因检测（Ⅱb 类推荐）。

（二）短 QT 间期综合征（short QT syndrome，SQTS）

SQTS 是以短 QT 间期、发作性心室颤动（室颤）和（或）室性心动过速及心脏性猝死为特征，心脏结构正常的一组心电紊乱综合征。已发现的致病基因有：KCNH2（SQT1）、KCNQ1（SQT2）、KCNJ2（SQT3）、CACNA1C（SQT4）、CAC-NB2b（SQT5）。

最新的 SQTS 的诊断标准如下：①若有 QTc ≤ 330 ms，则诊断 SQTS。②若有 QTC < 360 ms，且存在下述一个或多个情况，可以诊断 SQTS：有致病突变、SQTS 家族史、年龄 ≤ 40 岁发生猝死的家族史，无器质性心脏病室速或室颤（VT/VF）的幸存者。

对 SQTS 进行基因检测的专家共识建议如下：

A. 基于病史，家族史以及 ECG 表型，临床高度怀疑 SQTS 的患者，可以考虑检测 KC-NH2、KCNq 及 KCNJ2 基因（Ⅱb 类推荐）。

B. 推荐家族成员及其他相关亲属进行特定突变位点检测（Ⅰ类推荐）。

（三）Brugada 综合征（Brugada syndrome，BrS）

符合下列情况之一者可以诊断 BrS：①位于第 2 肋间、第 3 肋间或第 4 肋间的右胸 V₁、V₂ 导联，至少有一个导联记录到自发或由Ⅰ类抗心律失常药物诱发的 1 型 ST 段抬高 ≥ 2 mm；②位于第 2 肋间、第 3 肋间或第 4 肋间的右胸 V₁、V₂ 导联，至少有一个导联记录到 2 型或 3 型 ST 段抬高，并且Ⅰ类抗心律失常药物激发试验可诱发Ⅰ型 ST 段 ECG 形态。

BrS 的主要特征为心脏结构及功能正常，右胸导联 ST 段抬高，伴或不伴右束支传导阻滞及因室颤所致的心脏性猝死。BrS 呈常染色体显性遗传，但有 2/3 的患者呈散在发病。到目前为止已经发现 7 个 BrS 的致病基因，分别是编码心脏钠离子通道 α、B 亚单位的 SCN5A 和 SCN1b，钠通道调节因子 GPDIL，编码钙通道的 α、β 亚单位的 CA CNA1C 和 CACNB2b，编码 I_to 通道的 β 亚单位的 KCNE3，编码 I_kr 通道的 KCN H2 基因。我国目前共有 10 个 SCN5A 突变位点报道。

对 BrS 进行基因筛查的专家共识建议如下：

A. 推荐家族成员及其他相关亲属进行特定突变检测（Ⅰ类推荐）。

B. 基于病史、家族史以及 ECC 表现［静息 12 导 ECG 和（或）药物激发试验］，临床怀疑 BrS 的患者进行 SCN5A 基因检测（Ⅱa 类推荐）。

C. 不推荐孤立的 2 型或 3 型 Brugada ECG 表现个体进行基因检测（Ⅲ类推荐）。

（四）儿茶酚胺敏感型多形性室速（catechola-minergic polymorphic ventricular tachycardia，CPVT）

CPVT 是一种少见但严重的遗传性心律失常，常表现为无器质性心脏病个体在交感兴奋状态下发生双向室速（bVT）或多形性室速（pVT），可发展为室颤，引起患者晕厥，甚至猝死。在静息状态时可无明显临床症状。CPVT 发病年龄平均为 8 岁，一部分人首次晕厥发作可以到成年出现。大约 30% CPVT 患者 10 岁前发病，60% 患者 40 岁以前至少有 1 次晕厥事件发作。

目前已发现的与 CPVT 相关的基因有 3 个：兰尼丁受体（ryanodine receptor 2，RYR2）、集钙蛋白（calsequestrin 2，CASQ2）和钙调蛋白（calmodulin，CALMI）。在已知 2 个 CPVT 致病基因中，约 65% 先证者存在 RYR2 突变，3%～5% 为 CASQ2 突变。65% 诊断为 CPVT 患者基因筛查为阳性。由于 RYR2 基因非常大，目前大部分的文献报道仅提供覆盖关键区域外显子检测。基因检测阳性和阴性先证者的治疗无差别，但对家族成员的处理具有重要价值。鉴于猝死可能是 CPVT 的首发症状，对 CPVT 先证者的其他所有家庭成员早期进行 CPVT 相关基因检测，有助于对他们在出现症状前进行诊断、合理的遗传咨询以及开始 B 受体阻滞剂治疗。另外，因为 CPVT 发病年龄小而且与部分 SIDS 发生有关，所以对先证者有 CPVT 突变的其他家族成员，出生时应进行特定突变位点基因检测，以便对基因检测阳性的个体尽早给予 β 受体阻滞剂治疗。

目前对 CPVT 进行基因筛查的专家共识建议如下：

A．CPVT1（RYR2）和 CPVT2（CASQ2）的基因检测推荐：基于病史、家族史，以及运动或儿茶酚胺应激诱发的 ECG 阳性表型，具有 CPVT 临床证据的患者，都推荐进行上述基因检测（Ⅰ类推荐）。

B．家族成员及其他相关亲属行特定突变检测（Ⅰ类推荐）。

（五）心房颤动（AF）

心房颤动是一种房性心动过速，心电图表现 P 波消失，代之为小 f 波，频率约 350 ~ 600 次 / 分。AF 多见于老年人或伴有基础性疾病者，但也有少数特发性房颤有家族性，已发现的致病基因有 9 个：KCNQ1、KCNE2、KCNJ2、KCNH2、SCN5A、KCNA5、NPPA、NUP155、GJA5，但还没有一个致病基因代表了 ≥ 5% 的 AF，因此目前不推荐对 AF 患者进行基因检测，也不推荐行 SNP 基因分型。推荐家族性 AF 到专门的研究中心诊治。

（六）进行性心脏传导疾病（progressive cardiac conduction disease，PCCD）

PCCD 又称 Lenegre 病，为传导系统的退行性纤维化或硬化的改变呈进行性加重，常从束支阻滞逐渐发展为高度或三度房室传导阻滞，传导阻滞严重时患者发生晕厥或猝死的概率较高。PCCD 呈常染色体显性遗传，隐性遗传及散发病例少见。已发现的致病基因有 SCN5A、TRPM4、SCN1B。目前报道的与 PC-CD 相关的 SCN5A 突变有 30 个，其中仅与 PCCD 相关的突变有 11 个，与 Brugada 综合征重叠的突变有 19 个，而 SCNIB 上有两个突变与 PCCD 有关。PCCD 患者分层基因检测应该包括 SCN5A、SCNIB 和 TRPM4 基因。

对 PCCD 进行基因筛查的专家共识建议如下：

A．在先证者发现 PCCD 致病基因突变后，推荐在家族成员及其他相关亲属中检测该突变（Ⅰ类推荐）。

B．对于孤立性 PCCD 或伴有先天性心脏病的 PCCD，尤其存在 PCCD 阳性家族史时，基因检测可以考虑作为诊断性评价的一部分（Ⅱ b 类推荐）。

其他还有一些与遗传相关的心律失常，如早期复极综合征、特发性室颤、不明原因猝死综合征等，关于这些疾病虽然也有一些基因学证据发现，但只能解释极少数该类患者的病因，因此在此文中暂不详述，待以后本书再版时视本学科的进展情况再加以补充阐述。

第三节　期前收缩

期前收缩是指起源于窦房结以外的异位起搏点而与基本心律中其他搏动相比在时间上过早发生的搏动，又称过早搏动，简称早搏。几乎 100% 的心脏病患者和 90% 以上的正常人均可发生，是临床上最常见的心律失常。

一、病因

（1）生活习惯：过多的茶、烟、咖啡或腹内胀气、便秘、过度疲劳、紧张或忧虑等精神刺激或情绪波动常常是发生期前收缩的诱因。

（2）神经反射，特别是通过胃肠道的感受器所激发的神经反射更为常见。当运动或饱餐使心率加快，随后在休息时心率又逐渐减慢时容易出现。亦有人在卧床，准备入睡之际发生。

（3）药物：如麻黄碱、肾上腺素、异丙肾上腺素亦可诱发期前收缩。器质性心脏病患者，特别是心脏功能代偿失调发生了心功能衰竭时，期前收缩往往增多。服用强心药如洋地黄制剂后，心力衰竭得到控制，期前收缩减少或消失。若在继续服用洋地黄制剂过程中，反而引起更多的室性期前收缩，甚至发生二联律，这往往是洋地黄中毒或过量的结果。

（4）手术或操作：心脏手术过程中特别是当手术进行到直接机械性刺激心脏传导系统时，期前收缩几乎是不可避免的。此外，在左、右心脏导管检查术、冠状动脉造影术中，当导管尖端与心室壁，特别是与心室间隔接触时，或注射造影剂时，都往往引起各式各样的心律失常，其中期前收缩便是最常见的一种。此外，胆道疾病、经气管插管的过程中亦容易发生期前收缩。

（5）各种器质性心脏病：尤其是慢性肺部疾病、风湿性心脏病、冠心病、高血压心脏病等，房性期前收缩更加常见。一组多中心临床研究提供的 1 372 例 65 岁以上老年人大样本资料，经 24 h 动态心电图检测，发现房性期前收缩检出率为 97.2%，而超过连续 3 次以上的室上性心动过速几乎占一半。90% 以上的冠心病、扩张型心肌病患者可出现室性期前收缩。二尖瓣脱垂患者常见频发和复杂的室性期前收缩，如果伴有二尖瓣关闭不全造成的血流动力学损害、心源性晕厥病史、频发的室性期前收缩则提示可能有猝死的危险。而且，无论何种原因所致的心力衰竭，均常发生室性心律失常，频发室性期前收缩的发生率可达 80% 以上，40% 可伴短阵室速，常成为心力衰竭患者发生猝死的主要原因。

二、产生机制

（1）折返激动：折返激动是指心脏内某一部位在一次激动完成之后并未终结，仍沿一定传导途径返回到发生兴奋冲动的原发部位，再次兴奋同一心肌组织并引起二次激动的现象。在折返激动中，如果折返一次即为折返性早搏。由折返激动形成的早搏其激动来自基本心律的起搏点而并非来自异位起搏点，折返激动是临床上最常见的早搏发生原理。环行折返或局灶性微折返如折返途径相同则过早搏动形态一致；如折返中传导速度一致，则过早搏动与前一搏动的配对时间固定。

（2）并行心律：心脏内有时可同时有两个起搏点并存，一个为窦房结，另一个为异位起搏点，但其周围存在着完全性传入阻滞，因而不受基本心律起搏点的侵入，使两个起搏点能按自身的频率自动除极互相竞争而激动心房或心室。因异位起搏点的周围同时还有传出阻滞，故异位起搏点的激动不能任何时候都可以向四周传播，只有恰遇周围心肌已脱离不应期，才能以零星早搏的形式出现，若异位起搏点周围的传出阻滞消失，可形成并行心律性心动过速。并行心律是异位起搏点兴奋性增高的一种特殊形式，是产生早搏的一个重要原因。

（3）异位起搏点的兴奋性增高：①在某些条件下，如窦性冲动到达异位起搏点处时由于魏登斯基现象，使该处阈电位降低及舒张期除极坡度改变而引起过早搏动；②病变心房、心室或浦肯野纤维细胞膜对不同离子通透性改变，使快反应纤维转变为慢反应纤维，舒张期自动除极因而加速，自律性增强，而产生过早搏动。

三、分类

根据异位搏动发生部位的不同，可将期前收缩分为窦性、房性、房室交界性和室性期前收缩，其中以室性期前收缩最为常见，房性次之，交界性比较少见，窦性极为罕见。

描述期前收缩心电图特征时常用到下列术语：

（1）联律间期（couplinglnterval）：指异位搏动与其前窦性搏动之间的时距，折返途径与激动的传导速度等可影响联律间期长短。房性期前收缩的联律间期应从异位 P 波起点测量至其前窦性 P 波起点，而室性期前收缩的联律间期应从异位搏动的 QRS 波起点测量至其前窦性 QRS 波起点。

（2）代偿间歇（compensatory pause）：当期前收缩出现后，往往代替了一个正常搏动，其后就有一个较正常窦性心律的心动周期为长的间歇，叫作代偿间歇。由于房性异位激动，常易逆传侵入窦房结，使其提前释放激动，引起窦房结节律重整，因此房性期前收缩大多为不完全性代偿间歇。而交界性和室性期前收缩，距窦房结较远不易侵入窦房结，故往往表现为完全性代偿间歇。在个别情况下，若一个室性期前收缩发生在舒张期的末尾，可能只激动了心室的一部分，另一部分仍由窦房结下传的激动所激发，这便形成了室性融合波。

（3）插入性期前收缩：指插入在两个相邻正常窦性搏动之间的期前收缩。

（4）单源性期前收缩：指期前收缩来自同一异位起搏点或有固定的折返径路，其形态、联律间期相同。

（5）多源性期前收缩：指在同一导联中出现 2 种或 2 种以上形态及联律间期互不相同的异位搏

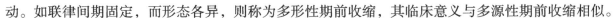

动。如联律间期固定，而形态各异，则称为多形性期前收缩，其临床意义与多源性期前收缩相似。

（6）频发性期前收缩：依据出现的频度可人为地分为偶发和频发性期前收缩。目前一般将 ≤ 10 次 /h（≤ 5 次 / 分）称为偶发期前收缩，≥ 30 次 / 小时（5 次 / 分）称为频发期前收缩。常见的二联律（bigeminy）与三联律（trigemlny）就是一种有规律的频发性期前收缩。前者指期前收缩与窦性心搏交替出现；后者指每 2 个窦性心搏后出现 1 次期前收缩。

四、临床表现

由于患者的敏感性不同，可无明显不适或仅感心悸、心前区不适或心脏停搏感。高血压、冠心病、心肌病、风湿性心脏病病史的询问有助于了解早搏原因指导治疗，询问近期内有无感冒、发热、腹泻病史有助于判断是否患急性病毒性心肌炎，洋地黄类药物、抗心律失常药物及利尿剂的应用有时会诱发早搏的发生。

五、体检发现

除原有基础心脏病的阳性体征外，心脏听诊时可发现在规则的心律中出现提早的心跳，其后有一较长的间歇（代偿间歇），提早出现的第一心音增强，第二心音减弱，可伴有该次脉搏的减弱或消失。

六、心电图检查

1. 房性期前收缩（premature atrial complex）

心电图表现：①期前出现的异位 P' 波，其形态与窦性 P 波不同；② P'R 间期 > 0.12 s；③大多为不完全性代偿间歇，即期前收缩前后两个窦性 P 波的间距小于正常 PP 间距的两倍。某些房性期前收缩的 P'R 间期可以延长；如异位 P' 波后无 QRS-T 波，则称为未下传的房性期前收缩；有时 P' 波下传心室引起 QRS 波群增宽变形，多呈右束支传导阻滞图形，称房性期前收缩伴室内差异性传导。

2. 房室交界性期前收缩（premature junctionalcomplex）

心电图表现：①期前出现的 QRS-T 波，其前无窦性 P 波，QRS-T 波形态与窦性下传者基本相同；②出现逆行 P' 波（P 波在 Ⅱ、Ⅲ、a Ⅶ 导联倒置，aVR 导联直立），可发生于 QRS 波群之前（P'R 间期 < 0.12 s）或 QRS 波群之后（RP' 间期 < 0.20 s），或者与 QRS 波相重叠；③大多为完全性代偿间歇。

3. 室性期前收缩（premature ventricular complex）

心电图表现：①期前出现的 QRS-T 波前无 P 波或无相关的 P 波；②期前出现的 QRS 波形态宽大畸形，时限通常 > 0.12 s，T 波方向多与 QRS 波的主波方向相反；③往往为完全性代偿间歇，即期前收缩前后的两个窦性 P 波间距等于正常 PP 间距的两倍。

室性期前收缩（室早）显著变形增宽，QRS 波 > 160 ms，常强烈提示存在器质性心脏病。室性期前收缩的配对间期多数固定，配对间期多变的室性期前收缩可能为室性并行心律。过早出现的室性期前收缩，靠近前一心动周期 T 波的顶峰上，称为 R on T 现象，易诱发室颤或室速，特别当心肌缺血、电解质紊乱及其他导致室颤阈值下降的情况时，R on T 现象具有较大危险性（表 5-1）。

表 5-1　室性前期收缩的 Lown 分级

分级	心电图特点
0	无室性期前收缩
1	偶发，单一形态室性期前收绪 < 30 次 /h
2	频发，单一形态室性期前收缩 ≥ 30 次 /h
3	频发的多形性室性期前收缩
4A	连续的、成对的室性期前收缩
4B	连续的 ≥ 3 次的室性期前收缩
5	R on T 现象

七、诊断

根据体表心电图或动态心电图形态,房性期前收缩和室性期前收缩的诊断不难确定。临床上还需要对期前收缩进行危险分层,区分生理学和病理性期前收缩,尤其是对室性期前收缩要判断其对预后的影响。

房性期前收缩可见于正常健康人和无心脏病患者,但正常健康人频发性房性期前收缩极为少见。房性期前收缩多见于器质性心脏病患者。当二尖瓣病变、甲状腺功能亢进、冠心病和心肌病中发生频发性房性期前收缩时,特别是多源性早搏时,常是要发生心房颤动的先兆。以下房性期前收缩可能与器质性心脏病有关,常提示为病理性期前收缩:①频发持续存在的房性期前收缩;②成对的房性期前收缩;③多形性或多源性房性期前收缩;④房性期前收缩二联律或三联律;⑤运动之后房性期前收缩增多;⑥洋地黄应用过程中出现房性期前收缩。

八、治疗

早搏分为功能性和病理性两类,功能性早搏一般不需要特殊治疗,病理性早搏则需要及时进行处理,否则可能引起严重后果,甚至危及生命。了解和掌握功能性和病理性早搏的鉴别知识,及时进行判断,这对于疾病的预防和治疗具有重要意义。

1. 功能性早搏

在中青年人中并不少见,大多数查不出病理性诱因,往往是在精神紧张、过度劳累、吸烟、酗酒、喝浓茶、饮咖啡后引起的,一般出现在安静或临睡前,运动后早搏消失,功能性早搏一般不影响身体健康,经过一段时间,这种早搏大多会不治而愈,故无须治疗,但平时应注意劳逸结合,避免过度紧张和疲劳,思想乐观,生活有规律,不暴饮暴食、过量饮酒,每天进行适当的体育锻炼。

2. 病理性早搏

患心肌炎、冠状动脉粥样硬化性心脏病、风湿性心脏病、甲亢性心脏病、二尖瓣脱垂及洋地黄中毒时,也常出现早搏,这属于病理性早搏。常见于下列情况:发生于老年人或儿童;运动后早搏次数增加;原来已确诊为心脏病者;心电图检查除发现早搏外,往往还有其他异常心电图改变。对于病理性早搏,应高度重视,需用药治疗,如果出现严重的和频繁发作的早搏,最好住院进行观察和治疗。

3. 功能性和器质性室性期前收缩的鉴别

(1)QRS波群时间:若心肌本身无病变,则不论心室异位起搏点在心室何处,QRS波群时间均不会超过0.16 s。更宽大的QRS波群常提示心肌严重受累,这样的室性期前收缩是器质性的。

(2)QRS波群形态:异位起搏点位于右室前壁(或室间隔前缘)和心底部的室早,多属于功能性的。

(3)QRS波群形态结合ST-T改变:这是由Schamroch提出的鉴别方法。

(4)运动负荷试验:一般认为休息时有室早,运动时消失者多属于功能性;运动时出现且为频发,则器质性的可能性大。

4. 房性早搏应积极治疗病因,必要时可选用下列药物治疗:①β受体阻滞剂,如普萘洛尔(心得安);②维拉帕米(异搏定);③洋地黄类,适用于伴心力衰竭而非洋地黄所致的房性早搏,常用地高辛0.25 mg,1次/日;④奎尼丁;⑤苯妥因钠0.1 g,3次/日;⑥胺碘酮。前两类药物对低血压和心力衰竭患者忌用。

5. 房室交界性早搏的治疗

与房性早搏相同,如无效,可试用治疗室性早搏的药物。

6. 室性早搏的治疗

室性斯前收缩的临床意义可参考以下情况判断并予以重视:①有器质性心脏病基础,如冠状动脉疾病(冠心病)、急性心肌梗死、心肌病、瓣膜疾病等;②心脏功能状态,如有心脏扩大、左心室射血分数低于40%或充血性心力衰竭;③临床症状,如眩晕、黑矇或晕厥先兆等;④心电图表现,如室性期前收缩呈多源、成对、连续≥3个出现，或在急性心肌梗死或 QT 间期延长基础上发生的 R on T 现象。治疗室性早搏的主要目的是预防室性心动过速，心室颤动和心脏性猝死。

室早的治疗对策如下：①无器质性心脏病的患者，室早并不增加其死亡率，对无症状的孤立的室早，无论其形态和频率如何，无须药物治疗。②无器质性心脏病的患者，但室性期前收缩频发引起明显心悸症状，影响工作和生活者，可酌情选用美西律、普罗帕酮，心率偏快、血压偏高者可用 β 受体阻滞剂。③有器质性心脏病，伴轻度心功能不全（左心室射血分数 40%～50%），原则上只处理心脏病，不必针对室性期前收缩用药，对于室性期前收缩引起明显症状者可选用普罗帕酮、美西律、莫雷西嗪、胺碘酮等。④急性心肌梗死早期出现的室性期前收缩可静脉使用利多卡因、胺碘酮。⑤室性期前收缩伴发心力衰竭、低钾血症、洋地黄中毒、感染、肺源性心脏病等情况时，应首先治疗上述病因。

7. 室性早搏的经导管射频消融治疗

导管消融术的出现极大地改变了心律失常临床治疗模式，使得心律失常的治疗从姑息性的控制转向微创性的根治术。经过十余年的发展，已经成为绝大多数快速性心律失常的一线治疗。

对于有明显临床症状、药物治疗无效或患者不能耐受、无伴发严重器质性心脏病的频发室性期前收缩患者，可考虑经导管射频消融。根据患者室性期前收缩发生时的体表心电图可以初步诊断室性期前收缩的起源部位在左心室或右心室，经激动标测结合起搏标测，可确定消融部位。目前还可以结合三维电解剖标测手段（Carto、Ensite3000），提高消融治疗成功率。

射频消融的适应证选择可参考下列条件：①心电图及动态心电图均证实为频发单形性室性早搏，室早稳定，而且频发，24 h 动态心电图显示同一形态的室性早搏通常超过 1 万次以上，或占全天心律的 8% 以上；②有显著的临床症状，心理治疗加药物治疗无效或药物有效但患者不能耐受长期药物治疗或者不愿意接受药物治疗者；③因频发室早伴心悸、乏力症状和（或）精神恐惧，明显影响生活和工作者；④因频发室早影响到学习或就业安排，有强烈根治愿望。

射频消融的禁忌证：①偶发室性期前收缩；②多源性室性期前收缩；③器质性心脏病所致室性期前收缩。

室性期前收缩导管射频消融特点：①室性期前收缩多起源于右室流出道；②多采用起搏标测；③无早搏时不宜进行标测和消融；④消融成功率高，并发症少。

九、室性早搏的并发症

本病会诱发室性心动过速、心室颤动，在严重的情况下还会导致心脏性猝死。

1. 室性心动过速

室性心动过速是指起源于希氏束分叉处以下的 3～5 个以上宽大畸形 QRS 波组成的心动过速，与阵发性室上性心动过速相似，但症状比较严重，小儿烦躁不安，苍白，呼吸急促，年长儿可诉心悸，心前区疼痛，严重病例可有晕厥、休克、充血性心力衰竭者等，发作短暂者血流动力学的改变较轻，发作持续 24 h 以上者则可发生显著的血流动力学改变，体检发现心率增快，常在 150 次 / 分以上，节律整齐，心音可强弱不等。

2. 心室颤动（VF）

心室颤动是由于许多相互交叉的折返电活动波引起，其心电图表现为混乱的记录曲线，VF 常可以致死，除非用直流电除颤（用胸部重击或抗心律失常药物除颤难以奏效）。

3. 心脏性猝死

猝死系临床综合征，指平素健康或病情已基本恢复或稳定者，突然发生意想不到的非人为死亡，大多数发生在急性发病后即刻至 1 h 内，最长不超过 6 h 者，主要由于原发性心室颤动、心室停搏或电机械分离，导致心脏突然停止有效收缩功能。

第六章

心力衰竭

心力衰竭是各种心脏结构或功能性疾病导致心室充盈和（或）射血能力受损而引起的一种复杂的临床症候群，为各种心脏病的严重阶段。由于任何原因的初始心肌损伤（如心肌梗死、心肌病、血流动力学负荷过重、炎症等），引起心肌结构和功能的变化，最后导致心室泵血和（或）充盈功能低下，心排血量不能满足机体代谢的需要，器官、组织血液灌注不足，同时出现肺循环和（或）体循环瘀血，临床表现主要是呼吸困难和无力而致体力活动受限和液体潴留。心力衰竭呈进行性发展，一旦起病，即使没有新的心肌损害，临床亦处于稳定阶段，仍可自身不断发展。

第一节　心功能评价

（一）心力衰竭分期

2001 年美国 AHA/ACC 的成年人慢性心力衰竭指南上提出了心力衰竭分期的概念，在 2005 年更新版中仍然强调了这一概念，具体分期如下。

A 期：心力衰竭高危期，尚无器质性心脏（心肌）病或心力衰竭症状，如患者有高血压、心绞痛、代谢综合征，使用心肌毒性药物等，可发展为心脏病的高危因素。

B 期：已有器质性心脏病变，如左心室肥厚，左心室射血分数（LVEF）降低，但无心力衰竭症状。

C 期：器质性心脏病，既往或目前有心力衰竭症状。

D 期：须要特殊干预治疗的难治性心力衰竭。

心力衰竭的分期对每一个患者而言只能是停留在某一期或向前进展而不可能逆转。为此，只有在 A 期对各种高危因素进行有效的治疗，在 B 期进行有效干预，才能有效减少或延缓进入到有症状的临床心力衰竭。

（二）美国纽约心脏病学会（NYHA）心功能分级

按诱发心力衰竭症状的活动程度，将心功能的受损状况分为 4 级，1928 年由美国纽约心脏病学会提出，简便易行，临床上沿用至今。

Ⅰ级：患者患有心脏病，但日常活动量不受限制，一般活动不引起疲乏、心悸、呼吸困难或心绞痛。

Ⅱ级：心脏病患者的体力活动受到轻度的限制，休息时无自觉症状，但平时一般活动下可出现疲乏、心悸、呼吸困难或心绞痛。

Ⅲ级：心脏病患者体力活动明显受限，小于平时一般活动即引起上述症状。

Ⅳ级：心脏病患者不能从事任何体力活动。休息状态下也出现心力衰竭的症状，体力活动后加重。

缺点是仅凭患者的主观陈述，有时症状与客观检查有很大差距，同时患者个体之间的差异也较大。

（三）6 min 步行试验

6 min 步行试验是一项简单易行、安全、方便的试验，用以评定慢性心力衰竭患者的运动耐力的方法。要求患者在平直走廊里尽可能快地行走，若 6 min 步行距离 < 150 m，表明为重度心功能不全；150 ~ 425 m 为中度心功能不全；426 ~ 550 m 为轻度心功能不全。

（四）临床评价

根据循证医学，对于初诊和随访时临床评价的分类和证据等级，建议如下。

1. 初诊时临床评价

（1）采集完整的病史和进行全面体格检查，以评价导致心力衰竭发生和发展的心源性和非心源性疾病或诱因（Ⅰ类，C 级）。

（2）仔细询问饮酒史、违禁药物或化疗药物应用史（Ⅰ类，C 级）。

（3）评估心力衰竭患者耐受日常生活和运动的能力（Ⅰ类，C 级）。

（4）所有患者检测血和尿常规、肝肾功能、血清电解质、空腹血糖、血脂、血浆脑钠肽（BNP），检查甲状腺功能、12 导联心电图及 X 线胸片（Ⅰ类，C 级）。

（5）所有患者行二维和多普勒超声心动图检查，评价心脏大小、室壁厚度、LVEF 和瓣膜功能（Ⅰ类，C 级）。

（6）有心绞痛和心肌缺血的患者行冠脉造影检查（Ⅰ类，C 级）。

2. 随访时的临床评价

（1）日常生活和运动能力（Ⅰ类，C 级）。

（2）容量负荷状况并测量体重（Ⅰ类，C 级）。

（3）饮酒、违禁药物及化疗药物应用情况（Ⅰ类，C 级）。

（五）心力衰竭预后的评定

多变量分析表明，以下临床参数有助于判断心力衰竭的预后和存活：LVEF 下降、NYHA 分级恶化、低钠血症的程度、运动峰耗氧量减少、血细胞比容降低、心电图 12 导联 QRS 增宽、慢性低血压、静息心动过速、肾功能不全（血肌酐升高、EGFR 降低）、不能耐受常规治疗，以及难治性容量超负荷均是公认的关键性预后参数。

第二节　收缩性心力衰竭

心脏以收缩射血为主要功能。收缩功能障碍，心排血量下降并有阻性充血的表现即为收缩性心力衰竭，也是临床上常见的心力衰竭。

（一）病因

我国过去以风湿性心脏病为主，但近年来其所占比例已趋下降，而高血压、冠心病的比例明显上升。

1. 基本病因

大致上可分为两大类。

（1）原发性心肌损害：冠心病心肌缺血和（或）心肌梗死是引起心力衰竭的最常见原因。病毒性心肌炎及原发性扩张型心肌病，接触心脏毒性药物包括抗肿瘤药物，例如蒽环类抗生素或大剂量环磷酰胺等病史。糖尿病心肌病、继发于甲状腺功能亢进或减退的心肌病、心肌淀粉样变性等也可引起心力衰竭。

（2）心脏负荷过重：见于高血压、主动脉瓣狭窄、肺动脉高压、肺动脉瓣狭窄、主动脉瓣关闭不全、二尖瓣关闭不全、间隔缺损、动脉导管未闭等加重心脏压力负荷（后负荷）或容量负荷（前负荷），可引起心力衰竭。另外，慢性贫血、甲状腺功能亢进症等伴有循环血量增多的疾病，心脏的容量负荷也必然增加。

2. 诱因

呼吸道感染是最常见、最重要的诱因。感染性心内膜炎常因其发病隐袭而易漏诊，询问有关违禁药物使用史有助于诊断。各种类型的快速性心律失常以及严重的缓慢性心律失常均可诱发心力衰竭。摄入钠盐过多，静脉输入液体过多、过快等致血容量增加；过度体力劳累或情绪激动，如妊娠后期及分娩过程、暴怒等；不恰当停用利尿药物或降血压药等；原有心脏病变加重或并发其他疾病，如冠心病发生心肌梗死，风湿性心瓣膜病出现风湿活动，合并甲状腺功能亢进或贫血等。

（二）发病机制

当基础心脏病损及心功能时，机体首先发生代偿：增加心脏的前负荷，使回心血量增多，心室舒张末期容积增加，从而增加心排血量及提高心脏做功量（Frank-Starling 机制）；心肌肥厚（临床上可见心肌肌重和心室容量的增加，以及心室形状的改变，横径增加呈球状。心肌细胞数并不增多，以心肌纤维增多为主。细胞核及供给能源的线粒体也增大和增多，但从整体上显得能源不足及利用障碍，导致心肌细胞坏死、纤维化）；神经体液机制进行代偿［交感神经兴奋性增强、肾素－血管紧张素－醛固酮系统（即 RAAS）激活；心钠肽和脑钠肽、精氨酸加压素、内皮素分泌增加］。长期、慢性内源性的神经内分泌和细胞因子激活促进心肌结构、功能和表型的变化，即心肌重构，其特征为：①伴有胚胎基因再表达的病理性心肌细胞肥大，导致心肌细胞收缩力降低，寿命缩短；②心肌细胞凋亡，这是心力衰竭从代偿走向失代偿的转折点；③心肌细胞外基质过度纤维化或降解增加。

这些机制可使心功能在一定的时间内维持在相对正常的水平，但如基础心脏疾病病因不能解除，即使没有新的心肌损害，随着时间的推移，心肌重构加重心肌损伤和心功能恶化，又进一步激活神经内分泌和细胞因子等，形成恶性循环，心室重塑的病理变化仍可自身不断发展，心力衰竭必然会出现，终至不可逆转的终末阶段。因此，治疗心力衰竭的关键就是阻断神经内分泌的过度激活，阻断心肌重构。

（三）临床表现

临床上左心衰竭最为常见，单纯右心衰竭较少见。左心衰竭后继发右心衰竭而致全心衰竭者，以及由于严重广泛心肌疾病同时波及左、右心而发生全心衰竭者临床上更为多见。

1. 左心衰竭

以肺瘀血及心排血量降低表现为主。

（1）呼吸困难：劳力性呼吸困难是最早出现的症状。肺瘀血达到一定的程度时，患者不能平卧，因平卧时回心血量增多且横膈上抬，呼吸更为困难。高枕卧位、半卧位甚至端坐时方可使憋气好转（端坐呼吸）。患者已入睡后突然因憋气而惊醒，被迫采取坐位，呼吸深快（夜间阵发性呼吸困难）。重者可有哮鸣音，称之为"心源性哮喘"。急性肺水肿是左心衰竭呼吸困难最严重的形式。

（2）咳嗽、咳痰：开始常于夜间发生，坐位或立位时减轻，多为白色浆液性泡沫状痰，是肺泡和支气管黏膜瘀血所致。偶有痰中带血丝。长期慢性瘀血肺静脉压力升高，导致肺循环和支气管血液循环之间形成侧支，一旦破裂可引起大咯血。

（3）乏力、疲倦、头晕、心悸：是心排血量不足和器官、组织灌注不足及代偿性心率加快所致的主要症状。

（4）少尿及肾功能损害症状：血液进行再分配时肾的血流量明显减少可出现少尿。长期慢性的肾血流量减少可出现血尿素氮、肌酐升高并可有肾功能不全的相应症状。

（5）肺部湿性啰音：由于肺毛细血管压增高，液体可渗出到肺泡而出现湿性啰音。患者如取侧卧位则下垂的一侧啰音较多（移动性啰音）。随着病情由轻到重，肺部啰音可从局限于肺底部直至全肺。

（6）心脏体征：除基础心脏病的固有体征外，慢性左心衰竭的患者一般均有心脏扩大、肺动脉瓣区第二心音亢进及舒张期奔马律。

2. 右心衰竭

以体静脉瘀血的表现为主。

（1）消化道症状：胃肠道及肝瘀血引起腹胀、食欲缺乏、恶心、呕吐等最常见。

（2）劳力性呼吸困难。

（3）水肿：体静脉压力升高首先出现于身体最低垂的部位，常为足背及踝部，呈对称性、可压陷性。胸腔积液更多见于同时有左心衰竭、右心衰竭时，以双侧多见，如为单侧则以右侧更为多见，可能与右膈下肝瘀血有关。

（4）颈静脉征：颈静脉搏动增强、充盈、怒张是右心衰竭时的主要体征，肝颈静脉反流征阳性则更具特征性。

（5）肝大：肝因瘀血肿大常伴压痛，持续慢性右心衰竭可致心源性肝硬化，晚期可出现黄疸、肝功能受损及大量腹水。

（6）心脏体征：除基础心脏病的相应体征之外，右心衰竭时可因右心室显著扩大而出现三尖瓣关闭不全的反流性杂音。

3. 全心衰竭

右心衰竭继发于左心衰竭而形成的全心衰竭，当右心衰竭出现之后，右心排血量减少，因此阵发性呼吸困难等肺瘀血症状反而有所减轻。

（四）辅助检查

1. 二维超声心动图（2DE）及多普勒超声

收缩功能不全时左心室收缩末期容量增加及左心室射血分数（LVEF 值）≤ 40%。可诊断心包、心肌或瓣膜疾病，区别舒张功能不全和收缩功能不全，为评价治疗效果提供客观指标。

2. X 线胸片

提供心脏增大、肺瘀血、肺水肿及原有肺部疾病的信息。

3. 核素心室造影及核素心肌灌注显像

准确测定左心室容量、LVEF 及室壁运动，诊断心肌缺血和心肌梗死（MI），并对鉴别扩张型心肌病或缺血性心肌病有一定帮助。

4. 心电图

提供既往 MI、左心室肥厚、广泛心肌损害及心律失常信息。心力衰竭常并发传导异常，导致房室、室间和（或）室内运动不同步，严重影响左心室收缩功能。有心律失常时应做 24 h 动态心电图记录。

5. 血浆脑钠肽（BNP）和脑钠肽前体（NT-proBNP）测定

可鉴别心源性和肺源性呼吸困难，有助于心力衰竭诊断和预后判断。其水平随心力衰竭程度加重而升高，在伴急性冠脉综合征、慢性肺部疾病、肺动脉高压、高血压、心房颤动时也会升高。

6. 有创性血流动力学检查

对急性重症心力衰竭患者必要时采用漂浮导管在床边进行，经静脉插管直至肺小动脉，测定各部位的压力及血液含氧量，计算心排血指数（CI）及肺小动脉楔压（PCWP），直接反映左心功能，正常时 CI > 2.5 L/（min·m²）；PC-WP < 12 mmHg（1 mmHg = 0.133 kPa）。

7. 冠状动脉造影

适用于有心绞痛或 MI，需血管重建或临床怀疑冠心病的患者；也可鉴别缺血性或非缺血性心肌病。但不能用来判断存活心肌，而有心肌存活的患者，血管重建可有效改善左心室功能。

8. 心肌活检

为有创检查，有助于明确心肌炎症性或浸润性病变的诊断。

（五）诊断

1. 判断是否为心力衰竭

（1）病史及体格检查有助于寻找原发病因。基础心脏病病史可提供心力衰竭的病因线索。结缔组织病、甲状腺功能亢进或减退、淀粉样变，以及嗜铬细胞瘤等病史也有助于诊断。还应询问吸烟、血糖或血脂异常、睡眠呼吸障碍、胸部放射史、接触心脏毒性药物和乙醇摄入量等情况。

（2）结合辅助检查：血和尿常规、肝肾功能、血清电解质、空腹血糖、血脂、血浆脑钠肽（BNP），检查甲状腺功能等可帮助诊断。

2. 判断左心衰竭、右心衰竭或全心衰竭

根据有无呼吸困难、乏力和液体潴留（水肿）等临床症状及体征可初步判断。

3. 判断心力衰竭严重程度

参见心功能评价。

（六）鉴别诊断

1. 左心衰竭

需要与支气管哮喘、肺栓塞、慢性阻塞性肺疾病、急性冠状动脉综合征、肺动脉高压、高血压、心房颤动（AF）、主动脉夹层等疾病鉴别。

2. 慢性右心衰竭

应与肝硬化腹水伴下肢水肿、心包积液、缩窄性心包炎、腔静脉回流受阻等进行鉴别。

（七）治疗

对临床心力衰竭患者，除缓解症状外，还应达到以下目的：①提高运动耐量，改善生活质量；②拮抗神经体液因子的过分激活，阻止心肌重塑的进展；③降低病死率。

1. 一般治疗

（1）预防、去除诱发因素，特别是感染：冬春季节可给予流行性感冒、肺炎链球菌疫苗以预防呼吸道感染。肺梗死、心律失常、电解质紊乱和酸碱失衡、贫血、肾功能损害等均可引起心力衰竭恶化，应及时处理或纠正。

对所有可能导致心脏功能受损的常见疾病如高血压、冠心病、糖尿病、代谢综合征等，在尚未造成心脏器质性改变前即应早期进行有效的治疗。药物、介入及手术治疗改善冠心病心肌缺血；慢性心瓣膜病以及先天畸形的介入或换瓣、纠治手术等，均应在出现临床心力衰竭症状前进行。对于少数病因未明的疾病如原发性扩张型心肌病等亦应早期干预，从病理生理层面延缓心室重塑过程。不应满足于短期治疗缓解症状，拖延时日终至不能耐受手术的严重心力衰竭，而失去治疗时机。

（2）监测体重：每日测定体重可早期发现液体潴留。如在 3 d 内体重突然增加 2 kg 以上，应考虑患者已有钠、水潴留（隐性水肿），须加大利尿药用量。

（3）调整生活方式。

①限钠：轻度心力衰竭患者应控制钠盐在 2 ~ 3 g/d，中到重度心力衰竭患者钠盐摄入量应 < 2 g/d。避免含钠量较高的成品食物。盐代用品因常富含钾盐，如与血管紧张素转化酶抑制药（ACEI）合用，可致高钾血症，应慎用。②限水：严重低钠血症（血钠 < 130 mmol/L），液体入量应 < 2 L/d。③营养和饮食：宜低脂饮食，肥胖患者应减体重，需戒烟。严重心力衰竭伴明显消瘦（心脏恶病质）者，应给予营养支持。④休息和适度运动：失代偿期需卧床休息，可做被动运动，预防深部静脉血栓形成。较重患者可在床边小坐。临床情况改善后，应鼓励在不引起症状的情况下，进行体力活动，以防止肌肉的"去适应状态"，但要避免用力的等长运动。NYHA 心功能Ⅱ ~ Ⅲ级患者，可在专业人员指导下进行运动训练（Ⅰ类，B级），能改善症状、提高生活质量。可每日多次步行，每次 5 ~ 10 min，并酌情逐步延长步行时间。

（4）心理和精神治疗：压抑、焦虑和孤独可促进心力衰竭恶化，也是心力衰竭患者死亡的主要因素。包括心理疏导的综合性情感干预可改善心功能状态，必要时可应用抗抑郁药物。

2. 药物治疗

心力衰竭的常规治疗包括联合使用 3 大类药物，即利尿药、ACEI［或血管紧张素 Ⅱ 受体拮抗药（ARB）］和 β 受体阻滞药。地高辛应是第 4 个联用的药物。醛固酮受体拮抗药则可应用于重度心力衰竭患者。

（1）利尿药（Ⅰ类，A级）：利尿药通过抑制肾小管特定部位钠或氯的重吸收，遏制心力衰竭时的钠潴留，减少静脉回流和降低前负荷，从而减轻肺瘀血，提高运动耐量。对有液体潴留的心力衰竭患者，利尿药是唯一能充分控制心力衰竭患者液体潴留的药物，是标准治疗中必不可少的组成部分。恰当使用利尿药应看作是各种有效治疗心力衰竭措施的基础。

所有心力衰竭患者有液体潴留的证据或原先有过液体潴留者，均应给予利尿药（Ⅰ类，A级）。利尿药缓解症状最迅速，数小时或数天内即可发挥作用，因此利尿药必须最早应用。利尿药应与 ACEI 和 β 受体阻滞药联合应用（Ⅰ类，C级），后二者需数周或数月起效。

襻利尿药应作为首选。噻嗪类仅适用于轻度液体潴留、伴高血压和肾功能正常的心力衰竭患者（Ⅰ类，B级）。通常从小剂量开始（氢氯噻嗪 25 mg/d，呋塞米 20 mg/d，或托拉塞米 10 mg/d）逐渐加量。氢氯噻嗪 100 mg/d 已达最大效应，呋塞米剂量不受限制（Ⅰ类，B级）。一旦病情得到控制（肺部啰音消失，水肿消退，体重稳定）即以最小有效量长期维持。每日体重的变化是最可靠的检测利尿药效果和调整利尿药剂量的指标（Ⅰ类，C级）。在维持期间，仍应根据液体潴留情况随时调整剂量（Ⅰ类，B级）。

长期服用利尿药应严密观察不良反应的出现（如电解质紊乱、症状性低血压），以及肾功能不全，特别在服用剂量大和联合用药时（Ⅰ类，B级）。

在应用利尿药的过程中，如出现低血压和氮质血症而患者已无液体潴留，则可能是利尿药过量、血容量减少所致，应减少利尿药剂量。如患者有持续液体潴留，则低血压和液体潴留很可能是心力衰竭恶化、终末器官灌注不足的表现，应继续利尿，并短期使用能增加肾灌注的药物如多巴胺（Ⅰ类，C级）。

出现利尿药抵抗时（常伴有心力衰竭症状恶化）处理对策为呋塞米静脉注射 40 mg，继以持续静脉滴注（10 ～ 40 mg/h），2 种或 2 种以上利尿药联合使用，或短期应用小剂量的增加肾血流的药物如多巴胺 100 ～ 250 μg/min（Ⅰ类，A级）。

（2）血管紧张素转化酶抑制药（Ⅰ类，A级）：ACEI 有益于充血性心力衰竭（CHF）主要通过 2 个机制：①抑制 RAAS，降低循环和组织的 Ang Ⅱ 水平，还能阻断 Ang1 ～ 7 的降解，使其水平增加，进一步扩张血管及抗心肌重构。②作用于激肽酶 Ⅱ，提高缓激肽水平，通过缓激肽 – 前列腺素 –NO 通路而发挥有益作用。

ACEI 是证实能降低心力衰竭患者病死率的第一类药物，一直被公认是治疗心力衰竭的基石和首选药物。全部 CHF 患者必须应用 ACEI，包括阶段 B 无症状性心力衰竭和 LVEF < 40% ～ 45% 者，除非有禁忌证或不能耐受，ACEI 需终身应用。ACEI 一般与利尿药合用，如无液体潴留亦可单独应用，一般不需补充钾盐。ACEI 与 β 受体阻滞药合用有协同作用。ACEI 与阿司匹林合用并无相互不良作用，对冠心病患者利大于弊。

ACEI 禁忌证：对 ACEI 曾有致命性不良反应，如曾有严重血管性水肿、无尿性肾衰竭的患者或妊娠妇女须绝对禁用。以下情况须慎用：①双侧肾动脉狭窄；②血肌酐水平显著升高［ > 265.2 μmol/L（3 mg/dL）］；③高血钾症（ > 5.5 mmol/L）；④低血压（收缩压 < 90 mmHg），需经其他处理，待血流动力学稳定后再决定是否应用 ACEI；⑤左心室流出道梗阻，如主动脉瓣狭窄、梗阻性肥厚型心肌病等。

ACEI 的应用方法：①采用临床试验中所规定的目标剂量，如不能耐受，可应用中等剂量或患者能够耐受的最大剂量。②从极小剂量开始，如能耐受则每隔 1 ～ 2 周剂量加倍。滴定剂量及过程需个体化，一旦达到最大耐受量即可长期维持应用。③起始治疗后 1 ～ 2 周应监测血压、血钾和肾功能，以后定期复查。如果肌酐增高 < 30%，为预期反应，不需特殊处理，但应加强监测。如果肌酐增高 > 30% ～ 50%，为异常反应，ACEI 应减量或停用。④应用 ACEI 不应同时加用钾盐或保钾利尿药。并用醛固酮受体拮抗药时，ACEI 应减量，并立即应用襻利尿药。如血钾 > 5.5 mmol/L，应停用 ACEI。

（3）β 受体阻滞药（Ⅰ类，A 级）：β 受体阻滞药因负性肌力药，以往一直被禁用于心力衰竭的治疗。临床试验表明，治疗初期对心功能有明显抑制作用，LVEF 降低；但 > 3 个月时则可改善心功能，LVEF 增加；治疗 4 ~ 12 个月，能降低心室肌重和容量、改善心室形状，提示心肌重构延缓或逆转。故应尽早开始应用 β 受体阻滞药，有可能防止死亡。应告知患者：①症状改善常在治疗 2 ~ 3 个月后才出现，即使症状不改善，亦能防止疾病的进展；②不良反应常发生在治疗早期，但一般不妨碍长期用药。

所有慢性收缩性心力衰竭，NYHA Ⅱ、Ⅲ级病情稳定患者，以及阶段 B、无症状性心力衰竭或 NYHAI 级的患者（LVEF < 40%），均必须应用 β 受体阻滞药，而且需终身使用，除非有禁忌证或不能耐受。NYHA Ⅳ级心力衰竭患者需待病情稳定（4 d 内未静脉用药，已无液体潴留并体重恒定，利尿药已维持在最合适剂量）后，在严密监护下由专科医师指导应用。应在利尿药和 ACEI 的基础上加用 β 受体阻滞药。禁用于支气管痉挛性疾病、心动过缓（心率低于 60/min）、Ⅱ度及以上房室阻滞（除非已安装起搏器）患者。有明显液体潴留，需大量利尿者，暂时不能应用。

推荐应用琥珀酸美托洛尔、比索洛尔和卡维地洛。必须从极小剂量开始（琥珀酸美托洛尔 12.5 mg/d、比索洛尔 1.25 mg/d、卡维地洛 3.125 mg，每日 2 次）。如患者能耐受前一剂量，每 2 ~ 4 周剂量加倍。结合中国国情，也可应用酒石酸美托洛尔平片，从 6.25 mg 每日 3 次开始。清晨静息心率 55 ~ 60/min，即为 β 受体阻滞药达到目标剂量或最大耐受量之征。但不宜低于 55/min，也不能按照患者的治疗反应来确定剂量。

β 受体阻滞药应用时需注意监测以下几点。

①低血压：一般在首剂或加量的 24 ~ 48 h 发生。首先停用不必要的扩血管药。如低血压伴有低灌注的症状，则应将 β 受体阻滞药减量或停用，并重新评定患者的临床情况。

②液体潴留和心力衰竭恶化：如在 3 d 内体重增加 > 2 kg，立即加大利尿药用量。如病情恶化，可暂时减量或停用。但应避免突然撤药。缓慢减量，每 2 ~ 4 天减一次量，2 周内减完。病情稳定后，必须再加量或继续应用 β 受体阻滞药，否则将增加病死率。

③心动过缓和房室阻滞：如心率 < 55/min 或伴有眩晕等症状，或出现 Ⅱ、Ⅲ度房室阻滞，应将减量。

④无力：多数可在数周内自动缓解，某些患者可很严重而需减量。如无力伴有外周低灌注，则须停用 β 受体阻滞药，稍后再重新应用或换用别的类型 β 受体阻滞药。

（4）地高辛（Ⅱa 类，A 级）：洋地黄通过抑制衰竭心肌细胞膜 Na^+-K^+-ATP 酶，使细胞内 Na^+ 水平升高，促进 Na^+Ca^{2+} 交换，提高细胞内 $Ca2^+$ 水平，从而发挥正性肌力作用。而洋地黄的有益作用可能通过降低神经内分泌系统的活性而起到一定的治疗心力衰竭作用。副交感传入神经和肾脏的 Na^+-K^+-ATP 酶受抑制，进而使中枢交感兴奋性减弱、肾分泌肾素减少。

地高辛是正性肌力药中唯一的长期治疗不增加病死率的药物，且可降低死亡和因心力衰竭恶化住院的复合危险。因此，地高辛用于心力衰竭的主要益处与指征是减轻症状与改善临床状况，在不影响生存率的情况下降低因心力衰竭住院的危险。因而适用于已在应用 ACEI（或 ARB）、β 受体阻滞药和利尿药治疗，而仍持续有症状的慢性收缩性心力衰竭患者。重症患者可将地高辛与 ACEI（或 ARB）、β 受体阻滞药和利尿药同时应用。地高辛也适用于伴有快速心室率的心房颤动（AF）患者，但加用 β 受体阻滞药，对运动时心室率增快的控制更为有效。

地高辛不主张早期应用，亦不推荐应用于 NYHA Ⅰ级患者。急性心力衰竭并非地高辛的应用指征，除非有快速心室率的 AF。患者急性心肌梗死后，特别是有进行性心肌缺血者，应慎用或不用地高辛。地高辛不能用于窦房阻滞、Ⅱ度或高度房室阻滞患者，除非已安置永久性起搏器；与能抑制窦房结或房室结功能的药物（如胺碘酮、β 受体阻滞药）合用时，必须谨慎。奎尼丁、维拉帕米、胺碘酮、克拉霉素、红霉素等可使地高辛血药浓度增加，增加地高辛中毒的发生率，须十分谨慎，此时地高辛宜减量。

地高辛需采用维持量疗法，每日 0.25 mg。70 岁以上，肾功能减退者宜用 0.125 mg，每日或隔日 1 次。地高辛血清浓度与疗效无关，不需用于监测剂量。

与传统观念相反，地高辛是安全的，耐受性良好。不良反应主要见于大剂量时，特别在低血钾、低血镁、甲状腺功能低下时。主要不良反应包括：①心律失常（期前收缩、折返性心律失常和传导阻滞）；②胃肠道症状（厌食、恶心和呕吐）；③神经精神症状（视觉异常、定向力障碍、昏睡及精神错乱）。

（5）醛固酮受体拮抗药（Ⅰ类，B 级）：虽然短期使用 ACEI 或 ARB 均可以降低循环中醛固酮水平，但长期应用时，循环醛固酮水平却不能保持稳定、持续的降低，即出现"醛固酮逃逸现象"。因此，如能在 ACEI 基础上加用醛固酮受体拮抗药，可望有更大的益处。

醛固酮受体拮抗药适用于中、重度心力衰竭，NYHA Ⅲ 或 Ⅳ 级患者，急性心肌梗死（AMI）后并发心力衰竭，且 LVEF < 40% 的患者亦可应用。应用方法为螺内酯起始量为每日 10 mg，最大剂量为每日 20 mg，酌情亦可隔日给予。禁忌证为高钾血症和肾功能异常。有发生这两种状况潜在危险的患者应慎用。入选患者的血肌酐浓度应在 176.8（女性）~ 221（男性）μmol/L（2 ~ 2.5 mg/dL）以下，且近期无恶化；血钾低于 5 mmol/L 且近期无严重高钾血症。在老年或肌肉量较少的患者，血肌酐水平并不能准确反映肾小球滤过率，后者或肌酐清除率应 > 0.5 mL/s。一旦开始应用醛固酮受体拮抗药，应立即加用襻利尿药，停用钾盐，ACEI 减量（卡托普利每日 ≤ 70 mg，依那普利或赖诺普利每日 ≤ 10 mg），避免使用非甾体类抗炎药物和 COX-2 抑制药，治疗后 3 d 和 1 周要监测血钾和肾功能，前 3 个月每月监测 1 次，以后每 3 个月监测 1 次。如血钾 > 5.5 mmol/L，即应停用或减量。及时处理腹泻及其他可引起脱水的原因。螺内酯可出现男性乳房增生症，为可逆性，停药后消失。

（6）血管紧张素Ⅱ受体拮抗药（ARB）：ARB 在理论上可阻断所有经血管紧张素转化酶（ACE）途径或非 ACE（如糜酶）途径生成的 Ang Ⅱ 与 AT_1（血管紧张素Ⅱ的Ⅰ型受体）结合，从而阻断或改善因 AT_1 过度兴奋导致的诸多不良作用，ARB 还可能通过加强 Ang Ⅱ 与血管紧张素Ⅱ的Ⅱ型受体（AT_2）结合来发挥有益的效应。ARB 对缓激肽的代谢无影响，故一般不引起咳嗽。

ARB 可用于 A 阶段患者，以预防心力衰竭的发生（Ⅱa 类，C 级）；亦可用于 B、C 和 D 阶段患者，对于不能耐受 ACEI 者，可替代 ACEI 作为一线治疗，以降低病死率和并发症发生率；对于常规治疗（包括 ACEI）后心力衰竭症状持续存在，且 LVEF 低下者，可考虑加用 ARB。

ARB 的各种药物均可考虑使用，小剂量起用，在患者耐受的基础上逐步将剂量增至推荐剂量或耐受的最大剂量。ARB 应用中需注意的事项同 ACEI，如要监测低血压、肾功能不全和高血钾等。在开始应用 ARB 及改变剂量的 1 ~ 2 周，应监测血压（包括直立性低血压）、肾功能和血钾。

（7）神经内分泌抑制药的联合应用：

① ACEI 和 β 受体阻滞药的联合应用：临床试验已证实二者有协同作用，可进一步降低 CHF 患者的病死率，已是心力衰竭治疗的经典常规，应尽早合用。

② ACEI 与醛固酮受体拮抗药合用：醛固酮受体拮抗药的临床试验均是与以 ACEI 为基础的标准治疗做对照，证实 ACEI 加醛固酮受体拮抗药可进一步降低 CHF 患者的病死率（Ⅰ类、B 级）。ACEI 与醛固酮拮抗药合用，优于 ACEI 与 ARB 合用。

③ ACEI 加用 ARB：目前仍有争论，欧洲心脏病学会（ESC）指南和 AHA/ACC 指南分别将其列为Ⅱa 类和Ⅱb 类推荐，B 级证据。根据 VALIANT 试验，AMI 后并发心力衰竭的患者，不宜联合使用这两类药物。

④ ACEI、ARB 与醛固酮受体拮抗药三药合用：安全性证据尚不足，且肯定会进一步增加肾功能异常和高钾血症的危险，故不能推荐 RAAS 抑制药不能三药合用（Ⅲ类，C 级）。

⑤ ACEI、ARB 与 β 受体阻滞药三药合用：ARB 与 β 受体阻滞药合用，或 ARB + ACEI 与 β 受体阻滞药合用，目前并无证据表明，对心力衰竭或 MI 后患者不利。

（8）其他药物：

①血管扩张药：直接作用的血管扩张药在 CHF 的治疗中并无特殊作用（Ⅲ类，A 级）。也没有证

据支持应用 α 受体阻滞药治疗心力衰竭患者（Ⅲ类，B级）。

硝酸酯类可以缓解心绞痛或呼吸困难的症状（Ⅱa类，B级），可与ACEI、β受体阻滞药、ARB或醛固酮受体拮抗药合用治疗心力衰竭。此类药为减少耐药性，二次给药，应至少间隔10 h。近期报道硝酸酯类和肼屈嗪二者合用的 A-HeFT 试验显示，对非洲裔美国人有益。

②钙拮抗药（Ⅲ类，C级）：钙通道阻滞药（CCB）是一类特殊的血管扩张药，具有扩张全身和冠脉循环阻力型动脉血管的作用。理论上应可改善心脏做功和缓解心肌缺血，但对照的临床试验未能证实这些可能的有益作用，此类药物不宜应用。

现有的临床试验仅证实氨氯地平和非洛地平长期治疗心力衰竭具有较好的安全性（PRAISE Ⅰ、Ⅱ和V-HeFT Ⅲ），有令人信服的证据表明氨氯地平对生存率无不利影响，但不能提高生存率（Ⅲ类，C级）。心力衰竭患者并发高血压或心绞痛而须要应用CCB时，可选择氨氯地平或非洛地平。

具有负性肌力作用的CCB如维拉帕米和地尔硫䓬，对MI后伴LVEF下降、无症状的心力衰竭患者可能有害，不宜应用。

③正性肌力药物的静脉应用（Ⅲ类，A级）：这类药物系指环腺苷酸（cAMP）依赖性正性肌力药，包括 β 肾上腺素能激动药如多巴胺、多巴酚丁胺，以及磷酸二酯酶抑制药如米力农。

循证医学证据得出结论：CHF 发作加剧时不支持长期间歇静脉滴注米力农。对阶段 D 难治性终末期心力衰竭患者，可作为姑息疗法应用。对心脏移植前终末期心力衰竭、心脏手术后心肌抑制所致的急性心力衰竭，可短期应用 3 ~ 5 d。多巴酚丁胺剂量为 100 ~ 250 μg/min；多巴胺剂量为 250 ~ 500 μg/min；米力农负荷量为 2.5 ~ 3 mg，继以 20 ~ 40 μg/min，均静脉给予。

④抗凝和抗血小板药物：心力衰竭时由于扩张且低动力的心腔内血液淤滞、局部室壁运动异常，以及促凝因子活性的提高等，可能有较高血栓栓塞事件发生的危险，实际上心力衰竭时血栓栓塞事件的发生率很低，每年在 1% ~ 3%。

心力衰竭伴有明确动脉粥样硬化疾病如CHD或MI后、糖尿病和脑卒中而有二级预防适应证的患者必须应用阿司匹林（Ⅰ类，C级）。其剂量应在每天 75 ~ 150 mg，剂量低，出现胃肠道症状和出血的风险较小（Ⅰ类，B级）。单纯性扩张型心肌病患者不须要阿司匹林治疗。大剂量的阿司匹林和非甾体类抗炎药都能使病情不稳定的心力衰竭患者加重。

心力衰竭伴心房颤动的患者应长期应用华法林抗凝治疗，并调整剂量使国际标准化比率在 2 ~ 3（Ⅰ类，A级）。有抗凝治疗并发症高风险但又必须抗凝的心力衰竭患者，推荐抗血小板治疗（Ⅱb类，C级）。窦性心律患者不推荐常规抗凝治疗，但明确有心室内血栓或超声心动图显示左心室收缩功能明显降低、心室内血栓不能除外时，可考虑抗凝治疗（Ⅱa类，C级）。不推荐常规应用抗血小板和抗凝联合治疗，除非为急性冠脉综合征患者（Ⅲ类，A级）。

3. 非药物治疗

（1）心脏再同步化治疗（CRT）（Ⅰ类，A级）：NYHA 心功能Ⅲ、Ⅳ级伴低 LVEF 的心力衰竭患者，其中约 1/3 有 QRS 时间延长 > 120 ms，即存在心室收缩不同步，可致心室充盈减少、左心室收缩力或压力的上升速度降低、时间延长，加重二尖瓣反流及室壁逆向运动，使心室排血效率下降。心室收缩不同步还会导致心力衰竭患者病死率增加。CRT 尚不适于推荐应用于心房颤动患者。其他如"单纯"右束支阻滞、右心室起搏伴心室不同步等，是否推荐应用 CRT，目前均不明了，必须等待临床试验的结果。

适应证：凡 LVEF ≤ 35%，窦性节律，左心室舒张末期内径（LVEDD）≥ 55 mm，尽管使用了优化药物治疗，NHYA 心功能仍为Ⅲ级或Ⅳ级的 CHF 患者，心脏不同步（目前标准为 QRS 波群 > 120 ms）（Ⅰ类，A级），除非有禁忌证，均应该接受 CRT。

（2）埋藏式心律转复除颤器（ICD）：MERIT-HF 试验中 NY-HA 分级不同患者的死因分析表明，中度心力衰竭患者 50% 以上死于心律失常导致的猝死，推荐应用于全部曾有致命性快速心律失常而预后较好的心力衰竭患者。因此 ICD 可以改善心力衰竭患者的生存率，特别是中度心力衰竭患者。有条件的应尽量置入 CRT-D。适应证包括以下几点。

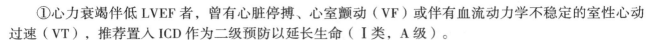

①心力衰竭伴低 LVEF 者，曾有心脏停搏、心室颤动（VF）或伴有血流动力学不稳定的室性心动过速（VT），推荐置入 ICD 作为二级预防以延长生命（Ⅰ类，A 级）。

②缺血性心脏病患者，MI 后至少 40 d，LVEF ≤ 30%，长期优化药物治疗后 NYHA 心功能Ⅱ或Ⅲ级，合理预期生存期超过 1 年且功能良好，推荐置入 ICD 作为一级预防减少心脏性猝死，从而降低总病死率（Ⅰ类，A 级）。

③非缺血性心肌病患者，LVEF ≤ 30%，长期最佳药物治疗后 NYHA 心功能Ⅱ或Ⅲ级，合理预期生存期超过 1 年且功能良好，推荐置入 ICD 作为一级预防减少心脏性猝死从而降低总病死率（Ⅰ类，B 级）。

④对于 NYHA Ⅲ~Ⅳ级、LVEF ≤ 35% 且 QRS > 120 ms 的症状性心力衰竭患者可置入 CRT-D，以改善发病率和病死率（Ⅱa，B 级）。重度心力衰竭患者的预期存活时间和生活质量不高，不推荐置入 ICD。

（3）移植：心脏移植可作为终末期心力衰竭的一种治疗方式，主要适用于无其他可选择治疗方法的重度心力衰竭患者。尽管目前还没有对照性研究，但公认对于特定条件的患者而言，与传统治疗相比，它会显著增加生存率、改善运动耐量和生活质量（Ⅰ类，C 级）。此外，心脏移植的主要问题是供体心脏短缺、移植排斥。排斥是术后 1 年死亡的主要原因，长期预后主要受免疫抑制药并发症影响。近年的研究结果显示，联合应用 3 种免疫抑制药治疗，术后患者 5 年存活率显著提高，可达 70% ~ 80%。

联合应用 ACEI 和 β 受体阻滞药，以及近年的 CRT 治疗显著改善重度心力衰竭患者的预后与生活质量，使许多患者免于心脏移植。

第三节　舒张性心力衰竭

心肌收缩力尚可使射血功能维持正常，但由于心肌细胞肥大伴间质纤维化，左心室舒张期主动松弛能力受损和心肌顺应性降低，导致心肌舒张功能障碍，左心室充盈压异常增高，使肺静脉回流受阻，而导致肺循环瘀血，称之为舒张期心力衰竭。

（一）临床表现

多见于老年女性有高血压、糖尿病、左心室肥厚者，并常有冠脉疾病或心房颤动。原发性限制型心肌病、原发性肥厚型心肌病、缩窄性心包炎等常伴发舒张性心力衰竭。舒张性心力衰竭可与收缩功能障碍同时出现，亦可单独存在。单纯性舒张性心力衰竭占心力衰竭患者的 20% ~ 60%，其预后优于收缩性心力衰竭。

以肺瘀血及心排血量降低表现为主，可有呼吸困难、咳嗽、咳痰、乏力、疲倦、头晕、心悸等表现。

超声心动图上左心室舒张功能不全的 3 种形式主要表现为：①早期松弛受损型，表现为 E 峰下降和 A 峰增高，E/A 减小；②晚期限制型充盈异常，表现为 E 峰升高，E 峰减速时间缩短，E/A 显著增大；③中期假性正常化充盈，介于以上二者之间，表现为 E/A 和减速时间正常。松弛功能受损、假性正常化充盈和限制性充盈分别代表轻、中、重度舒张功能异常。

（二）诊断要点

（1）有典型心力衰竭的症状和体征。

（2）LVEF 正常（> 45%），左心腔大小正常。

（3）超声心动图有左心室舒张功能异常的证据。

（4）超声心动图检查无心瓣膜疾病，并可排除心包疾病、肥厚型心肌病、限制性（浸润性）心肌病等。

（三）治疗要点

（1）积极控制血压：舒张性心力衰竭患者的达标血压宜低于单纯高血压患者的标准，即收缩压

＜ 130 mmHg，舒张压＜ 80 mmHg（Ⅰ类，A级）。

（2）控制心房颤动心率和心律：心动过速时舒张期充盈时间缩短，心排血量降低。建议：①慢性心房颤动应控制心室率（Ⅰ类，C级）；② AF 转复并维持窦性心律，可能有益（Ⅱb类，C级）。

（3）应用利尿药：可缓解肺瘀血和外周水肿，但不宜过度，以免致低血压（Ⅰ类，C级）。

（4）血供重建治疗：CHD 患者如有症状性或可证实的心肌缺血，应考虑冠脉血供重建（Ⅱa类，C级）。

（5）逆转左心室肥厚，改善舒张功能：可用 ACEI、ARB、β 受体阻滞药等（Ⅱb类，C级）。维拉帕米有益于肥厚型心肌病。

（6）地高辛不推荐应用于舒张性心力衰竭（Ⅱb类，C级）。

（7）如同时有收缩性心力衰竭，则以治疗后者为主。

（四）注意事项

（1）心力衰竭时避免使用的药物：下列药物应尽量避免使用（Ⅲ类，C级）。①非甾体类抗炎药和 COX-2 抑制药。②皮质激素。③Ⅰ类抗心律失常药物。④大多数 CCB，包括地尔硫草、维拉帕米、短效二氢吡啶类制剂。⑤"心肌营养"药，这类药物包括辅酶泛癸利酮、牛磺酸、抗氧化剂、激素（生长激素、甲状腺素）等。

（2）氧气治疗：氧气用于治疗急性心力衰竭，对伴夜间睡眠呼吸障碍心力衰竭者，夜间给氧可减少低氧血症的发生。慢性心力衰竭无应用指征（Ⅲ类，A级）、无肺水肿的心力衰竭患者，给氧可导致血流动力学恶化。

（3）每日体重的变化是最可靠的检测利尿药效果和调整利尿药剂量的指标（Ⅰ类，C级）。

（4）难治性终末期心力衰竭的治疗：一部分心力衰竭患者虽经优化内科治疗，但休息时仍有症状、极度无力，常有心源性恶病质，且需反复长期住院者，即为难治性心力衰竭的终末阶段。在做出这一诊断时，必须首先肯定诊断的正确性，有无任何参与作用的情况（如风湿活动、感染性心内膜炎、贫血、甲状腺功能亢进、电解质紊乱、洋地黄类过量、反复发生的小面积的肺栓塞等，或者患者是否有与心脏无关的其他疾病如肿瘤等），治疗措施是否均已恰当地应用等。治疗应注意以下几点。

①控制液体潴留：难治性心力衰竭的终末阶段常与钠、水潴留有关，因此，控制液体潴留是治疗成功的关键（Ⅰ类，B级）。可加大呋塞米用量，或联用静脉滴注多巴胺或多巴酚丁胺，但可能会引起氮质血症恶化。如果肾功能不全严重，可应用超滤法或血液透析，患者有可能恢复对利尿药的反应。

②神经内分泌抑制药的应用：此类患者对 ACEI 和 β 受体阻滞药耐受性差，宜从极小剂量开始。如收缩压＜ 80 mmHg，则二药均不宜应用。如有显著液体潴留，近期内曾应用静脉注射正性肌力药者，则不宜用 β 受体阻滞药。ARB 疗效尚不清楚，但也容易引起低血压和肾功能不全。醛固酮受体拮抗药的临床试验证据仅限于肾功能正常的人群；对肾功能受损的患者则可引起危险的高钾血症。

③静脉应用正性肌力药或血管扩张药：静脉滴注正性肌力药如多巴酚丁胺、米力农和血管扩张药如硝酸甘油、硝普钠，可作为姑息疗法，短期（3 ~ 5 d）应用以缓解症状（Ⅱb类，C级）。一旦情况稳定，即应改换为口服方案。不推荐常规间歇静脉滴注正性肌力药（Ⅲ类，B级）。某些患者，实在无法中断静脉治疗时，可允许持续静脉输注多巴酚丁胺、米力农，但通常多应用于等待心脏移植的患者。

④机械和外科治疗：心脏移植适用于有严重心功能损害或依赖静脉正性肌力药的患者（Ⅰ类，B级）。

左心室辅助装置可考虑应用于内科治疗无效、预期 1 年存活率＜ 50%，且不适于心脏移植的患者（Ⅱa类，B级）。

第七章

先天性心脏病

第一节　动脉导管未闭

　　动脉导管是胎儿血循环沟通肺动脉和降主动脉的血管，位于左肺动脉根部和降主动脉峡部之间，正常状态多于出生后短期内闭合。如未能闭合，称动脉导管未闭（PDA），见图 7-1。公元初 Gallen 曾经描述，直到 1888 年 Munso 首次在婴儿尸检中发现，1900 年，Gibson 根据听诊得出临床诊断，这种典型杂音，称为 Gibson 杂音，是确定动脉导管未闭诊断的最重要听诊体征。

　　动脉导管未闭是常见先天性心脏病之一，占第 3 位。其发病率在 Abbott 统计分析的先天性心脏病 1 000 例尸检中占 9.2%，在 Wood 统计 900 临床病例中占 15%。据一般估计，每 2 500 ～ 5 000 名活婴约有 1 例；早产儿有较高的发病率，体重少于 1 000 g 者可高达 80%，这与导管平滑肌减少、对氧的反应减弱和血循环中血管舒张性前列腺素水平升高等因素有关。此病女性较男性多见，男女之比约为 1 ：2。约有 10% 并发心内其他畸形。

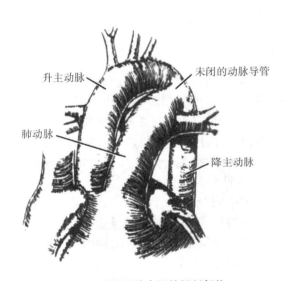

升主动脉　　　　　　　　未闭的动脉导管

肺动脉

降主动脉

图 7-1　动脉导管未闭的解剖部位

一、解剖

绝大多数 PDA 位于降主动脉起始部左锁骨下动脉根部对侧壁和肺总动脉分叉左肺动脉根部之间。少数右位主动脉弓的患者，导管可位于无名动脉根部对侧壁主动脉和右肺动脉之间。其主动脉端开口往往大于肺动脉端开口，形状各异，大致可分为 5 型（图 7-2）。

（1）管状：外形如圆管或圆柱，最为常见。

（2）漏斗状：导管的主动脉侧往往粗大，而肺动脉侧则较狭细，因而呈漏斗状，也较多见。

（3）窗状：管腔较粗大但缺乏长度，酷似主肺动脉吻合口，较少见。

（4）哑铃状：导管中段细。主、肺动脉向两侧扩大，外形像哑铃，很少见。

（5）动脉瘤状：导管本身呈瘤状膨大，壁薄而脆，张力高，容易破裂，极少见。

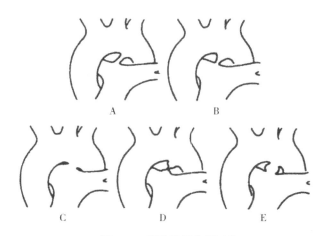

图 7-2　动脉导管未闭形状
A. 管状；B. 漏斗状；C. 窗状；D. 哑铃状；E. 动脉瘤状。

二、胚胎学和发病机制

胎儿的动脉导管从第 6 主动脉鳃弓背部发育而来，构成胎儿血循环主动脉、肺动脉间的生理性通道。胎儿期肺小泡全部萎陷，不含有空气，且无呼吸活动，因而肺血管阻力很大，故右心室排出的静脉血大都不能进入肺内循环进行氧合。由于肺动脉压力高于主动脉，因此进入肺动脉的大部分血液将经动脉导管流入主动脉再经脐动脉而达胎盘，在胎盘内与母体血液进行代谢交换，然后纳入脐静脉回流入胎儿血循环。

动脉导管的闭合分为 2 期。

（1）第一期为生理闭合期。婴儿出生啼哭后第一口吸气，肺泡即膨胀，肺血管阻力随之下降，肺动脉血流开始直接进入肺，建立正常的肺循环，而不流经动脉导管，促进其闭合。动脉导管的组织学结构与两侧的主动脉、肺动脉不同，管壁主要由平滑肌而不是弹性纤维组织组成，中层含黏性物质。足月婴儿出生后血氧张力升高，作用于平滑肌，使之环形收缩。同时管壁黏性物质凝固，内膜垫突入管腔，造成血流阻滞，营养障碍和细胞分解性坏死，因而导管发生生理性闭合。一般在出生后 10 ~ 15 h 完成，但在 7 ~ 8 有潜在性再开放的可能。

（2）此后内膜垫弥漫性纤维增生完全封闭管腔，最终形成导管韧带。导管纤维化一般起始于肺动脉侧，向主动脉延伸，但主动脉端可以不完成，因而呈壶腹状。纤维化解剖性闭合，88% 的婴儿于 8 周内完成。如闭合过程延迟，称动脉导管延期未闭。出生后 6 个月动脉导管未能闭合，将终身不能闭合，则称持续动脉导管未闭，临床上简称动脉导管未闭。

动脉导管的闭合受到许多血管活性物质，如乙酰胆碱、缓激肽、内源性儿茶酚胺等释放的影响，但主要是血氧张力和前列腺素。后两者作用相反：血氧张力的升高使导管收缩，而前列腺素则使血管

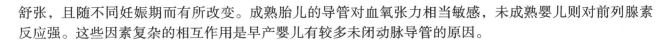

舒张，且随不同妊娠期而有所改变。成熟胎儿的导管对血氧张力相当敏感，未成熟婴儿则对前列腺素反应强。这些因素复杂的相互作用是早产婴儿有较多未闭动脉导管的原因。

三、病理生理

持续性未闭动脉导管，在组织学既与两侧的大动脉不同，亦与胎儿期的动脉导管有所不同。其内膜相对较厚，有一未断裂弹力纤维层与中层分隔。在中层黏性物质中，平滑肌呈螺旋形排列，其间尚有不等量弹性物质，形成薄层，因而其管壁接近主动脉化。此外成人的动脉导管，尤其在主动脉端开口附近和近端肺动脉可有粥样硬化病变，甚至钙化斑块。长期的血流冲击，加之腔内压力增高，可使导管扩大，管壁变薄，形成动脉瘤。

如果动脉导管在出生后肺循环阻力下降时不能闭合，导管内血流方向发生逆转，产生左向右分流。非限制性动脉导管未闭患者（大量的左向右分流），常在出生后的第1年内发展到充血性心力衰竭。与室间隔缺损类似，成人未矫治的动脉导管未闭相对不常见。对少部分患者，肺循环阻力升高超过体循环阻力分流逆转。因为动脉导管未闭的位置低于左锁骨下动脉，头颈部血管接受氧合血，但降主动脉接受不饱和氧合血，于是出现分段性发绀，或叫差异性发绀。

当动脉导管未闭独立存在时，由于主动脉压高于肺动脉，无论收缩期或舒张期，血流均由主动脉流向肺动脉，即左向右分流，分流量可达4～19 L，因肺循环过多可出现心力衰竭。分流的血液增加了左心负荷，发生左心扩大，晚期也发生肺动脉高压、右心室增大。合并其他缺损时有可能代替肺循环（如肺血管闭锁、室间隔不完整）或体循环（如主动脉闭锁）的血供，生存可能依赖于动脉导管永久性开放。显著肺动脉高压等于或超过动脉压时可发生右向左分流。

四、临床表现

（一）症状

与分流量有关。轻者无症状，如果10岁以前没有出现充血性心力衰竭，大多数患者成年后可无症状。一小部分患者在20岁或30岁时可发展到充血性心力衰竭，出现劳力性呼吸困难、胸痛、心悸、咳嗽、咯血、乏力等。若发生右向左分流，可引起发绀。

（二）体征

患者几乎无发绀，但当出现发绀和杵状指时，通常不影响上肢。下肢和左手可出现发绀和杵状指，但右手和头部无发绀。脉压增宽，脉搏无力。左心室搏动呈高动力状态，常向外侧移位。无并发症的动脉导管未闭的典型杂音在左锁骨下胸骨左缘第Ⅱ肋间最易闻及，收缩后期杂音达到峰值，杂音为连续性机器样，贯穿第二心音，在舒张期减弱。杂音在舒张晚期或收缩早期可有一停顿，向左上胸、颈及背部传导，绝大多数伴震颤。如果分流量大造成明显的左心室容量负荷过重可出第三心音奔马律和相对性二尖瓣狭窄的舒张期杂音（与大的室间隔缺损类似）。当肺循环阻力增加分流逆转时杂音也出现变化，先是杂音的舒张成分减弱，然后是杂音的收缩成分减弱。最后杂音消失，体格检查与肺动脉高压的表现一致。肺动脉瓣区第二心音亢进但易被杂音掩盖。体循环压下降可产生水冲脉、枪击音等周围血管征。

五、辅助检查

（一）心电图检查

分流量少时心电图正常，分流量大时表现为左心房、左心室肥厚。当出现肺动脉高压、右向左分流占优势时，心电图表现为肺性P波，电轴右偏，右心室肥厚。

（二）放射线检查

分流量少时X线胸片正常。分流明显时，左心室凸出，心影扩大，肺充血。在出现肺动脉高压时，肺动脉段突出，肺门影扩大可有肺门舞蹈征，周围肺血管出现残根征。年龄较大的成人动脉导管可能出现钙化。左心室、左心房扩大，右心室也可扩大。

（三）超声心动图检查

左心室、左心房扩大，室间隔活动增强，肺总动脉增宽，二维 UCG 可显示未闭的动脉导管，彩色多普勒超声可显示动脉导管及肺动脉干内连续性高速湍流。

（四）心导管检查

肺动脉血氧含量高于右心室 0.5% 容积或血氧饱和度 > 20%。有时导管可从肺总动脉通过动脉导管进入主动脉。左侧位降主动脉造影时可见未闭导管。

（五）升主动脉造影检查

左侧位造影示升主动脉和主动脉弓部增宽，降主动脉削狭，峡部内缘突出，造影剂经此处分流入肺动脉内，并显示出导管的外形、内径和长度。

六、诊断和鉴别诊断

凡在胸骨左缘第 2、3 肋间听到响亮的连续性机械样杂音伴局限性震颤，向左胸外侧、颈部或锁骨窝传导，心电图示电轴左偏，左心室高压或肥大，X 线胸片示心影向左下轻中度扩大，肺门充血，一般即可得出动脉管未闭的初步诊断，并可由彩色多普勒超声心动图检查加以证实。非侵入性彩色多普勒超声的诊断价值很大，即使在重度肺动脉高压、心杂音不典型甚至消失的患者中都可检查出此病，甚至合并在其他心内畸形中亦可筛选出动脉导管未闭。可是超声心动图诊断尚有少数假阳性或假阴性者，因此对可疑病例需行升主动脉造影和心导管检查。升主动脉造影能进一步明确诊断。导管检查除有助于诊断外，血管阻力的测定尚有助于判别动力性或阻力性肺动脉高压，这对选择手术方法有决定性作用。

有许多从左向右分流心内畸形在胸骨左缘可听到同样的连续性机械样杂音或接近连续的双期心杂音，难以辨识。在建立动脉导管未闭诊断进行治疗前，必须予以鉴别。

1. 高位室间隔缺损合并主动脉瓣脱垂

当高位室间隔缺损较大时往往伴有主动脉瓣脱垂畸形，导致主动脉瓣关闭不全，并引起相应的体征。临床上在胸骨左缘听到双期杂音，不向上传导，但有时与连续性杂音相仿，难以区分。目前，彩色超声心动图已列入心脏病常规检查。在此病可显示主动脉瓣脱垂畸形及主动脉血流反流入左心室，同时通过室间隔缺损由左心室向右心室和肺动脉分流。为进一步明确诊断，可施行逆行升主动脉和左心室造影，前者可示升主动脉造影剂反流入左心室，后者则示左心室造影剂通过室间隔缺损分流入右心室和肺动脉。据此不难得出鉴别诊断。

2. 主动脉窦瘤破裂

临床表现与动脉导管未闭相似，可听到性质相同的连续性心杂音，只是部位和传导方向稍有差异；破入右心室者偏下外，向心尖传导；破入右心房者偏向右侧传导。如彩色多普勒超声心动图显示主动脉窦畸形及其向室腔和肺动脉或房腔分流即可判明。再加上逆行升主动脉造影更可确立诊断。

3. 冠状动脉瘘

这种冠状动脉畸形并不多见，可听到与动脉导管未闭相同的连续性杂音伴震颤，但部位较低，且偏向内侧。多普勒彩超能显示动脉瘘口所在和其沟通的房室腔。逆行升主动脉造影更能显示扩大的病变冠状动脉主支或分支走向和瘘口。

4. 主动脉-肺动脉间隔缺损

非常少见。常与动脉导管未闭同时存在，且有相同的连续性杂音和周围血管特征，但杂音部位偏低偏内侧。仔细的超声心动图检查才能发现其分流部位在升主动脉根部。逆行升主动脉造影更易证实。

5. 冠状动脉开口异位

右冠状动脉起源于肺动脉是比较罕见的先天性心脏病。其心杂音亦为连续性，但较轻，且较表浅。多普勒超声检查有助于鉴别诊断。逆行升主动脉造影显示冠状动脉异常开口和走向及迂回曲张的侧支循环可明确诊断。

七、治疗

存活到成年且有大的未矫治的动脉导管未闭的患者通常在 30 岁左右出现充血性心力衰竭或肺动脉高压（由左向右分流和不同程度的发绀）。大多数成年肺循环阻力正常或轻度升高，< 4 U 的动脉导管未闭患者可无症状或仅有轻微症状，可通过外科结扎动脉导管或经皮封堵来治疗。肺循环阻力明显升高（> 10 U/m^2）的患者，预后差。超过 40 岁的患者大约有 15% 可能存在动脉导管的钙化或瘤样扩张，使外科手术难度增加。外科结扎动脉导管或经皮弹簧圈或器械栓堵的病死率和致残率很低，不论未闭导管大小与分流情况如何均建议进行，因为未经治疗的病例具有心内膜炎的高危险性。以往动脉导管未闭主要采取外科手术治疗，但传统的外科手术结扎方法创伤大，住院时间长，并发症发生率高。人们一直探讨应用非开胸手术方法治疗 PDA，自 1967 年 Porstman 等经心导管应用泡沫塑料塞子堵塞 PDA 成功后，通过介入方法治疗 PDA 广泛开展起来。自 20 世纪 80 年代以来，先后有多种方法应用于临床，除了 Porstman 法以外，尚有 Rashkind 双面伞法、Sideris 纽扣式补片法、弹簧圈堵塞法、Amplatzer 蘑菇伞法。前 3 种方法操作复杂，并发症高，临床已不应用。目前主要应用后 2 种方法，尤其是 Amplatzer 蘑菇伞法应用最广。

八、并发症和预后

早产患儿常伴有其他早产问题，如呼吸窘迫综合征、坏死性小肠大肠炎、心室内出血等，加重了病情，故往往发生左心力衰竭，内科治疗很难见效，病死率甚高。足月患儿未经治疗第一年也有 30% 死于左心力衰竭。过了婴儿期，心功能获得代偿，病死率剧减。幼儿期可无症状，分流量大者会有生长发育迟缓。Key 等报告，活至 17 岁的患者，将再有 18 年的平均寿命。过了 30 岁每年病死率为 1%，40 岁为 1.8%，以后升至 4%。在未使用抗生素的年代，40% 死于心内膜炎，其余死于心力衰竭。据 20 世纪 80 年代 Campbell 的推算，42% 未治疗的患者在 45 岁前死亡。能存活至成人者将发生充血性心力衰竭、肺动脉高压，严重者可有 Eisenmenger 综合征。

第二节　房间隔缺损

房间隔缺损（aierial septal defect，ASD）简称房缺，是指原始心房间隔在发生、吸收和融合时出现异常，左右心房之间仍残留未闭的房间孔。

一、流行病学

房间隔缺损是一种最常见的先天性心脏病，根据 Abbott 1 000 例单纯性先天性心脏病的尸体解剖，房间隔缺损居首位，占 37.4%。在我国的发病率为 0.24% ~ 0.28%。其中男女患病比例约为 1 : 2，女性居多，且有家族遗传倾向。成人房缺以继发孔型多见，占 65% ~ 75%，原发孔型占 15% ~ 20%。

二、解剖

根据房间隔发生的部位，分为原发孔房间隔缺损和继发房间隔缺损，见图 7-3。

（一）原发孔型房间隔缺损

在发育的过程中，原发房间隔停止生长，不与心内膜垫融合而遗留间隙，即成为原发孔（或第 1 孔）缺损。位于心房间隔下部，其下缘缺乏心房间隔组织，而由心室间隔的上部和三尖瓣与二尖瓣组成；常伴有二尖瓣前瓣叶的裂缺，导致二尖瓣关闭不全，少数有三尖瓣隔瓣叶的裂缺。

（二）继发孔型房间隔缺损

系胚胎发育过程中，原始房间隔吸收过多，或继发性房间隔发育障碍，导致左右房隔存在通道所致。继发孔型房间隔缺损可分为 4 型：中央型或称卵圆孔型，缺损位于卵圆窝的部位，四周有完整的房间隔结构，约占 76%；下腔型，缺损位置较低，呈椭圆形，下缘阙如和下腔静脉入口相延续，左心房后壁构成缺损的后缘，约占 12%；上腔型，也称静脉窦型缺损，缺损位于卵圆孔上方，上界阙如，和上腔静脉通连，约占 3.5%；混合型，此型缺损兼有上述两种以上的缺损，缺损一般较大，约占 8.5%，见图 7-4。

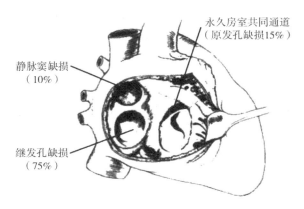

图 7-3　房间隔缺损的解剖位置

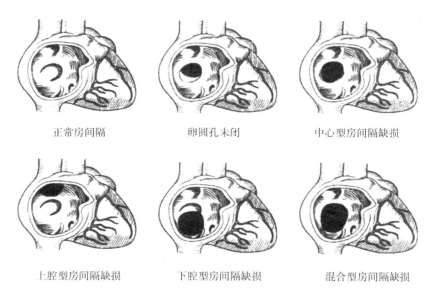

| 正常房间隔 | 卵圆孔未闭 | 中心型房间隔缺损 |

| 上腔型房间隔缺损 | 下腔型房间隔缺损 | 混合型房间隔缺损 |

图 7-4　继发孔型房间隔缺损解剖结构分型

15% ~ 20% 的继发孔房间隔缺损可合并其他心内畸形，如肺动脉瓣狭窄、部分型肺静脉畸形引流、二尖瓣狭窄等。房间隔缺损一般不包括卵圆孔未闭，后者不存在房水平的左向右分流，而是与逆向栓塞有关。

临床上还有一类房间隔缺损，系在治疗其他疾病后遗留的缺损，为获得性房间隔缺损，如 Fonton 手术后为稳定血流动力学而人为留的房间隔窗，二尖瓣球囊扩张术后遗留的房间隔缺损等。此类房间隔缺损一般在卵圆窝位置，其临床意义与继发孔房间隔缺损类似。

三、胚胎学与发病机制

约在胚胎 28 时，在心房的顶部背侧壁正中处发出第一房间隔，其向心内膜垫方向生长，到达心内膜垫之前的孔道称第一房间孔。在第一房间孔封闭以前，第一房间隔中部变薄形成第二房间孔。在第一房间隔形成后，即胚胎第 5 周末，在其右侧发出第二房间隔，逐渐生长并覆盖第二房间孔。与第一房间隔不同的是，第二房间隔并不与心内膜垫发生融合而形成卵圆孔。其可被第一房间隔覆盖，覆盖卵圆孔的第一房间隔称为卵圆孔瓣。此后，胎儿期血液自左向右在房水平分流实现体循环。出生后，左心房压力增大，从而使两个房间隔合二为一，卵圆孔闭锁，成为房间隔上的卵圆窝。在原始心

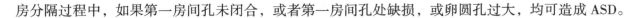

房分隔过程中，如果第一房间孔未闭合，或者第一房间孔处缺损，或卵圆孔过大，均可造成 ASD。

四、分子生物学

房间隔缺损发病机制正在研究中，目前对于其分子学发病机制至今并不十分清楚。近年来随着分子生物学的发展，发现越来越多的心房间隔缺损有关的基因。目前研究发现 T-BX5、NKX2.5、GATA4 转录因子与房间隔缺损的发生高度相关。除上述因子外，WNT4、IFRDI、HCK 等基因的表达异常也与房间隔缺损的发生相关。

五、病因

房间隔缺损是由多因素的遗传和环境因素的相互作用，很难用单一原因来解释。很多情况下不能解释病因。母亲在妊娠早期患风疹、服用沙立度胺及长期酗酒都是干扰胚胎正常心血管发育的不良环境刺激。动物试验表明，缺氧、缺少或摄入过多维生素，摄入某些药物，接受离子放射线常是心脏畸形的原因。而对于遗传学，大多数房间隔缺损不是通过简单方式遗传，而是多基因、多因素的共同作用。

六、病理生理

正常情况下，左心房压力比右房压力高约 0.667 kPa。因此，有房间隔缺损存在时，血液自左向右分流，临床无发绀出现。分流量大小与左右房间压及房间隔缺损大小成正比，与右心室排血阻力（如合并有肺动脉瓣狭窄、肺动脉高压）高低成反比。由于左向右分流，右心容量增加，发生右心房、右心室扩大，室壁变厚，肺动脉不同程度扩张，肺循环血量增多，肺动脉压升高。

随着病情发展，肺小动脉壁发生内膜增生，中膜增厚、管腔变窄，因而肺血管阻力增大，肺动脉高压从动力性的变为阻力型的，右心房、右心室压力亦增高，左向右分流量逐渐减少，病程晚期右心房压力超过左心房，心房水平发生右向左分流，形成艾森曼格综合征，出现临床发绀、心力衰竭。这种病理改变较晚，通常发生在 45 岁以后。

七、临床表现

（一）症状

根据缺损的大小及分流量的多少不同，症状轻重不一。缺损较小者，可长期没有症状，一直潜伏到老年。缺损较大者，症状出现较早，婴儿期发生充血性心力衰竭和反复发作性肺炎。一般房间隔缺损儿童易疲劳，活动后气促、心悸，可有劳力性呼吸困难。患儿容易发育不良，易发生呼吸道感染。在儿童时期，房性心律失常、肺动脉高压、肺血管栓塞和心力衰竭发生极少见。随着右心容量负荷的长期加重，病程的延长，成年后，这些情况则多见。

（二）体格检查

房间隔缺损较小者，发育不受影响。缺损较大者，可有发育迟缓、消瘦等。

心脏听诊胸骨左缘第 2、3 肋间可闻及 2～3 级收缩期吹风样杂音，性质柔和，音调较低，较少扪及收缩期震颤，肺动脉瓣区第 2 心音亢进，呈固定性分裂。该杂音是经肺动脉瓣血流量增加引起收缩中期肺动脉喷射性杂音。在出生后肺血管阻力正常下降后，第二心音宽分裂。由于肺动脉瓣关闭延迟，当肺动脉压力正常和肺血管阻抗降低时，呼吸使第二心音相对固定。肺动脉高压时，第二心音的分裂间隔是由于两心室电机械间隔所决定的。当左心室电机械间隔缩短和（或）右心室电机械间隔延长时，则发生第二心音宽分裂。如果分流量大，使通过三尖瓣的血流量增加，可在胸骨左缘下端闻及舒张中期隆隆样杂音。伴随二尖瓣脱垂的患者，可闻及心尖区全收缩期杂音或收缩晚期杂音，向腋下传导。但收缩中期喀喇音常难闻及。此外，由于大多数患者二尖瓣反流较轻，可无左心室心前区活动过度。

随着年龄的增长，肺血管阻力不断增高，使左向右分流减少，体格检查结果改变。肺动脉瓣和三尖瓣杂音强度均减弱。第二心音的肺动脉瓣成分加强。第二心音的两个主要成分融合，肺动脉瓣关闭不全产生舒张期杂音。左向右分流，出现发绀和杵状指。

八、辅助检查

（一）心电图检查

在继发孔缺损患者心电图常示电轴右偏，右心室增大。右胸导联 QRS 间期正常，但是呈 rSR' 或 rsR' 型。右心室收缩延迟是由于右心室容量负荷增加还是由于右束支和浦肯野纤维真正的传导延迟尚不清楚。房间隔缺损可见 PR 间期延长。延长结内传导时间可能与心房扩大和由于缺损本身引起结内传导距离增加有关。

（二）胸部 X 线片检查

缺损较小时，分流量少，X 线所见可大致正常或心影轻度增大。缺损较大者，肺野充血，肺纹理增多，肺动脉段突出，在透视下有时可见到肺门舞蹈。主动脉结缩小，心脏扩大，以右心房，右心室明显，一般无左心室扩大。

（三）超声心动图检查

可以清晰显示 ASD 大小、位置、数目、残余房间隔组织的长度及厚度及与毗邻解剖结构的关系，而且可以全面了解心内结构和血流动力学变化。经胸超声显示右房、右心室扩大，肺动脉增宽，M 型见左心室后壁与室间隔同向运动，二维可见房间隔连续性中断，彩色多普勒显像可显示左向右分流的部位及分流量。肺动脉压可通过三尖瓣反流束的高峰血流来评估。

（四）心导管检查

一些年轻的患者如果使用非介入方法已确诊缺损存在，无须心导管检查。除此之外，可能需介入的方法来准确定量分流，测量肺血管阻力，排除冠状动脉疾病。右心导管检查重复取血标本测量血氧饱和度，证实从腔静脉到右心房血氧饱和度逐步增加。一般来说，肺动脉血氧饱和度越高分流越大；在对诊断大的分流时，其价值 > 90%，肺循环和体循环的比率可通过下列公式计算：$Qp/Qs = SAO_2 - MVO_2/PVO_2 - OAO_2$。$SAO_2$、$MVO_2$、$PVO_2$、$PAO_2$ 分别代表大动脉、混合静脉、肺静脉、肺动脉的血氧饱和度。肺血管阻力超过体循环阻力的 70% 时，提示严重的肺血管疾病，最好避免外科手术。

九、诊断与鉴别诊断

诊断房间隔缺损，根据临床症状、体征、心电图检查结果、胸部 X 线片及超声心动图检查结果可得出明确诊断。尤其是超声心动图检查结果，可确定缺损类型、肺动脉压力高低及有无合并其他心内畸形等。临床上房间隔缺损还应与以下病种相鉴别。

1. 较大的室间隔缺损

因为左至右的分流量大，心电图表现与此病极为相似，可能造成误诊。但心室间隔缺损心脏听诊杂音位置较低，左心室常有增大。但在小儿患者，不易鉴别时可做右心导管检查确立诊断。

2. 特发性肺动脉高压

其体征、心电图和 X 线检查结果与此病相似，但心导管检查可发现肺动脉压明显增高而无左至右分流证据。

3. 部分肺静脉畸形

其血流动力改变与房间隔缺损极为相似，但临床上常见的是右侧肺静脉畸形引流入右心房与房间隔缺损合并存在，肺部 X 线断层摄片可见畸形肺静脉的阴影。右心导管检查有助于确诊。

4. 瓣膜型单纯肺动脉口狭窄

其体征、X 线和心电图表现与此病有许多相似之处，有时可造成鉴别上的困难。但瓣膜型单纯肺动脉口狭窄时杂音较响，超声心动图见肺动脉瓣异常，右心导管检查可确诊。

十、治疗

到目前为止，房间隔缺损的治疗包括外科开胸和介入治疗 2 种。一般房间隔缺损一经确诊，应尽早开始接受治疗。一般介入治疗房间隔缺损的大小范围为 5 ～ 36 mm。对于原发孔型房间隔缺损、静脉窦型房间隔缺损、下腔型房间隔缺损和合并有需外科手术的先天性心脏畸形，目前还不能用经介入方法进行治疗，其中，外科手术是原发孔房间隔缺损治疗的唯一选择。

1976 年，King 和 Miller 首先采用介入方法用双伞状堵塞装置关闭继发孔房间隔缺损取得成功，1985 年，Rashikind 等报道应用单盘带钩闭合器封堵继发孔型房间隔缺损获得成功。我国 1995 年开始引进该技术。1997 年，Amplazer 封堵器治疗继发孔型 ASD 应用于临床，目前是全球应用最广泛的方法。2003 年，国产封堵器材上市后，使得我国接受介入治疗的患者大量增加。随着介入技术和封堵器的进展，越来越多的房缺患者通过介入手术得到了根治。随着介入适应证的扩大，出现心脏填塞、封堵器脱落、房室传导阻滞等一系列并发症。

外科修补继发孔房间隔缺损已有 40 多年的历史。方法是在体外循环下，对较小缺损直接缝合，较大缺损则需补上心包片或人造补片。同时纠正合并的其他先天畸形，术后症状改善，心脏大小恢复正常。手术时机应选在儿童或少年期（5 ～ 15 岁），当证实房缺存在，且分流量达肺循环 40% 以上时，或有明显症状应早期治疗。40 岁以上患者手术死亡率可达 5%，有显著肺动脉高压，当肺动脉压等于或高于体动脉压发生右 - 左分流者，不宜手术。原发孔型房缺手术修补可造成希氏束损伤或需同时修复二尖瓣，病死率较高。

十一、预后

尽管未矫治的继发孔型房间隔缺损患者通常可以生存到成年，但生存期并不能达到正常，只有50% 的患者可活到 40 岁。40 岁后每年的病死率约为 6%。小的房间隔缺损［肺血流与体循环血流比率 <（1.5：1 ～ 2：1）］可能在若干年后才出现问题，当高血压和冠状动脉疾病引起左心室顺应性降低时可导致左向右分流增加、房性心律失常、潜在的左右心力衰竭。另外，没有其他获得性心脏疾病的房间隔缺损患者可发展至左心室舒张功能异常。只有 5% ～ 10% 分流量大的患者（> 2：1）可在成年时出现严重的肺动脉高压。尽管大多数成年房间隔缺损的患者有轻到中度的肺动脉高压，但到老年发展为严重肺动脉高压的比率很少。妊娠时没有肺动脉高压的房间隔缺损患者通常不会出现并发症。另一个成年房间隔缺损患者的潜在并发症（甚至包括很小的卵圆孔未闭）是逆向栓塞。房间隔缺损患者很少出现心内膜炎，通常并不主张预防性用药，除非存在损伤的高危险因素。

对于房间隔缺损患者进行治疗，无论是介入治疗还是外科治疗，均能改善患者远期预后、改善生存质量，年龄不是治疗的禁忌证。对于那些合并肺动脉高压、心律失常及那些合并缺血性心脏病、瓣膜性心脏病或高血压病的患者进行正确、及时有效的处理才是提高生存率、改善预后的关键所在。

第八章

瓣膜性心脏病

第一节　二尖瓣狭窄

一、病因和病理改变

临床上所见的二尖瓣狭窄（mitral stenosis），绝大多数都是风湿热的后遗病变，因二尖瓣狭窄而行人工瓣膜置换术的患者中，99% 为风湿性二尖瓣狭窄。但有肯定的风湿热病史者仅占 60%；在少见病因中，主要有老年人的二尖瓣环或环下钙化以及婴儿及儿童的先天性畸形；更罕见的病因为类癌瘤及结缔组织病；有人认为，病毒（特别是 Coxsackie 病毒）也可引起慢性心脏瓣膜病，包括二尖瓣狭窄。淀粉样沉着可以发生在风湿性瓣膜病变的基础上并导致左房灌注障碍。Lutembacher 综合征为二尖瓣狭窄合并房间隔缺损。左房肿瘤（特别是黏液瘤）、左房内球瓣栓塞以及左房内的先天性隔膜如三房心，也可引起左房血流障碍，而与二尖瓣狭窄引起的血流动力学改变相似，但这些情况不属于二尖瓣器质性病变的范畴。风湿性心脏患者中大约 25% 为单纯二尖瓣狭窄，40% 为二尖瓣狭窄合并关闭不全。二尖瓣狭窄的患者中约 2/3 为女性。

在风湿热病程中，一般从初次感染到形成狭窄，至少需要 2 年，一般在 5 年以上的时间，多数患者的无症状期在 10 年以上。

风湿性二尖瓣狭窄的基本病理变化是瓣叶和腱索的纤维化和挛缩，瓣叶交界面相互粘连。交界粘连、腱索缩短，使瓣叶位置下移，严重者如漏斗状，漏斗底部朝向左房，尖部朝向左室。在正常人，血流可自由通过二尖瓣口，经乳头肌间和腱索间进入左室。在风湿性二尖瓣狭窄的患者，腱索融合，瓣叶交界融合，造成血流阻塞，引起一系列病理生理改变。

正常二尖瓣口面积约 4 ~ 6 cm²。当二尖瓣受风湿性病变侵袭后，随着时间的推移，瓣口面积逐渐缩小。瓣口面积缩小至 1.5 ~ 2 cm² 时，属轻度狭窄；1 ~ 1.5 cm² 时，属中度狭窄；< 1 cm² 时属重度狭窄。

二、病理生理

二尖瓣狭窄时，基本的血流动力学变化是：在心室舒张期，左房左室之间出现压力阶差，即跨二尖瓣压差。轻度二尖瓣狭窄，"压差"仅见于心室快速充盈期；严重狭窄，"压差"见于整个心室舒张期。值得注意的是，在同一患者，跨二尖瓣压差的高低还与血流速度有关。后者不仅决定于心排血量，还决定于心室率。心室率加快，舒张期缩短，左房血经二尖瓣口流入左室的时间缩减，难于充分排空。在心排量不变的情况下，心室率增快，跨二尖瓣压差增大，左房压力进一步升高。临床可见不

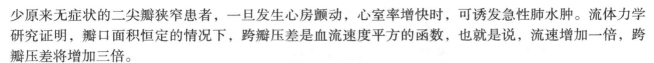

少原来无症状的二尖瓣狭窄患者，一旦发生心房颤动，心室率增快时，可诱发急性肺水肿。流体力学研究证明，瓣口面积恒定的情况下，跨瓣压差是血流速度平方的函数，也就是说，流速增加一倍，跨瓣压差将增加三倍。

（一）左房 – 肺毛细血管高压

瓣口面积大于 2 cm^2 时，除非极剧烈的体力活动，左房平均压一般不会超过肺水肿的压力阈值（25 ~ 30 mmHg），因此患者不会有明显不适。瓣口面积 1.5 ~ 2.0 cm^2 时，静息状态，左房 – 肺毛细血管平均压低于肺水肿的压力阈值；但在中度活动时，由于血流加快，再加上心跳加快，心室舒张期缩短，二尖瓣两侧压差增大，左房 – 肺毛细血管平均压迅速超过肺水肿的压力阈值，因此可出现一过性间质性肺水肿。活动停止，左房，肺毛细血管压又迅速下降，肺间质内液体为淋巴回流所清除，肺水肿减轻或消失。这类患者，安静时无症状，但在较重的体力活动时，则表现出呼吸困难。

瓣口面积 1 ~ 1.5 cm^2，左房 – 肺毛细血管压持续在高水平，轻微活动，甚至休息时，也可能超过肺水肿的压力阈值，因此，患者常主诉劳力性气促和阵发性夜间呼吸困难。稍微活动，即可诱发急性肺泡性肺水肿。左房 – 肺毛细血管高压期，心排血量大体正常，患者无明显疲乏感。

（二）肺动脉高压

二尖瓣狭窄患者肺动脉高压产生机制包括：①左房压力升高，逆向传导致肺动脉压被动升高；②左房高压，肺静脉高压触发反射性肺小动脉收缩；③长期而严重的二尖瓣狭窄导致肺小动脉壁增厚。从某种意义上说，肺血管的这些变化有一定的保护作用，因毛细血管前阻力增高，避免较多的血液进入肺毛细血管床，减少肺水肿的发生。然而，这种保护作用是以右心排血量减少为代价的。

随着肺动脉压力进行性增高，劳力性呼吸困难、阵发性夜间呼吸困难、急性肺水肿等表现会逐渐减轻。但右室功能受损表现及心排血量减少的症状逐渐明显。

瓣口面积 1.5 ~ 2 cm^2 时，可有阵发性左房 – 肺毛细血管高压，但肺动脉压一般不高。

瓣口面积 1 ~ 1.5 cm^2，持续性左房 – 肺毛细血管高压，肺动脉压也可以被动性升高。

瓣口面积 < 1 cm^2，肺动脉压主动性地、明显地升高，而左房 – 肺毛细血管压略有下降，心排出量也下降。患者常诉疲乏无力，劳动耐量减少。

（三）左心房电活动紊乱

二尖瓣狭窄和风湿性心肌炎可引起左房扩大、心房肌纤维化、心房肌排列紊乱。心房肌排列紊乱，进一步导致心房肌电活动传导速度快慢不一，不应期长短有别。由自律性增高或折返激动所形成的房性期前收缩，一旦落在心房肌易损期即可诱发心房颤动。心房颤动的发生与二尖瓣狭窄的严重程度、左房大小、左房压高低密切相关。开始时，心房颤动呈阵发性。心房颤动本身又可促进心房肌进一步萎缩，左房进一步扩大，心房肌传导性和不应性差距更为显著，心房颤动逐渐转为持续性。

40% ~ 50% 症状性风湿性二尖瓣狭窄患者，合并有心房颤动。

二尖瓣狭窄早期，一般为窦性心律。

当瓣口面积 1 ~ 1.5 m^2，可发生阵发性心房颤动。心房颤动发作时，心室率快而不规则，心室舒张期短，每可诱发急性肺水肿。

当瓣口面积 < 1 cm^2，常为持久性心房颤动。因此，持久性心房颤动，多提示血流动力学障碍明显。

（四）心室功能改变

二尖瓣口面积 > 1 cm^2，左房，肺毛细血管压升高，肺动脉压力也可被动性升高。但是，这种程度的肺动脉高压，不会引起明显的右室肥厚，更不会引起右室衰竭。二尖瓣口面积 < 1 cm^2 时，肺动脉压主动性地、明显地升高，甚至超过体循环压水平。长期压力负荷增重，右室壁代偿性肥厚，继之右室扩大，右室衰竭。

Grash 等研究发现，约 1/3 的风湿性二尖瓣狭窄患者存在左室功能异常，其原因尚有争议。一般认为，二尖瓣口狭窄，舒张期左室充盈减少，前负荷降低，导致心排血量降低。Silverstein 则认为，风湿性炎症造成的心肌损害、心肌内在收缩力降低为其主要原因。临床上，外科二尖瓣分离术后，左室射血分数不能随二尖瓣口面积的扩大而增加，也支持 Silver-stein 的观点。Holzer 则指出，二尖瓣狭窄时，心排血量降低与冠状动脉供血不足、心肌收缩力受损有关。还有人提出，二尖瓣狭窄时，右室后负荷增重，收缩状态改变，可影响左室功能。汤莉莉等对 20 例风湿性二尖瓣狭窄患者行球囊扩张术，术前及术后测定多种左室功能指标，发现术前各项左室功能降低主要与前负荷不足有关。这一结论与外科二尖瓣分离术所得结论相矛盾，其原因可能是外科手术中全麻开胸等多种因素改变了心肌收缩力以及心脏的前、后负荷的结果。

（五）血栓前状态出现

血栓前状态是指机体促凝和天然抗凝机制的平衡失调，具体地讲，是血管内皮细胞、血小板、血液抗凝、凝血、纤溶系统及血液流变等发生改变所引起的有利于血栓形成的病理状态。

血栓栓塞是二尖瓣狭窄的常见的、严重的并发症。据统计，该病血栓栓塞并发症的发生率约 20%，二尖瓣狭窄合并心房颤动时，血栓栓塞的危险性较窦性心律时提高 3 ~ 7 倍。华中科技大学同济医学院附属协和医院温沁竹等对 34 例二尖瓣狭窄患者的止血系统多项指标进行过研究，结果发现，这类患者止血系统多个环节发生异常，即存在着血栓前状态。其严重程度与二尖瓣口狭窄严重程度相关，合并心房颤动者较窦性心律者更为严重。

（六）心血管调节激素的改变

如前所述，随着二尖瓣狭窄的发生和发展，左房压力逐渐增高，继之肺动脉压力升高，右室负荷增重，最终将导致右心衰竭。这些血流动力学改变必然会启动机体一系列心血管调节激素的代偿机制。

1. 心钠素分泌的变化

近年来发现，心脏具有分泌心钠素的功能，在一些心血管疾病中，其分泌可发生程度不等的变化。Leddome 在狗的左心房放置一气囊，造成二尖瓣口的部分阻塞以模拟二尖瓣狭窄。研究结果显示血浆心钠素浓度随左房压力升高而升高。Daussele 发现严重二尖瓣狭窄但不伴右心衰竭的患者，外周血心钠素浓度为正常人的 7 ~ 10 倍。多数学者（包括外国学者）认为二尖瓣狭窄时，血心钠素水平升高的主要原因是左房压力升高刺激心房壁肌细胞分泌心钠素。Waldman 发现二尖瓣狭窄时，血心钠素水平不仅与左房压力有关，而且与左房容积和左房壁张力有关。Malatino 通过对 24 例二尖瓣狭窄患者的研究发现，心房颤动组与窦性心律组相比，左房内径较大，血心钠素水平较高；心房颤动组血心钠素水平与左房压力高低无关。这一结果说明，心房快速颤动，心房容量增大，心房壁显著扩张是二尖瓣狭窄合并心房颤动患者血心钠素升高的主要原因。

二尖瓣狭窄患者血心钠素水平升高的意义在于：①促进水钠排泄；②抑制肾素 – 血管紧张素 – 醛固酮系统的分泌；③扩张肺动脉、降低肺动脉压或推迟肺动脉高压的发生；④降低交感神经兴奋性。

2. 肾素 – 血管紧张素 – 醛固酮系统的变化

二尖瓣狭窄时，肾素 – 血管紧张素 – 醛固酮系统（RAS）随病程的变化而有不同的改变。早期，即左房高压期，心肺压力感受器兴奋，交感神经活性减弱，血中肾素 – 血管紧张素 – 醛固酮系统水平降低。一旦肺动脉压力明显升高或右心衰竭出现，心排血量下降，重要脏器供血不足，交感神经及 RAS 兴奋，相关心血管调节激素分泌增加，血中去甲肾上腺素、肾素、醛固酮水平升高。体外试验证明，心钠素与 RAS 是一对相互拮抗的心血管调节激素。但对二尖瓣狭窄患者的研究发现，血浆心钠素水平与 RAS 系统的变化似乎相关性不大。Luwin 等发现，经皮二尖瓣球囊扩张（PB-MV）术后 10 ~ 60 min，心钠素水平下降同时肾素、醛固酮水平上升；Ishikura 等报告，PB-MV 术前，心钠素水平显著升高，肾素、醛固酮水平也显著升高，血管紧张素水平无明显变化；术后，血心钠素水平显著下降，同时肾素、血管紧张素 Ⅱ、醛固酮水平未见明显上升。

上述资料说明，二尖瓣狭窄患者，体内 RAS 变化是很复杂的，可能受多种机制所控制。

3. 血管加压素分泌的变化

血管加压素由垂体分泌，左房也有感受器，其分泌受血浆晶体渗透压和左房容量双重调节。二尖瓣狭窄患者，左房容量增加，左房内感受器兴奋，血管加压素水平升高；PBMV 术后，左房容量下降，血管加压素水平也降低。

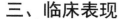

三、临床表现

（一）症状

1. 呼吸困难

劳力性呼吸困难为最早期症状，主要由肺的顺应性减低所致。由于肺血管充血和间质水肿而使活动能力降低。日常活动时即有左室灌注受阻和呼吸困难的患者，一般有端坐呼吸并有发生急性肺水肿的危险。后者可由劳累、情绪激动、呼吸道感染、性交、妊娠或快速房颤等而诱发。肺血管阻力显著升高的患者，右室功能受损，致右室排血受阻，因此，这类患者很少有突然的肺毛细血管压力升高，故反而较少发生急性肺水肿。由于二尖瓣狭窄是一种缓慢进展性疾病，患者可以逐渐调整工作和生活方式，使之接近于静息水平，避免呼吸困难的发生。若行运动试验，可客观判断心功能状态。

2. 咯血

可表现为下列几种形式：

（1）突然的咯血（有时称之为肺卒中），常为大量，偶可致命。系由于左房压突然升高致曲张的支气管静脉破裂出血所造成，多见于二尖瓣狭窄早期，无肺动脉高压或仅有轻、中度肺动脉高压的患者；后期因曲张静脉壁增厚，咯血反而少见。

（2）痰中带血或咳血痰，常伴夜间阵发性呼吸困难，此与慢性支气管炎、肺部感染和肺充血或毛细血管破裂有关。

（3）粉红色泡沫痰，为急性肺水肿的特征，由肺泡毛细血管破裂所致。

（4）肺梗死，为二尖瓣狭窄合并心力衰竭的晚期并发症。咳血性痰是由于毛细血管有渗血和肺组织有坏死的缘故。

3. 胸痛

二尖瓣狭窄的患者中，约15%有胸痛，其性质有时不易与冠状动脉疾患所致的心绞痛相区别。有人认为可能是由于肺动脉高压以致肥大的右室壁张力增高，同时由于心排血量降低致右室心肌缺血所致，或继发于冠状动脉粥样硬化性狭窄，其确切机制尚不明。大多数患者通过成功的二尖瓣分离术或扩张术，胸痛症状可以得到缓解。

4. 血栓栓塞

血栓栓塞为二尖瓣狭窄的严重并发症，约20%的患者在病程中发生血栓栓塞，其中约15%～20%由此导致死亡。在开展抗凝治疗和外科手术以前，二尖瓣狭窄患者中约1/4死于血栓栓塞。血栓形成与心排血量减低、患者的年龄和左心耳的大小有关。此外，瓣膜钙质沉着可能是一危险因素，有10%的二尖瓣钙化的患者，在施行瓣膜分离术后发生栓塞。有栓塞病史的患者，在手术时左房中常见不到血栓。发生栓塞者约80%有心房颤动。若患者发生栓塞时为窦律，则可能原有阵发性房颤或合并有感染性心内膜炎，或原发病为心房黏液瘤而并非是二尖瓣狭窄。栓塞可能是首发症状，甚至发生在劳力性呼吸困难以前。35岁以上的房颤患者，尤其是伴有心排血量降低和左心耳扩大者是发生栓塞最危险的因素，因此应该给予预防性的抗凝治疗。

临床所见约半数的栓塞发生在脑血管。冠状动脉栓塞可导致心肌梗死和（或）心绞痛，肾动脉栓塞可引起高血压。约25%的患者可反复发生或为多发性栓塞，偶尔左房内有巨大血栓，似一带蒂的球瓣栓子，当变换体位时可阻塞左房流出道或引起猝死。

5. 其他

左房显著扩大、气管，支气管淋巴结肿大、肺动脉扩张可压迫左侧喉返神经，引起声嘶；此外，由于食管被扩张的左房压迫可引起吞咽困难。发生右心衰竭者，常有纳差、腹胀、恶心、呕吐等消化系统症状，小便量亦少。

（二）体征

1. 望诊和触诊

严重二尖瓣狭窄可出现二尖瓣面容，特征是患者两颊呈紫红色。发生机制是，心排血量减低，周围血管收缩。二尖瓣狭窄，尤其是重度二尖瓣狭窄，心尖搏动往往不明显（左室向后移位）。若能触及与第一心音（S_1）同时出现的撞击（tapping）感，其意义与 S_1 亢进等同，提示二尖瓣前内侧瓣活动性好。令患者左侧卧位，可在心尖区触及舒张期震颤。肺动脉高压时，胸骨左缘第 2 肋间触及肺动脉瓣震荡感，胸骨左缘触及右室抬举感；当右室明显扩大，左室向后移位，右室占据心尖区，易将右室搏动误为左室搏动。

2. 听诊

二尖瓣狭窄，在心尖区多可闻及亢进的第一心音，它的存在提示二尖瓣瓣叶弹性良好，当二尖瓣瓣叶增厚或钙化，这一体征即告消失。随着肺动脉压增高，肺动脉瓣关闭音变响，传导也较广，甚至在主动脉瓣听诊区及心尖区可闻及；第二心音分裂变窄，最后变成单一心音。重度肺动脉高压，还可在胸骨左缘第 2 肋间闻及喷射音，吸气时减弱，呼气时增强；在胸骨左缘 2 ~ 3 肋间闻及肺动脉关闭不全的格 – 史（Graham-Steell）杂音；在胸骨左下缘闻及三尖瓣关闭不全的收缩期杂音以及右室源性的第三心音和第四心音。

二尖瓣开瓣音（opening snap），在心尖区采用膜型胸件易于闻及，往往与亢进的 S_1 同时存在，二者均提示二尖瓣瓣叶弹性良好。钙化仅累及二尖瓣瓣尖，该音依然存在，但累及二尖瓣瓣体时，该音即告消失。开瓣音与主动脉瓣关闭音之间的时距愈短，提示二尖瓣狭窄愈重；相反，则愈轻。

二尖瓣狭窄最具诊断价值的听诊是，在心尖区用钟型胸件听诊器听诊可闻及舒张期隆隆样杂音，左侧卧位尤易检出。该杂音弱时，仅局限于心尖区；强时，可向左腋下及胸骨左缘传导。杂音响度与二尖瓣狭窄轻重无关，但杂音持续时间却与之相关，只要左侧房室压力阶差超过 3 mmHg，杂音即持续存在。轻度二尖瓣狭窄，杂音紧跟开瓣音之后出现，但持续时间短暂，仅限于舒张早期，但舒张晚期再次出现；严重二尖瓣狭窄，杂音持续于整个舒张期，若为窦性心律，则呈舒张晚期增强。二尖瓣狭窄舒张期隆隆样杂音在下述情况下可能被掩盖：胸壁增厚，肺气肿，低心排血量状态，右室明显扩大，二尖瓣口高度狭窄。这种二尖瓣狭窄谓之"安静型二尖瓣狭窄"。对疑有二尖瓣狭窄的患者，常规听诊未发现杂音，可令患者下蹲数次，或登梯数次，再左侧卧位，并于呼气末听诊，可检出舒张期隆隆样杂音。

（三）辅助检查

1. X 线检查

X 线所见与二尖瓣狭窄的程度和疾病发展阶段有关，仅中度以上狭窄的病例在检查时方可发现左房增大（极度左房扩大罕见），肺动脉段突出，左支气管抬高，并可有右室增大等。后前位心影如梨状，称为"二尖瓣型心"。主动脉结略小，右前斜位吞钡检查可发现扩张的左房压迫食管，使其向后并向左移位，左前斜位检查易发现右室增大。老年患者常有二尖瓣钙化，青壮年患者亦不少见，以荧光增强透视或断层 X 线检查最易发现二尖瓣钙化。肺门附近阴影增加，提示肺静脉高压所致的慢性肺瘀血和肺间质水肿。

2. 心电图检查

轻度二尖瓣狭窄者，心电图正常。其最早的心电图变化为具特征性的左房增大的 P 波，P 波增宽且呈双峰型，称之为二尖瓣型 P 波（$P_{II} > 0.12$ s，$PtfV_1 \leq -0.03$ mm/s，电轴在 $+45° ~ 30°$ 之间），见于 90% 显著二尖瓣狭窄患者。随着病情发展，当合并肺动脉高压时，则显示右室增大，电轴亦可右偏。病程晚期，常出现心房颤动。

3. 超声心动图检查

超声心动图对二尖瓣狭窄的诊断有较高的特异性，除可确定瓣口有无狭窄及瓣口面积之外，尚可帮助了解心脏形态，判断瓣膜病变程度及决定手术方法，对观察手术前后之改变及有无二尖瓣狭窄复发等方面都有很大价值。

超声诊断的主要依据如下：

（1）二维超声心动图上见二尖瓣前后叶反射增强，变厚，活动幅度减小，舒张期前叶体部向前膨出呈气球状，瓣尖处前后叶的距离明显缩短，开口面积亦变小。

（2）M 型超声心动图示二尖瓣前叶曲线上，舒张期正常的双峰消失，E 峰后曲线下降缓慢，EA

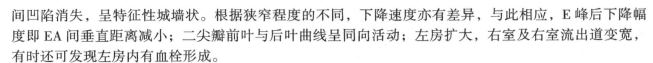

间凹陷消失，呈特征性城墙状。根据狭窄程度的不同，下降速度亦有差异，与此相应，E 峰后下降幅度即 EA 间垂直距离减小；二尖瓣前叶与后叶曲线呈同向活动；左房扩大，右室及右室流出道变宽，有时还可发现左房内有血栓形成。

（3）Doppler 图像上舒张期可见通过二尖瓣口的血流速率增快。

（4）Doppler 超声心动图运动试验：运动试验可用于某些二尖瓣狭窄患者，以了解体力活动的耐受水平，揭示隐匿的二尖瓣狭窄的相关症状。运动试验可与 Doppler 超声心动图相结合，以评价二尖瓣狭窄在运动时的血流动力学。Doppler 超声心动图运动实验通常是在运动中止后静息状态下行 Doppler 检查。Doppler 超声心动图主要用于下列情况：①证实无症状的二尖瓣狭窄，患者具有良好的运动能力，在强度和日常生活活动相等的工作负荷状态下可以无症状；②评价运动期间肺动脉收缩压；③对于那些有症状但静息状态下检查却只有轻度二尖瓣狭窄的患者，可用这种方法了解运动时血流动力学变化。

四、并发症

（一）心房颤动

见于重度二尖瓣狭窄的患者，左房明显增大是心房颤动能持续存在的解剖基础；出现心房颤动后，心尖区舒张期隆隆样杂音可减轻，收缩期前增强消失。

（二）栓塞

常见于心房颤动患者，以脑梗死最为多见，栓子也可到达四肢、肠、肾脏和脾脏等处；右房出来的栓子可造成肺栓塞或肺梗死；少数病例可在左房中形成球瓣栓塞，这种血栓可占据整个左房容积的 1/4，若堵住二尖瓣口则可造成晕厥，甚至猝死。

（三）充血性心力衰竭或急性肺水肿

病程晚期大约有 50% ~ 75% 的患者发生充血性心力衰竭，这也是导致死亡的主要原因，呼吸道感染为诱发心力衰竭的常见原因，在年轻女性患者中，妊娠和分娩常为主要诱因。急性肺水肿是高度二尖瓣狭窄的严重并发症，往往由于剧烈体力活动、情绪激动、感染、妊娠或分娩、快速房颤等情况而诱发，上述情况均可导致左室舒张充盈期缩短和左房压升高，因而使肺毛细血管压力增高，血浆易渗透到组织间隙或肺泡内，故引起急性肺水肿。

（四）呼吸道感染

二尖瓣狭窄患者，由于常有肺静脉高压、肺瘀血，故易合并支气管炎和肺炎。临床上凡遇心力衰竭伴发热、咳嗽的患者时，即应考虑到合并呼吸道感染的可能，应及时给予抗生素治疗，以免诱发或加重心力衰竭。显著二尖瓣狭窄的患者，一般不易感染肺结核。

五、自然病程

介入治疗和外科治疗的飞速发展，使得了解二尖瓣狭窄以及其他类型瓣膜病的自然病程相当困难。仅有少数资料能提供二尖瓣狭窄病程信息。在温带地区，如美国和西欧，首次风湿热发生后 15 ~ 20 年才出现有症状的二尖瓣狭窄。从心功能 II 级进展为心功能 III ~ IV 级约需 5 ~ 10 年；在热带和亚热带地区，病变进展速度相对较快。经济发展程度和种族遗传因素也可能起一定作用。如在印度，6 ~ 12 岁儿童即可患有严重的二尖瓣狭窄，但在北美和西欧，有症状的二尖瓣狭窄却见于 45 ~ 65 岁。Sagie 采用 Doppler 超声心动图对 103 例二尖瓣狭窄患者进行随访后指出，二尖瓣口面积减小速率为 0.09 cm^2/ 年。

外科治疗二尖瓣狭窄出现前的年代，有关二尖瓣狭窄自然病程的资料提示，症状一旦出现，预后不良，其 5 年存活率在心功能 III 级为 62%，IV 级为 15%。1996 年，Horstkotte 报告一组拒绝行手术治疗的有症状的二尖瓣狭窄患者，5 年存活率为 44%。

六、治疗

二尖瓣狭窄患者，可发生肺水肿、心力衰竭、心律失常以及血栓栓塞等并发症，已如前述。一般来说，二尖瓣狭窄患者，若未出现并发症，可不必治疗，但应防止受凉，注意劳逸结合，应用长效青霉素预防乙型溶血性链球菌感染；有并发症者，宜选择适当方式进行治疗。

二尖瓣狭窄的治疗方式分内科治疗和外科治疗两方面。此处只介绍内科治疗部分。

药物治疗：

（1）β 受体阻滞剂：由于二尖瓣狭窄合并质性肺水肿或肺泡性肺水肿的主要成因是二尖瓣口的机械性阻塞，二尖瓣跨瓣压差增大，左房压力和肺静脉 – 肺毛细血管压力增高。二尖瓣跨瓣压差与心率、心排血量之间的关系是：压力阶差 = 心排血量／（K·舒张充盈期）（K 为一常数，包含二尖瓣口面积）。心排血量增加或舒张充盈期缩短可导致压力阶差上升。若能减慢心率及（或）降低心排出量，就可降低二尖瓣跨瓣压差，降低左房、肺静脉 – 毛细血管压，减轻患者肺瘀血症状。

1977 年，Steven 等对 8 例单纯二尖瓣狭窄呈窦性心律的患者进行了研究，用普萘洛尔 2 mg 静脉注射，注射前及注射后 10 min 测心率、肺小动脉楔嵌压、左室收缩压、左室舒张压以及心排血量。结果显示心率下降（13.0±2.6）次／分（$P < 0.01$），心排血量下降（0.5±0.2）L/min（$P < 0.05$），二尖瓣跨瓣压差下降（7.1±1.6）mmHg（$P < 0.05$），肺小动脉楔嵌压下降（6.9±1.2）mmHg（$P < 0.01$），左室收缩压下降（5.1±2.6）mmHg（$P > 0.05$），左室舒张末期压力无变化。

有学者也曾用普萘洛尔静脉注射抢救单纯二尖瓣狭窄合并急性肺水肿的患者，还曾用普萘洛尔口服治疗单纯二尖瓣狭窄合并慢性肺瘀血的患者，疗效均非常满意。β 受体阻滞剂能有效地减慢窦房结冲动，因此可用于：①二尖瓣狭窄合并窦性心动过速；②二尖瓣狭窄合并窦性心动过速和急性肺水肿；③二尖瓣狭窄合并快速型室上性心律失常。

（2）钙通道阻滞剂：如维拉帕米和硫氮草酮，这两种药物均能直接作用于窦房结，减慢窦性频率；还可作用于房室结，延缓房室传导。但是这两种药物还能扩张周围血管，引起交感神经兴奋，间接地使窦性频率加快，房室结传导加速。因此，钙通道阻滞剂对房室结和窦房结的净效应与剂量相关，为有效减慢窦性心律，延缓房室传导，常须用中等剂量或大剂量。由于用量较大，常发生诸如头痛、便秘、颜面潮红及肢体水肿等副作用。所以这种药物，多用作洋地黄的辅助用药，以减慢快速心房颤动患者的心室率。

（3）洋地黄制剂：对窦房结基本无直接作用，但能有效地抑制房室结，延缓房室传导。对二尖瓣狭窄、窦性心动过速合并肺水肿的患者，临床应用价值有限，甚至有人认为有害。对二尖瓣狭窄快速心房颤动合并肺水肿者，应用洋地黄制剂，疗效满意。

应该指出的是，洋地黄对静息状态下的快速心房颤动，能显著减慢心室率，在应激状态下，洋地黄控制心房颤动的心室率的能力较差。其原因在于：洋地黄减慢房室结传导的作用，主要是通过兴奋迷走神经实现的，在应激状态下，交感神经兴奋，房室传导加速，这种交感神经的兴奋作用超过迷走神经的抑制作用，因此心房颤动患者心室率难以减慢，为解决这一问题，可加用 β 受体阻滞剂或钙通道阻滞剂，辅助洋地黄控制应激状态下心房颤动患者的心室率。

经皮球囊二尖瓣成形术的禁忌证包括：①左房内血栓形成；②近期（3 个月）内有血栓栓塞史；③中、重度二尖瓣关闭不全；④左室附壁血栓；⑤右房明显扩大；⑥心脏、大血管转位；⑦主动脉根部明显扩大；⑧胸、脊柱畸形。

第二节　二尖瓣关闭不全

一、病因和病理改变

二尖瓣装置包括瓣环、瓣叶、腱索和乳头肌，它们在功能上是一个整体。正常的二尖瓣功能，有赖于上述四成分的结构和功能的完整，其中任何一个或多个成分出现结构异常或功能障碍便可产生二尖瓣关闭不全（mitral regurgitation），当左室收缩时，血液便可反流入左房。以前，在人群中，风湿热、风湿性心瓣膜炎发生率很高，因此认为风湿性二尖瓣关闭不全极为常见，即使临床未发现伴有二尖瓣狭窄的二尖瓣关闭不全，若未查到其他病因，也认为是风湿性二尖瓣关闭不全。随着心脏瓣膜病手术治疗的开展及尸检资料的累积，对二尖瓣关闭不全的病因的认识也随着发生了变化。据报告，风湿性单纯性二尖瓣关闭不全占全部二尖瓣关闭不全的百分数逐渐在减少。1972 年，Seizer 报告风湿性二尖瓣关闭不全占 44%；1976 年，Amlie 报告占 33%；1987 年，Kirklin 及中尾报告为 3% ~ 21%。非风湿性单纯性二尖瓣关闭不全的病因，以腱索断裂最常见，其次是感染性心内膜炎、二尖瓣黏液样变性、缺血性心脏病等。缺血性心脏病之所以造成二尖瓣关闭不全，其机制可能与左室整体收缩功能异常，左室节段性室壁运动异常以及心肌梗死后左室重构等有关。

二尖瓣关闭不全的病因分类，详见表 8-1。

表 8-1　二尖瓣关闭不全的病因分类

病损部位	慢性	急性或亚急性
瓣叶 - 瓣环	风湿性	感染性心内膜炎
	黏液样变	外伤
	瓣环钙化	人工瓣瓣周漏
	结缔组织疾病	
	先天性，如二尖瓣裂	
腱索 - 乳头肌	瓣膜脱垂	原发性腱索断裂
	（腱索或乳头肌过长）	继发性腱索断裂
	乳头肌功能不全	感染性心内膜炎或慢性瓣膜病变所致
		心肌梗死并发乳头肌功能不全或断裂
		创伤所致腱索或乳头肌断裂
心肌	扩张型心肌病	
	肥厚性梗阻型心肌病	
	冠心病节段运动异常或室壁瘤	

（一）瓣叶异常

由于瓣叶受累所致的二尖瓣关闭不全，常见于慢性风湿性心瓣膜病，男性多于女性，其主要病理改变为慢性炎症及纤维化使瓣叶变硬、缩短、变形，或腱索粘连、融合、变粗等，病程久者可钙化而加重关闭不全。风湿性二尖瓣关闭不全的患者中，约半数合并二尖瓣狭窄。此外，结缔组织疾病、感染性心内膜炎、穿通性或非穿通性创伤均可损毁二尖瓣叶；心内膜炎愈合期二尖瓣尖的回缩也能引起二尖瓣关闭不全。

（二）瓣环异常

1. 瓣环扩张

成人二尖瓣环的周径约 10 cm，在心脏收缩期，左室肌的收缩可使瓣环缩小，这对瓣膜关闭起重要作用，因此，任何病因的心脏病凡引起严重的左室扩张者，均可使二尖瓣环扩张，从而导致二尖瓣关闭不全。一般原发性瓣膜关闭不全比继发于二尖瓣环扩张引起的关闭不全严重些。

2. 瓣环钙化

在尸检中，二尖瓣环特发性钙化甚为常见。一般这种退行性变对心脏功能影响很小，严重的二尖瓣环钙化，则是引起二尖瓣关闭不全的重要原因。高血压、主动脉瓣狭窄和糖尿病以及 Marfan 综合征等，均可使二尖瓣环的钙化加速，并可使二尖瓣环扩张，因而更易造成二尖瓣关闭不全；此外，慢性肾衰竭和继发性甲状旁腺功能亢进的患者，也易发生二尖瓣环钙化。严重钙化的患者，钙盐可能侵入传导系统，导致房室或（和）室内传导阻滞，偶尔钙质沉着扩展可达冠状动脉。

（三）腱索异常

这是引起二尖瓣关闭不全的重要原因。腱索异常可由下列原因引起，先天性异常、自发性断裂或继发于感染性心内膜炎、风湿热的腱索断裂。多数患者腱索断裂无明显原因，后叶腱索断裂较前叶腱索断裂多见，常伴有乳头肌纤维化，腱索断裂也可由创伤或急性左室扩张引起。根据腱索断裂的数目和速度而引起不同程度的二尖瓣关闭不全，临床上可表现为急性、亚急性或慢性过程。

（四）乳头肌受累

任何妨碍乳头肌对瓣叶有效控制的因素，均可导致二尖瓣关闭不全。乳头肌是由冠状动脉的终末支供血，因此，对缺血很敏感，乳头肌血供的减少，可引起乳头肌缺血、损伤、坏死和纤维化伴功能障碍。唯乳头肌断裂在临床上罕见。若缺血呈一过性，乳头肌功能不全和二尖瓣关闭不全也呈一过性，且伴有心绞痛发作。若缺血严重而持久，引起慢性二尖瓣关闭不全。后内侧乳头肌的血供较前外侧少，故较易受缺血的影响。引起乳头肌受累的原因，归纳起来有下列几种：①乳头肌缺血，常见者为冠心病；②左室扩大，使乳头肌在心脏收缩时发生方位改变；③乳头肌的先天性畸形，如乳头肌过长、过短、一个乳头肌缺如等；④感染性心内膜炎时合并乳头肌脓肿，可引起急性瓣下二尖瓣关闭不全；⑤其他，如肥厚型心肌病、心内膜心肌纤维化、左房黏液瘤、外伤等。

根据乳头肌受累的程度及速度，临床上可表现为急性二尖瓣关闭不全或慢性二尖瓣关闭不全的征象。

二、病理生理

二尖瓣关闭不全时，左室排血可经两个孔道，即二尖瓣孔和主动脉瓣孔，因此排血阻力降低。在主动脉瓣打开之前，几乎半量的左室血液先期反流左房。反流量的多少，决定于二尖瓣孔的大小和左室 - 左房压力阶差。而二尖瓣孔的大小和左室 - 左房压力阶差又是可变的。左室收缩压或者左室 - 左房压力阶差决定于周围血管阻力；正常二尖瓣环有一定弹性，其横截面可由多种因素调节，如前负荷、后负荷、心肌收缩力。当前负荷和后负荷增加，心肌收缩力降低，左室腔扩大，二尖瓣环扩张，反流孔增大，反流量增加；当采用某些措施（如正性肌力药物、利尿剂、血管扩张剂）使左室腔缩小，反流孔变小，反流量减少。

（一）左室功能的变化

当急性二尖瓣关闭不全发生开始时，左室以两种方式来代偿，一是排空更完全，二是增加前负荷。此时，左室收缩末压降低，内径缩短，室壁张力明显下降，心肌纤维缩短程度和速率增加。当二尖瓣关闭不全持续而变为慢性二尖瓣关闭不全，特别是严重二尖瓣关闭不全，左室舒张末期容量增大，收缩末期容量恢复正常。根据 Laplace 定律（心肌张力与心室内压和心室半径乘积相关），由于左室舒张末期容量增大，室壁张力增加至正常水平或超过正常水平，此谓严重二尖瓣关闭不全的慢性代偿阶段。左室舒张末期容量增加，即前负荷增加，二尖瓣环扩大，二尖瓣关闭不全加重，即进入二尖瓣关闭不全引起二尖瓣关闭不全的恶性循环。在慢性二尖瓣关闭不全，左室舒张末期容量及左室质量均是增加的，左室发生典型的离心性肥厚，肥厚的程度与扩大的程度不成比例。二尖瓣关闭不全，由于左室后负荷降低，射血分数（EF）可以维持于正常水平或超过正常水平。

多数严重二尖瓣关闭不全患者，心功能代偿期可持续多年；部分患者，由于左室长期容量超负荷，最终发生心肌失代偿，收缩末期容量，前负荷后负荷均增加，而射血分数和每搏出量降低。左室功能失代偿者，神经内分泌系统激活，循环炎性因子增加，磷酸肌酸与三磷酸腺苷比例降低。

严重二尖瓣关闭不全患者，冠状动脉血流速度加快，而与主动脉瓣病变相比较，心肌氧耗量的增加并不显著，因为这类患者心肌纤维缩短程度和速度虽然增高，但这不是心肌氧耗量的主要决定因素，主要决定因素是室壁张力，心肌收缩力和心率，前者（平均左室壁张力）实际是降低的，而后两者变化不大。因此，二尖瓣关闭不全的患者很少出现心绞痛。

反映心肌收缩力强弱的各种射血指标（如射血分数，左室短轴缩短率）是与后负荷大小成反比的，二尖瓣关闭不全早期，上述射血指标增高。许多患者最终之所以有症状，是因为二尖瓣反流量大，左室压和肺静脉压增高，而各种射血指标却无变化，甚至增高。也有部分患者，症状严重，提示左室收缩功能严重减低，各种射血指标降至低于正常水平或正常低水平。即使二尖瓣关闭不全合并明显左室衰竭，左室射血分数及短轴缩短率仅有轻、中度降低。因此，当射血分数为正常低水平时，即提示左室收缩功能受损。当射血分数中度减低（0.40 ～ 0.50），则提示左室收缩功能严重受损，而且在二尖瓣矫治术后常难以逆转；当射血分数低于 0.35，提示左室收缩功能极度受损，二尖瓣矫治术的风险很大，术后疗效不佳。

（二）左房顺应性的变化

左房顺应性是严重二尖瓣关闭不全患者血流动力学和临床表现的主要决定因素。依据左房顺应性的差别，可将二尖瓣关闭分为三个亚组。

1. 左房顺应性正常或降低组

该组左房扩大不明显，左房平均压显著增高，肺瘀血症状突出。见于急性二尖瓣关闭不全，如腱索断裂、乳突肌头部梗死、二尖瓣叶穿孔（外伤或感染性心内膜炎）。数周、数月后左房壁逐渐增厚，收缩力增强，排空更充分，左房顺应性低于正常；急性二尖瓣关闭不全发生后 6 ~ 12 个月，肺静脉壁增厚，肺动脉壁也增厚，肺动脉血管阻力增加，肺动脉压力增高。

2. 左房顺应性显著增高组

该组左房明显扩大，左房平均压正常或略高于正常。见于严重慢性二尖瓣关闭不全。这类患者，肺血管阻力和肺动脉压力正常或稍高于正常，常有心房颤动和心排血量减低的表现。

3. 左房顺应性中度增高组

该组介于第一组和第二组之间，临床上最常见。见于严重二尖瓣关闭不全，左房可有不同程度扩大，左房平均压升高，肺静脉压力、肺血管阻力和肺动脉压力可能升高，心房颤动迟早也会发生。

三、临床表现

（一）症状

慢性二尖瓣关闭不全患者临床症状的轻重，取决于二尖瓣反流的严重程度、二尖瓣关闭不全进展的速度、左房和肺静脉压高低、肺动脉压力水平以及是否合并有其他瓣膜损害和冠状动脉疾病等。

慢性二尖瓣关闭不全的患者在出现左室衰竭以前，临床上常无症状。部分慢性二尖瓣关闭不全合并肺静脉高压或心房颤动患者可于左室衰竭发生前出现症状。从罹患风湿热至出现二尖瓣关闭不全的症状，一般常超过 20 年。二尖瓣关闭不全的无症状期比二尖瓣狭窄长，急性肺水肿亦比二尖瓣狭窄少见，可能与左房压较少突然升高有关，咯血和栓塞的机会远比二尖瓣狭窄少，而由于心排血量减少所致的疲倦、乏力则表现较突出。

轻度二尖瓣关闭不全的患者，可能终身无症状，多数患者仅有轻度不适感。但如有慢性风湿活动、感染性心内膜炎或腱索断裂，则可使二尖瓣关闭不全进行性加重，由低心排血量或肺充血引起之症状亦会逐渐明显，有时甚至发展为不可逆的左心衰竭。二尖瓣关闭不全的患者出现心房颤动时，虽会影响病程的进展，但不如二尖瓣狭窄时明显，可能因为二尖瓣关闭不全患者出现快速房颤时，不至于使左房压明显升高之故。

严重二尖瓣关闭不全的患者，由于心排血量很低，因此患者有极度疲乏力、无力的感觉，活动耐力也大受限制，一旦左心衰竭，肺静脉压力升高，患者即可出现劳力性呼吸困难，亦可有夜间阵发性呼吸困难，进而可出现右心衰竭的征象，表现为肝脏瘀血肿大、踝部水肿，甚至出现胸、腹水；合并冠状动脉疾病患者，可出现心绞痛的临床症状。

（二）体征

心界向左下扩大，心尖区出现有力的、局限性的收缩期搏动，亦表示左室肥厚、扩张。二尖瓣瓣叶病变所致二尖瓣关闭不全，第一心音常减低。由于左室排空时间缩短，主动脉瓣关闭提前，常可出现第二心音宽分裂。合并肺动脉高压时，肺动脉瓣关闭音增强。在左室快速充盈期，流经二尖瓣口血流量增大、增速，常可在心尖部闻及左室源性第三心音，有时伴有短促的舒张期隆隆性杂音。

二尖瓣关闭不全最重要的体征是心尖区收缩期杂音。多数患者，杂音在 S_1 后立即发生，持续于整个收缩期，超过甚至掩盖主动脉关闭音，该杂音响度稳定，呈吹风性，调较高，可向左腋下和左肩下放射，若为后外侧瓣病变，杂音还可向胸骨和主动脉瓣区放射，后者特别多见于二尖瓣后叶脱垂时。二尖瓣关闭不全杂音，不随左室每搏输出量大小变化而变化，其强弱也与二尖瓣关闭不全的严重程度无关。某些患者，因左室扩大、急性心肌梗死、人工瓣瓣周漏、严重肺气肿、肥胖、胸廓畸形，虽有严重二尖瓣关闭不全，杂音很难听到，甚至完全听不到，此谓安静型二尖瓣关闭不全（silent mitral regurgitation）。

风湿性二尖瓣病，可表现为单纯二尖瓣狭窄、二尖瓣关闭不全，但更多表现为二尖瓣狭窄合并二尖瓣关闭不全。在二尖瓣狭窄合并二尖瓣关闭不全的患者，如果听诊发现心尖部 S_1 减低，又可闻及第三心音，说明以关闭不全为主；若发现心尖部 S_1 亢进，有明显开瓣音，收缩期杂音柔和而又短促，提示以狭窄为主。

（三）辅助检查

1. X 线检查

轻度二尖瓣关闭不全，X 线检查无明显异常发现，较严重者可有左房增大及左室增大。严重二尖瓣关闭不全者，可呈巨大左房，有时可使食管向右、向后移位，并组成右心缘的一部分。若有心力衰竭或肺动脉高压症存在，则出现右室增大。透视下可见二尖瓣钙化，有时可见左房收缩期搏动。有肺静脉高压时，可见 Kerley B 线。急性严重二尖瓣关闭不全常有肺水肿的征象，而左房、左室扩大不显著。左室造影对二尖瓣关闭不全的诊断，很有帮助，且能提示反流量的大小。

2. 心电图检查

轻度二尖瓣关闭不全者，心电图正常；较重者，主要示左室肥大和劳损，当出现肺动脉高压后，可有左、右室肥大或右房肥大的表现。病程短者，多呈窦性心律，约 1/3 的慢性二尖瓣关闭不全者示心房颤动。窦性心律者，标准导联中 P 波可增宽并出现切迹，V_1 导联 ptf 负值增大，提示左房增大。

3. 超声心动图检查

对重症二尖瓣关闭不全的诊断准确率很高，轻症者因反流量小，心脏形态改变不显著，故较难肯定。超声诊断的主要依据如下：

（1）M 型图可示左房左室增大及容量负荷过重的现象，有时可见瓣膜钙化。右室及肺动脉干亦可能扩大或增宽。

（2）切面超声心动图上可见瓣叶增厚、反射增强，瓣口在收缩期关闭对合不佳。

（3）Doppler 检查时，在左房内可见收缩期血液返回所引起湍流。

（4）左心声学造影时，可见造影剂在收缩期由左室返回左房。

（5）腱索断裂时，二尖瓣可呈连枷样改变，在左室长轴切面观可见瓣叶在收缩期呈鹅颈样钩向左房，舒张期呈挥鞭样漂向左室。

运动超声心动图可协助判断二尖瓣关闭不全的严重程度，了解运动期间血流动力学的异常改变，尤其对那些轻度二尖瓣关闭不全但有症状患者以及病情稳定而无症状的二尖瓣关闭不全患者，运动超声心动图可客观地评价其心功能状态。

4. 放射性核素检查

超声心动图是诊断二尖瓣关闭不全最常用的影像学方法，但在下述情况下可进一步考虑门控血池核素造影或一期心血管造影：超声检查结果不甚满意；临床与超声诊断有出入；有必要更准确测定左室射血分数。此外，通过该法还可测量左室功能和反流分数；也可用于定期随访患者，若在随访期，静息射血分数进行性下降达正常值下限，或左室舒张末期以及（或）收缩末期容量进行增加，提示患者应考虑手术治疗。

四、自然病程

二尖瓣关闭不全的自然病史，取决于基本病因、反流程度及心肌功能状态。轻度二尖瓣关闭不全，可多年无症状，其中仅少数患者因感染性心内膜炎或腱索断裂而使病情加重。一般慢性风湿性二尖瓣关闭不全在诊断后的 5 年存活率为 80%，10 年存活率为 60%，但如已出现明显症状（心功能已达 Ⅲ～Ⅳ级），则 5 年和 10 年存活率均明显降低，分别为 40% 和 15%。瓣膜脱垂综合征的病程大多为良性，寿命与正常人相近，但约有 15% 可进展为严重的二尖瓣关闭不全，若并发感染性心内膜炎或腱

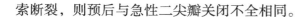

索断裂，则预后与急性二尖瓣关闭不全相同。

五、治疗

慢性瓣膜病由于相当时期内可无症状，因此，在诊断确立后仅需定期随访，内科治疗的重点是预防风湿热和感染性心内膜炎的发生及适当地限制体力活动。血管扩张剂特别是减轻后负荷的血管扩张剂，通过降低射血阻抗可减少反流量和增加心排出量，对急性二尖瓣关闭不全可产生有益的血流动力学效应，对于慢性二尖瓣关闭不全是否如此，目前尚无定论。洋地黄类药物对负荷过重的左室具正性肌力作用，故控制本病的心力衰竭症状较二尖瓣狭窄者更适宜，对伴有心房颤动者更有效。

六、急性二尖瓣关闭不全

有关急性二尖瓣关闭不全的病因详见表8-1。其中，最重要的是自发性腱索断裂，感染性心内膜炎致瓣膜毁损和腱索断裂，缺血性乳头肌功能不全或断裂，人工瓣功能不全。急性二尖瓣关闭不全也可发生在慢性二尖瓣关闭不全的病程中，使病情突然加重。

急性二尖瓣关闭不全多发生于左房大小正常，房壁顺应性正常或降低的患者，当二尖瓣反流突然发生，左房压、肺静脉压迅速升高，可引起急性肺水肿，甚至引起肺动脉压升高，右心衰竭。而左室前向搏出量显著减少，收缩末期容量稍降低，但舒张末容量增加，压力升高。

（一）临床表现

1. 症状

突然发作呼吸困难，不能平卧；频频咳嗽，咳大量粉红色泡沫痰，伴极度乏力。

2. 体征

端坐位，精神紧张，全身大汗，皮肤青紫。听诊肺部满布哮鸣音或哮鸣音与湿性啰音混杂。重症者，可有血压下降，甚至发生心源性休克。心尖搏动位置大多正常。听诊心脏可发现心跳快速；第二心音宽分裂，左室源性第三心音或第四心音；肺动脉瓣关闭音增强；心尖区可闻及收缩早期递减型杂音，呈吹风性，调低而柔和，传导方向视受累瓣膜不同而不同。

（二）辅助检查

1. X线检查

左房、左室不大，但有明显肺瘀血或肺水肿。若发生于慢性二尖瓣关闭不全的基础上，则可见左房、左室扩大。

2. 心电图

一般为窦性心动过速，无左房、左室扩大表现。

3. 超声检查

左房、左室稍大；收缩期，二尖瓣闭合不全；有时可发现二尖瓣在整个心动周期内呈连枷样运动；Doppler超声检查可发现严重二尖瓣反流。

（三）治疗

吸氧，镇静，静脉给予呋塞米。内科治疗最重要的是使用血管扩张剂，特别是静脉滴注硝普钠。该药可以扩张动脉系统，降低周围血管阻力，从而减轻二尖瓣反流；同时可扩张静脉系统，减少回心血量，缓解肺瘀血。临床实践证明，硝普钠可以减轻症状，稳定病情，为下步手术治疗创造条件。急性二尖瓣关闭不全伴血压下降时，可同时使用正性肌力药，如多巴酚丁胺等；如有条件，应尽早应用主动脉内球囊反搏。

第九章

心肌疾病

第一节　扩张型心肌病

　　扩张型心肌病（dilated cardiomyopathy，DCM）是以左心室、右心室或双侧心室扩大和心肌收缩功能障碍为特征的心肌病，常伴有心力衰竭和心律失常，是心肌病中最常见的类型。我国扩张型心肌病发病率为（13 ～ 84）110 万，可见于各个年龄段，以 20 ～ 50 岁高发，男性多于女性（约 2.5 ∶ 1）。病死率较高，死亡原因多为心力衰竭和严重心律失常。

一、病因和发病机制

　　病因可为特发性、家族遗传性、病毒性和（或）免疫性、酒精/中毒性等。30% ～ 50% 的扩张型心肌病有基因突变和家族遗传背景。近年来认为持续病毒感染可能是心肌细胞损害和免疫介导心肌损伤的重要原因。此外，一些特异性心肌病，如围生期、酒精性、抗癌药物所致、代谢性和神经内分泌性心肌病的主要临床表现与扩张型心肌病相似，提示这些因素也可能参与本病的发病过程。

二、病理生理

　　心肌细胞肥大、变性、纤维化导致心肌收缩力下降，早期由于反射性神经内分泌激活，通过心率加快维持正常的心排血量，后期出现左心室排空受限、左心室舒张末期压力升高、心脏射血减少、心腔扩大等不同程度的左心衰竭；心腔扩大可导致瓣环扩大，瓣叶无法对合而出现瓣膜关闭不全；由于心肌收缩力减弱，室壁运动减弱，容易形成附壁血栓，血栓脱落可造成栓塞；由于心腔内压力增大和心肌组织的广泛病变，心肌内部容易发生折返和异常电活动，导致心律失常发生。

三、临床表现

　　各个年龄均可发病，但以中年居多，初诊年龄多在 30 ～ 50 岁之间。起病多缓慢。一部分患者无自觉症状，仅在体检时被发现心腔扩大、心功能损害，而无心力衰竭的临床表现。一段时间后，症状逐步出现，这一时间有时可长达 10 年以上。症状以心力衰竭为主，大多数患者表现为不同程度的劳力性呼吸困难、心悸、乏力等左心衰竭的表现，也可有肝大、腹胀、周围水肿等右心衰竭的表现。常合并各种心律失常，部分患者发生栓塞或猝死。

　　体格检查主要为心力衰竭的表现，主要为心界扩大（呈"球形心"）；常听到第三心音或第四心

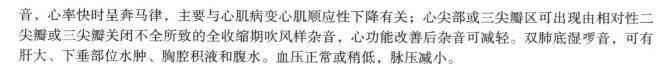

音，心率快时呈奔马律，主要与心肌病变心肌顺应性下降有关；心尖部或三尖瓣区可出现由相对性二尖瓣或三尖瓣关闭不全所致的全收缩期吹风样杂音，心功能改善后杂音可减轻。双肺底湿啰音，可有肝大、下垂部位水肿、胸腔积液和腹水。血压正常或稍低，脉压减小。

四、辅助检查

1. 心电图

可见 P 波增高或双峰，QRS 波低电压，多数导联有 ST-T 改变，少数可见病理性 Q 波，部位多在前间隔（V_1、V_2）导联，为心肌纤维化所致。常见各种心律失常，如心房颤动、室性心律失常、房室传导阻滞和束支传导阻滞等。

2. 胸部 X 线

心影增大，晚期呈"球形心"。可伴肺淤血征和胸腔积液。

3. 超声心动图

早期心脏轻度扩大，后期各心腔明显扩大，以左心室为著，伴左心室流出道增宽。室壁运动普遍减弱，左心室射血分数（LVEF）减少，瓣膜一般无增厚、钙化、粘连，但瓣膜运动减低，运动曲线呈"钻石样"改变，瓣环扩大可导致相对性二尖瓣、三尖瓣关闭不全。附壁血栓多发生在左心室心尖部。

4. 磁共振检查

表现为左心室容积增大，射血分数、短轴缩短率降低。Gd-DTPA 增强后 T_1 加权图上有局灶异常高信号，且射血分数与心肌异常高信号显著相关。

5. 放射性核素检查

放射性核素血池扫描可见左心室容积增大，左心室射血分数降低。放射性核素心肌显影表现为室壁运动弥漫减弱，可见散在、灶性放射性减低。

6. 心导管检查和心血管造影

血流动力学无特征性变化，可有左心室舒张末期压力增高。冠状动脉造影和左心室造影有助于与冠心病鉴别。中老年发病首先要排除冠状动脉粥样硬化所致的缺血性心肌病。心肌病患者冠状动脉造影多无异常，心室造影可见心腔扩大，室壁运动减弱，射血分数减少。

7. 心内膜心肌活检

可见心肌细胞肥大、变性、间质纤维化等。对诊断扩张型心肌病虽缺乏特异性，但有助于与特异性心肌病和急性心肌炎鉴别。

五、诊断与鉴别诊断

本病缺乏特异性诊断标准，临床表现为心脏扩大、心律失常、收缩性心力衰竭的患者，如超声心动图证实有心腔扩大、室壁运动弥漫减弱、射血分数减少，即应考虑本病可能，但需排除各种病因引起的器质性心脏病，如冠状动脉造影除外缺血性心肌病，通过病因、病史及相关辅助检查排除病毒性心肌炎、风湿性心脏瓣膜疾病及各种特异性心肌病等。

六、治疗

治疗原则是保护心功能、改善症状、提高生存率和生存质量。

1. 部分病例

部分病例由病毒性心肌炎演变而来，因此，预防病毒感染很重要。对早期的患者应积极寻找有无病毒感染的病史，就医时病毒感染是否还继续存在，有无其他的致病因素，并进行针对性处理。

2. 治疗心力衰竭

（1）一般治疗：注意休息、避免过度劳累和感染，低盐饮食等。呼吸道感染常为诱发和加重的因素，应积极预防和治疗。

（2）β 受体阻滞剂：大规模循证医学证据表明，β 受体阻滞剂如美托洛尔（metoprolol）、比索洛尔（bisoprolol）、卡维地洛（carvedilol）等能提高患者的生存率，其可能机制是：心力衰竭时持续的交感神经兴奋和血中儿茶酚胺水平增高使 β 受体密度下调，后者反过来使机体交感神经兴奋性增高和分泌更多的儿茶酚胺，引起心肌细胞缺血、坏死、心律失常，同时激活肾素 - 血管紧张素 - 醛固酮系统，加重心衰进展。长期口服 β 受体阻滞剂可使心肌内 β 受体密度上调，恢复对儿茶酚胺的敏感性，从而阻断恶性循环，延缓病情进展，改善心功能和预后。病情稳定后，从小剂量开始使用 β 受体阻滞剂，能耐受者 2 ~ 4 周剂量加倍，直至达到目标剂量或最大耐受量（清晨静息心率 55 ~ 60 次 /分）。如美托洛尔 12.5 ~ 200 mg/d，比索洛尔 1.25 ~ 10 mg/d，卡维地洛 6.25 ~ 50 mg/d。

（3）ACEI 和 ARB：ACEI 能改善心力衰竭时血流动力学状态和神经内分泌的异常激活，从而保护心肌，提高患者生存率。所有无禁忌证（指药物过敏、低血压、无透析保护的严重肾功能损害、双侧肾动脉狭窄，高血钾等）者都应积极使用。ACEI 不能耐受者换用 ARB。用法是以血压不低于 90/60 mmHg 为限，从小剂量开始逐渐增至最大耐受剂量，长期使用。常用药物有福辛普利（fosinopril）10 ~ 40 mg/d，培哚普利（perindopril）2 ~ 4 mg/d，氯沙坦（losartan）50 ~ 100 mg/d 等。

（4）利尿剂和扩血管药物：均可改善症状。利尿剂一般从小剂量开始，如氢氯噻嗪（hydrochlorothiazide）25 mg/d 或呋塞米（furosemide）20 mg/d，逐渐增加剂量至尿量增加，每日体重减轻 0.5 ~ 1.0 kg。扩血管药物也应小剂量开始，避免低血压。

（5）洋地黄：易发生洋地黄中毒，应用剂量宜偏小，地高辛（digoxin）0.125 mg/d。

（6）其他正性肌力药：长期口服可增加患者的死亡率，不主张使用，但重症心力衰竭其他药物效果差时可短期（3 ~ 5 d）静脉使用非洋地黄类正性肌力药，如多巴酚丁胺（dobutamlne）和米力农（milrinone），以改善症状，度过危险期。

3. 抗心律失常治疗

控制诱发室性心律失常的可逆因素，如纠正心力衰竭、纠正低钾低镁、抑制神经内分泌的激活，预防洋地黄及其他药物的毒副作用等。此外，应用胺碘酮（amiodarone）200 mg/d 对预防猝死有一定作用。对于药物不能控制的严重心律失常，LVEF < 30%，临床状况较好，预期预后较好的患者，可考虑植入埋藏式心脏复律除颤器（implantable automatic cardiovertor-defibrillator，ICD），预防猝死。

4. 抗栓治疗

对于有栓塞风险且无阿司匹林禁忌的患者可口服阿司匹林（aspirin）100 mg/d 预防血栓形成。对于已有附壁血栓和发生血栓栓塞的患者应长期抗凝，如应用华法林（warfarin），但需监测国际标准化比值（INR），使 INR 保持在 2 ~ 3 之间。

5. 改善心肌代谢

辅酶 Q_{10} 是心肌细胞呼吸链中的必需酶，参与氧化磷酸化和能量生成，具有改善心肌能量代谢、抗氧自由基和膜稳定作用。通常辅酶 Q_{10} 10 mg，每日 3 次。维生素 C 具有抗氧化自由基和脂质过氧化作用。曲美他嗪能保护心肌细胞在缺血、缺氧环境下的能量代谢，防止细胞内 ATP 水平的下降，维持细胞处于稳态。用法：曲美他嗪 20 mg，每日 3 次，口服。

6. 心脏再同步化治疗

对于心电图 QRS 波 > 120 ms 合并左束支传导阻滞的患者，可植入三腔（双心室）起搏器实施心脏再同步化治疗（cardiac resynchronlzation therapy，CRT）。

7. 中医药治疗

鉴于病毒感染、免疫损伤可能是扩张型心肌病发生发展的重要原因，而黄芪等具有抗病毒、调节免疫作用，可试用黄芪治疗扩张型心肌病。

8. 外科手术

反复发生严重心力衰竭、内科治疗无效的患者，可考虑心脏移植。也可试行左心室减容成形术，切除部分扩大的左心室同时置换二尖瓣，以减轻或消除二尖瓣反流，改善心功能，但疗效尚不肯定。左心机械辅助循环是将左心的血液通过机械装置引入主动脉，减少心室作功，以维持全身循环，适用于晚期扩张型心肌病、等待有限心脏供体及不能进行心脏移植的患者。

第二节　肥厚型心肌病

肥厚型心肌病（hypertrophic cardiomyopathy，HCM）是以心肌非对称性肥厚，心室腔变小，左心室充盈受阻，舒张期顺应性下降为特征的心肌病。我国患病率 180/10 万，以 30 ~ 50 岁多见，临床病例中男多于女，女性患者症状出现早且较重。本病常为青年猝死的原因。

一、病因

属于常染色体显性遗传病，50% 的患者有明显家族史，心肌肌节收缩蛋白基因突变是主要的致病因素。已证实 15 个基因及四百余种突变与肥厚型心肌病相关。还有人认为儿茶酚胺分泌增多、原癌基因表达异常、细胞内钙调节异常、高血压、高强度运动等，均为肥厚型心肌病的促进因子。

二、病理

特征性改变是不对称性室间隔增厚，也可为均匀肥厚型、心尖肥厚型、左心室前侧壁肥厚型、左心室后壁肥厚型和右心室肥厚型等，心室腔变小，常伴有二尖瓣肥厚。光镜下见心肌细胞肥大、形态特异、排列紊乱，局限性或弥漫性间质纤维化，尤以左心室室间隔改变显著。冠状动脉多无异常，但心肌壁内小冠状动脉可有管壁增厚，管腔变小。电镜下可见肌纤维排列紊乱，线粒体肿胀，溶酶体增多。

2003 年美国心脏病学会 / 欧洲心脏病学会（ACC7ESC）专家共识将肥厚型心肌病分为：①梗阻性肥厚型心肌病，安静状态下左心室腔与主动脉瓣下压力阶差 ≥ 30 mmHg；②隐匿梗阻性肥厚型心肌病，安静时压力阶差 < 30 mmHg，负荷运动时压力阶差 ≥ 30 mmHg；③非梗阻性肥厚型心肌病，安静和负荷状态下压力阶差均 < 30 mmHg。

三、病理生理

一方面，肥厚的室间隔在心室收缩时突向左心室流出道造成流出道梗阻，使左心室射血阻力增加，心排血量减少，引起低血压和脑供血不足的表现（如头晕、晕厥等）；左心室收缩末期残余血量增多，左心室舒张末期压力、舒张末期容积增高，左心室代偿性肥大，最后失代偿，进而引起肺淤血、肺动脉高压、左心衰竭的一系列临床表现。由于收缩期血流经过流出道狭窄处时的漏斗效应（指快速血流产生的负压），吸引二尖瓣前叶前移，使其靠近室间隔，既加重左心室流出道梗阻，也造成二尖瓣关闭不全。

另一方面，肥厚的心肌使室壁僵硬度增加，左心室顺应性下降，心室充盈受阻，心室壁内血液供应减少，导致心室舒张功能减低。

四、临床表现

临床表现因分型不同而差异很大。部分患者可无自觉症状，仅在体检或猝死时才被发现。常见症状有：①心悸，由于心室功能的改变或发生各种心律失常引起；②心绞痛，由于肥厚的心肌需血量增多，冠状动脉供血相对不足或舒张期冠状动脉血流灌注减少所致；③劳力性呼吸困难，多发生在劳累后，由于左心室舒张末期压力增高，进而肺淤血所致；④乏力、低血压、头晕、晕厥，由于左心室流出道梗阻，左心室顺应性减低而充盈不佳，导致体循环供血不足，尤其是脑供血不足所致；⑤晚期可出现心力衰竭、各种心律失常。本病成人死亡原因多为猝死，而猝死原因多为室性心律失常，特别是心室颤动等。

体格检查随病变的范围和程度不同而有差别。轻者体征不明显。常见的阳性体征有心浊音界向左扩大，胸骨左缘中下段或心尖区内侧闻及较粗糙的递增、递减型喷射性收缩期杂音，可伴震颤，为左心室流出道狭窄所致。凡能改变左心室容量和射血速度的因素都可使杂音的响度发生改变，如增强心肌收缩力药物（用洋地黄类药物、静脉滴注异丙肾上腺素），体力劳动，硝酸甘油（同时扩张静脉，减少静脉回流），Valsalva 动作（增加胸腔压力，减少回心血量，使左心室容量减少，心肌射血加快加强）及取站立位，均可使杂音增强。相反，使用 β 受体阻滞剂，取下蹲位，下肢被动抬高，紧握拳时，使心肌收缩力下降或伴左心室容量增加，均可使杂音减弱。约 50% 患者在心尖区可听到收缩中晚期或全收缩期吹风样杂音，为二尖瓣关闭不全的表现。第二心音可呈反常分裂，是由于左心室射血受阻，主动脉瓣延迟关闭所致。可闻及第三或第四心音。

五、辅助检查

1. 心电图

常见左心室肥厚和 ST-T 改变。心尖肥厚型心肌病患者表现为左心室高电压伴左胸导联 ST 段压低和以 V_3、V_4 导联为轴心的胸前导联出现巨大倒置的 T 波。部分患者在 Ⅱ、Ⅲ、aVF、$V_4 \sim V_6$ 导联出现"深而窄的病理性 Q 波"，相应导联 T 波直立，有助于与心肌梗死鉴别。此外，室内传导阻滞、阵发性室性心动过速、阵发性室上性心动过速、心房颤动、室性期前收缩等亦常见。

2. 胸部 X 线

心影增大多不明显，发生心力衰竭时心影可明显增大，伴肺淤血征。

3. 超声心动图

超声心动图是诊断肥厚型心肌病的主要方法。超声心动图的典型表现有：①非对称性室间隔肥厚，室间隔显著肥厚 ≥ 15 mm，舒张期室间隔厚度与左心室后壁的厚度比值 ≥ 1.3，室间隔运动减低；②左心室流出道狭窄；③二尖瓣前叶在收缩期前移（systolic anteriormotion，SAM 征），是左心室流出道发生功能性梗阻的标志；④主动脉瓣收缩中期部分关闭。心尖肥厚型心肌病于左心室长轴切面见心尖室间隔和左心室后下壁明显肥厚，可达 20 ～ 30 mm。彩色多普勒血流显像可评价左心室流出道压力阶差、尖瓣反流等。

4. 磁共振检查

能直观显示心脏结构，测量室间隔厚度、心腔大小和心肌活动度。

5. 心导管检查和心血管造影

左心室舒张末期压力升高，梗阻型在左心室腔与流出道间存在显著收缩期压力阶差，可发现符合流出道梗阻的"第三压力曲线"（特点是收缩压与降低的主动脉压相同，而舒张压与左心室舒张压相同），根据该"第三压力曲线"即可确诊本病。心室造影显示左心室腔变形，心尖部肥厚型可呈香蕉状、犬舌状、纺锤状等。冠状动脉造影多无异常。一般不做此项检查，仅在疑难病例或进行介入治疗时才做该项检查。

6. 心内膜心肌活检

心肌细胞畸形肥大，排列紊乱。

六、诊断和鉴别诊断

对于年轻发病，无冠心病危险因素，临床和心电图表现为心肌缺血的患者，用其他疾病无法解释时，应考虑本病的可能。绝大多数患者可以通过超声心动图诊断。通过心导管检查和心室造影可进一步确诊。对患者直系亲属行心电图和超声心动图检查，有助于肥厚型心肌病的早期发现。

鉴别诊断：①与可产生同样杂音的疾病鉴别，如主动脉瓣狭窄、风湿性或先天性二尖瓣关闭不全、室间隔缺损。②与可造成心电图 ST-T 改变和病理性 Q 波的冠心病鉴别。③与可造成心肌肥厚的高血压心脏病、运动员心脏肥厚鉴别。

七、治疗

1. 治疗目标

减轻左心室流出道梗阻，改善左心室舒张功能，缓解症状，防治心律失常，预防猝死，提高长期生存率。

2. 治疗方法

（1）对患者进行生活指导，避免剧烈运动、持重、屏气、过度劳累、情绪激动，坚持随诊，及时处理合并症。

（2）避免使用增强心肌收缩力和（或）减少心脏容量负荷的药物（如洋地黄、异丙肾上腺素、硝酸酯类、利尿剂等），以免加重左心室流出道梗阻。

（3）β受体阻滞剂：一般首选β受体阻滞剂。β受体阻滞剂能抑制心脏交感神经兴奋，减慢心率，使心室舒张期充盈时间延长，减轻心肌耗氧，降低心肌收缩力和室壁张力，减轻左心室流出道梗阻，改善胸痛和劳力性呼吸困难，并具有抗心律失常作用。用法通常从小剂量开始，逐渐增至最大耐受剂量并长期服用，避免突然停药。如美托洛尔 25 mg，每日 2 次，最大可增加至 300 mg/d。

（4）钙通道阻滞剂：钙通道阻滞剂选择性抑制细胞膜钙离子内流，降低细胞膜钙结合力和细胞内钙利用度，降低心肌收缩力，改善左心室流出道梗阻，另一方面，可以松弛肥厚的心肌，改善心肌顺应性，改善心室舒张功能。如维拉帕米（verapamil）120 ~ 480 mg/d，分 3 ~ 4 次口服，地尔硫草（dilthiazem）90 ~ 180 mg/d，钙通道阻滞剂常用于β受体阻滞剂疗效不佳或有哮喘病史的患者。由于钙通道阻滞剂具有扩血管作用，对于严重左心室流出道梗阻的患者用药初期需严密监测。

（5）抗心律失常：要积极治疗各种室性心律失常，常用药物有胺碘酮。药物治疗无效，必要时行电复律。对于发生快速性室性心律失常的高危患者也有人认为可考虑植入 ICD。

（6）静息状态下流出道梗阻或负荷运动时左心室流出道压力阶差 ≥ 50 mmHg，症状明显，严重活动受限（NYHA 心功能Ⅲ ~ Ⅳ级），内科治疗无效者，可考虑室间隔化学消融或手术切除肥厚的室间隔心肌、植入双腔 DDD 型起搏器。

我国 2012 年《肥厚型梗阻性心肌病室间隔心肌消融术中国专家共识》指出，经皮穿刺腔内间隔心肌消融术（percutaneous cransluminial septal myocardial ablation，PTSMA）是一种介入治疗手段，其原理是通过导管注入无水酒精，闭塞冠状动脉的间隔支，使其支配的肥厚室间隔缺血、坏死、变薄、收缩力下降，使心室流出道梗阻消失或减轻，从而改善患者的临床症状。

PTSMA 禁忌证为：①肥厚型非梗阻性心肌病；②合并需同时进行心脏外科手术的疾病，如严重二尖瓣病变、冠状动脉多支病变等；③室间隔弥漫性明显增厚；④终末期心力衰竭。年龄虽无限制，但原则上对年幼及高龄患者应慎重。

（7）晚期出现心力衰竭者，治疗同其他原因所致的心力衰竭。

第三节　限制型心肌病

限制型心肌病（restrictive cardiomyopathy，RCM）是以心内膜及心内膜下心肌纤维化导致的单侧或双侧心室充盈受限和舒张期容量减少为特征的心肌病。一般收缩功能和室壁厚度正常或接近正常。多见于热带及温带地区，我国仅有散发病例。多数发病年龄 15 ~ 50 岁，男女比例 3 : 1。舒张性心力衰竭为最常见死因。

一、病因

病因尚未明确。本病可为特发性，也可能与非化脓性感染、体液免疫异常、过敏反应和营养代谢不良等有关，属于家族性者为常染色体显性遗传。心肌淀粉样变性是继发性限制型心肌病的常见原因。

二、病理

早期表现为心内膜和心内膜下心肌纤维化并增厚，随着病情进展，心内膜显著增厚变硬，可为正常的 10 倍，外观呈珍珠白，质地较硬。常先累及心尖部，逐渐向心室流出道蔓延，可见附壁血栓。纤维化病变可累及瓣膜、腱索导致二尖瓣、三尖瓣关闭不全。通常冠状动脉无受累。显微镜可见心内膜表层为玻璃样变性的纤维组织，其下为胶原纤维层，内有钙化灶，再下面为纤维化的心肌，心肌间质水肿、有坏死灶。

三、临床表现

起病缓慢。早期可有发热，逐渐出现倦怠、乏力、头晕、气急。病变以左心室为主者，表现为心悸、呼吸困难、咳嗽、咯血、肺底部湿啰音等左心衰竭和肺动脉高压的表现；病变以右心室为主者，表现为颈静脉怒张、肝大、腹水、下肢水肿等右心衰竭表现，这些表现类似于缩窄性心包炎。此外，血压常偏低，脉压小，心率快，心浊音界轻度扩大，心脏搏动减弱，可有舒张期奔马律和各种心律失常；可有心包积液；栓塞并不少见，可发生猝死。

四、辅助检查

1. 心电图

可见非特异性 ST-T 改变。部分患者可见 QRS 波群低电压和病理性 Q 波。可见各种类型心律失常，以心房颤动多见。

2. 胸部 X 线

心影正常或轻中度增大，可有肺淤血征。偶见心内膜心肌钙化影。

3. 超声心动图

可见心室舒张末期内径和容量减少，心内膜反射增强或钙化影。心房扩大，室间隔和左心室后壁增厚、运动幅度减低。房室瓣可有关闭不全。早期无收缩功能下降，仅舒张功能下降。约 1/3 的病例有少量心包积液。严重者可有附壁血栓。下腔静脉和肝静脉显著增宽。

4. 磁共振检查

心内膜增厚，内膜面凹凸不平，可见钙化灶。

5. 心导管检查和心室造影

心房压力曲线表现为右房压增高和快速的"Y"形下陷；心室压力曲线表现为舒张早期快速下降，其后压力迅速回升到平台状态，呈现高原波；左心室充盈压高于右心室充盈压 5 mmHg 以上；肺动脉压常超过 50 mmHg。左心室造影可见心室腔偏小，心尖部钝角化，心内膜肥厚、内膜面粗糙。

6. 心内膜心肌活检

可见心内膜增厚和心内膜下心肌纤维化。

五、诊断和鉴别诊断

早期诊断较困难。对于表现为心力衰竭，而无心室扩大、有心房扩大的患者，应考虑限制型心肌病的可能。心内膜心肌活检有助于明确诊断并区分原发性或继发性。本病主要与缩窄性心包炎鉴别，还要与肝硬化、扩张型心肌病、一些有心肌广泛纤维化的疾病（如系统性硬化症、糖尿病、酒精中毒等特异性心肌病）鉴别。心力衰竭和心电图异常者要与冠心病鉴别。

六、治疗

缺乏特异性治疗，以对症治疗为主。

1. 一般治疗

主要是预防感染，避免过度劳累和情绪激动，以免加重心脏负担。

2. 对症治疗

以控制心力衰竭症状为主。心力衰竭对常规治疗疗效不佳，为难治性心力衰竭。利尿和扩血管治疗可能因降低充盈压而使心室充盈更少，导致低心排血量的症状加重，宜慎用。洋地黄等正性肌力药效果差，但如出现心室率增快或快速性心房颤动时，可小剂量应用洋地黄。糖皮质激素或免疫抑制剂无效。有附壁血栓或曾发生栓塞的患者，可考虑使用华法林等抗凝治疗。对于本病引起的瓣膜关闭不全，一般不行瓣膜置换。但是如果心腔闭塞不明显而二尖瓣关闭不全严重时，可考虑二尖瓣人工瓣膜置换术。严重心内膜心肌纤维化，可行心内膜剥脱术，也可考虑心脏移植。

第十章

心包疾病

第一节　心包积液

一、急性心包炎所致心包积液

（一）病因

急性心包炎（acute pericarditis）是由心包脏层和壁层急性炎症引起的综合征。临床特征包括胸痛、心包摩擦音和一系列异常心电图变化。急性心包炎临床表现具有隐袭性，极易漏诊。急性心包炎的病因较多，可来自心包本身疾病，也可为全身性疾病的一部分，临床上以结核性、非特异性、肿瘤性者为多见，全身性疾病如系统性红斑狼疮、尿毒症等病变易累及心包引起心包炎。

（二）病理

急性心包炎根据病理变化，可分为纤维蛋白性亦即干性心包炎和渗液性心包炎。后者可为浆液纤维蛋白性、浆液血性、化脓性等不同类型，急性纤维蛋白性心包炎时，心包的壁层和脏层有纤维蛋白、白细胞和少量内皮细胞构成的渗出物，渗出物可局限于一处，或布满整个心脏表面，但渗出物量一般不很大，若其中液体量增加，则转变为浆液纤维蛋白性渗液，其量可增至 2～3 L。其外观通常为黄而清的液体，有时因有白细胞及脱落的内皮细胞而变混浊，若红细胞含量多则呈血色，为浆液血性渗液。渗液性质可随不同的病因而各具特色，结核心包炎，为纤维蛋白性或浆液血性，量较大，存在时间长，可达数月或更久，渗液吸收后心包脏层和壁层可增厚、粘连而形成缩窄性心包炎；化脓性心包炎渗液含有大量多形核白细胞，成为稠厚的脓液；肿瘤引起的渗液多为血性，红细胞较多伴肿瘤细胞。急性心包炎时心外膜下心肌亦可受累，如范围较广可称之为心肌心包炎。若心包炎的病变严重，炎症可波及纵隔、横膈及胸膜。心包积液一般在数周至数月内吸收，但可伴随发生壁层与脏层的粘连、增厚及缩窄，也可在较短时间内大量聚集产生心脏压塞。

（三）病理生理

急性纤维蛋白性心包炎不会影响血流动力学，若渗出性心包炎渗液量大，可使心包腔内压力升高，导致血流动力学发生相应变化。当心包腔内压力高至一定程度，心室舒张充盈受限，引起体循环静脉压、肺静脉压增高，心排血量减少等心脏受压症状，称为心脏压塞。心脏填塞的发生与心包积液量的大小，积液的性质，积液蓄积的速度，心包的柔韧性及心肌功能等多种因素有关。大量渗液固然可使心包内压大幅上升，引起心脏填塞症状和体征，然而短期内快速增长的少量浆液，即使仅有

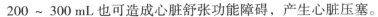

200 ～ 300 mL 也可造成心脏舒张功能障碍，产生心脏压塞。

（四）临床表现

1. 症状

可出现全身症状，如发热、出汗、乏力、焦虑等。最主要的症状为胸痛，尤以急性非特异性心包炎和感染性心包炎时多见；缓慢发展的结核性心包炎或肿瘤性心包炎则不明显。心包炎时胸痛轻重不等，有的疼痛性质较尖锐，位于心前区，可放射至颈部、左肩、左臂、左肩胛骨，有时也可下达上腹部，这类疼痛除心包受累外，胸膜也被波及，所以是胸膜性疼痛，和呼吸运动有关，常因咳嗽或深呼吸而加重。有的是一种沉重的压榨样胸骨后疼痛，与心绞痛或心肌梗死相似，可能与冠状动脉内心神经输入纤维受刺激有关。也有少数患者胸痛可随着每次心脏跳动而发生，以心脏左缘及左肩部明显。上述不同类型的胸痛有时可同时存在。

2. 体征

急性纤维蛋白性心包炎的典型体征是心包摩擦音，在心前区可听到心脏收缩期和舒张期都有的双相声音（它不出现在心音之后），往往盖过心音，较表浅，是因心包表面有纤维蛋白渗出，在心脏搏动时不光滑的心包与心脏间的摩擦所致。双相来回粗糙的摩擦音有时需与主动脉瓣的收缩期、舒张期杂音相区别。有时摩擦音很轻而多被漏诊。它持续时间长短不等，有的持续数小时，但可重新出现，也有持续数天或数周之久，结核性心包炎持续时间较长，尿毒症心包炎持续时间较短。如出现渗液，心包摩擦音可消失。

3. 辅助检查

（1）实验室检查：结果取决于致病因素。一般都有白细胞计数增加，红细胞沉降率加速等炎症性反应。心包穿刺液的实验室检查，有助于病因学诊断。结核性心包炎渗液，常为血性，比重高，蛋白阳性，可找到结核杆菌；肿瘤心包积液除为血性外尚可找到肿瘤细胞。因此心包渗液都应行穿刺液的常规化验。

（2）心电图检查：急性心包炎因累及心包脏层下的心肌和心包渗液的影响，可出现一系列心电图变化。①ST 段和 T 波改变：与心外膜下心肌缺血、损伤和复极延迟有关；急性心包炎的 ST-T 呈现动态变化，可分 4 个阶段：ST 段呈弓背向下抬高，T 波振幅增高，急性心包炎一般为弥漫性病变，上述改变可出现于除 aVR 和 V_1 外的所有导联，持续 2 天～ 2 周，V_6 的 J/T ≥ 0.25；几天后 ST 段回复到等电位线，T 波低平；T 波呈对称型倒置并达最大深度，无对应导联相反的改变（除 aVR 和 V_1 直立外），可持续数周、数月或长期存在；T 波恢复直立，一般在 3 月内；病变较轻或局限时可有不典型改变，出现部分导联的 ST 段、T 波的改变和仅有 ST 段或 T 波改变。②PR 段移位：除 aVR 和 V_1 导联外，PR 段压低，提示心包膜下心房肌受损；③QRS 波低电压和电交替；④心律失常：窦性心动过速多见，部分发生房性心律失常，如房性期前收缩、房性心动过速、心房扑动或心房纤颤，在风湿性心包炎时可出现不同程度的房室传导阻滞。

（3）其他：X 线、超声心动图、磁共振成像等检查对渗出性心包炎有重要价值。

（五）诊断和鉴别诊断

急性心包炎的诊断可依据症状、体征、X 线和超声心动图做出诊断，有明显胸痛伴全身反应如发热等症状时要考虑到本病的可能，若听到心包摩擦音则诊断可肯定，但心包摩擦音延续时间长短不一，故应反复观察以免漏诊。患者有呼吸困难、心动过速、心浊音界扩大及静脉瘀血征象时，应想到心包渗液的可能，经 X 线和超声心动图检查一般都能确立诊断。如怀疑急性心包炎，检查发现心电图异常表现者，应注意和早期复极综合征、急性心肌缺血相鉴别。不同病因的心包炎临床表现有所不同，治疗也不同，因此，急性心包炎诊断确立后，尚需进一步明确病因，为治疗提供方向，至于不同病因所致心包炎的临床特点详后。

（六）治疗

急性心包炎的治疗包括病因治疗和对症治疗。患者应卧床休息，胸痛者可给予吲哚美辛，阿司匹

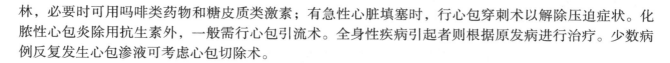

林，必要时可用吗啡类药物和糖皮质类激素；有急性心脏填塞时，行心包穿刺术以解除压迫症状。化脓性心包炎除用抗生素外，一般需行心包引流术。全身性疾病引起者则根据原发病进行治疗。少数病例反复发生心包渗液可考虑心包切除术。

二、慢性和复发性心包炎所致心包积液

慢性心包炎（病史 3 月以上）包括渗出性、粘连性和缩窄性心包炎，重要的是对炎性渗出和非炎性心包积液（心力衰竭时）的鉴别，其临床表现与慢性心脏压塞及残余心包炎症的程度有关，通常仅有胸痛、心悸和疲乏等轻微症状。

慢性心包炎的临床诊断类似于急性心包炎，对病因明确者治疗成功率高，如结核、弓形体病、黏液水肿、自身免疫病和全身性疾病，对症治疗方面同急性心包炎，同样，心包穿刺可用于诊断和治疗目的，对自身反应性心包炎，心包内滴注非吸收性皮质激素晶体非常有效。慢性心包炎若频繁复发，心包胸膜穿通术和经皮球囊心包切开术可能适用，一旦出现大量心包积液，应考虑行心包切除术。

复发性心包炎包括如下。

1. 间断型

未经治疗，存在无症状期，后者可长可短。

2. 持续型

抗炎药治疗中断导致复发。

导致复发的机制有：①自身免疫性心包炎患者抗炎药或皮质激素的剂量和（或）疗程不足；②早期皮质激素治疗使心包组织病毒 DNA/RNA 复制增多，导致病毒抗原暴露增加；③再感染；④结缔组织病恶化。复发性心包炎的特征性表现为心前区疼痛，其他临床表现包括发热、心包摩擦音、呼吸困难及血沉增快，亦可出现心电图的异常变化，很少出现心脏压塞或心包缩窄。

复发性心包炎患者应限制剧烈运动，饮食治疗同急性心包炎。老年患者应避免使用吲哚美辛，因其可减少冠状动脉血流。秋水仙碱与微管蛋白结合，抑制细胞核有丝分裂及多形核细胞功能，干扰细胞间胶原移动，因而对复发性心包炎有效，尤其在非类固醇消炎药（NSAID）和皮质激素无效时，推荐剂量为 2 mg，1 ~ 2 d，随后 1 mg/d。用皮质激素时，应避免剂量不足和撤药太快，推荐方案为泼尼松（强的松）1.0 ~ 1.5 mg/kg，至少用 1 月，撤药时间不少于 3 月，如撤药期间症状复发，返回前次剂量 2 ~ 3 周后，再开始逐渐减量，撤药行将结束时，建议加用消炎药秋水仙碱或 NSAID，皮质激素疗效不佳时，可加用硫唑嘌呤或环磷酰胺。药物疗效不佳、症状严重且复发率高者，在停用激素数周后方可考虑心包切除术，心包切除术后再复发者可能系心包切除不完全所致。

三、不伴心脏压塞的心包积液

（一）病因

正常心包腔有 20 ~ 50 mL 液体，为血浆的超滤液，大于 50 mL 称为心包积液，分为漏出液和渗出液。渗出液包括浆液纤维蛋白性（蛋白浓度 2 ~ 5 g/dL）、化脓性、浆液血性（血细胞比容约 10%）、血性（血细胞比容 > 10%）。另外还有胆固醇及乳糜性积液。渗出性心包积液常见于急性非特异性心包炎、结核、肿瘤、放射治疗及创伤等。药物和结缔组织病、心包切开术后综合征和 Dressler 综合征等也占一定比例。艾滋病是新出现的心包积液的原因。

（二）诊断

1. 临床表现

心包积液的症状和体征与积液增长速度、积液量和心包伸展特性有关。少量心包积液，增长速度慢，心包腔内压力升高不显著，可无任何症状。大量心包积液压迫周围组织和器官可产生各种症状，如呼吸困难、咳嗽、吞咽困难、声音嘶哑、呃逆等。心包积液少于 150 mL 可无阳性体征。积液量多时，心浊音界向两侧扩大；心底部浊音界卧位时增宽，坐位时缩小，呈三角形；心尖搏动消失；听诊心音低而遥远或有心包摩擦音；左肩胛角下触觉语颤增强、叩诊呈浊音、可闻及支气管呼吸音，称为

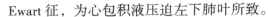

Ewart 征，为心包积液压迫左下肺叶所致。

2. 超声心动图检查

超声心动图检查对心包积液诊断极有价值，积液超过 50 mL 即可发现，小量心包积液以 M 型超声心动图像较清晰。由于心脏形状很不规则，心包积液分布也不均匀很难精确计算，为临床需要分为小、中和大量心包积液。二维超声心动图检查，少量积液的液性暗区在左室后外侧壁及心尖；中量积液扩展到后壁，暗区大于 1 cm，特别在收缩期；大量心包积液右心室前壁见暗区，右房受压，在心动周期中暗区围绕心脏。超声心动图检查可提示心包有无粘连，有无分隔性积液，还能观察到心包厚度及心内结构，心脏大小，确定心包穿刺位置。

3. 胸部 X 线检查

心包积液在 250 ~ 300 mL 时，心影可在正常范围，中至大量心包积液时心影普遍向两侧扩大，心脏正常弧度消失，上腔静脉影增宽，主动脉影变短，呈烧瓶状，心脏搏动明显减弱，肺野清晰。

4. 实验室检查

心包液实验室检查包括生物化学、细菌学、细胞学和免疫学等。

5. CT 和 MR 检查

CT 扫描很容易发现心包积液，少于 50 mL 液体均可检出。正常心包厚度在 CT 上测量上限为 4 mm，大于 4 mm 为异常。仰卧位 CT 扫描时，少量的心包积液位于左室与右房之后外侧。心上隐窝扩张是心包积液的一个重要征象，较大量积液形成带状水样密度影包围心脏，积液约在 200 mL 以上。渗出液与血性积液密度较高，似软组织密度。CT 不能区分良性还是恶性病变积液。

MR 和 CT 一样对少量心包积液和局限性心包积液的检出很有价值。右室前壁液体厚度大于 5 mm 示中等量积液。非出血性的心包积液在 T_1 加权像大多为均匀低信号，而慢性肾功能不全、外伤、结核性心包炎，在心包腔某些区域呈中信号或不均匀高信号，提示含高蛋白及细胞成分液体。信号强度增加区域表示炎性渗出物伴大量纤维物质。血性积液或心包积血，视含血液成分的多少，呈中或高信号。恶性肿瘤所致心包积液为不均匀中或高混杂信号。

四、心脏填塞

心脏填塞（cardiac tamponade）指心包腔内心包积液量增加到压迫心脏使心脏舒张期充盈障碍，心室舒张压升高和舒张顺应性降低，心排血量和全身有效循环血量减少。临床表现取决于心包积液增长的速度、心包顺应性和心肌功能。增长速度快，心包来不及适应性伸展，即使积液量为 100 mL，足使心包腔内压力突然上升至 200 mmHg 以上，引起急性心脏填塞。急性心脏填塞可在几分钟或 1 ~ 2 h 内发生，此时静脉压不能代偿性升高来维持有效血循环，而是通过增加射血分数至 70% ~ 80%（正常 50%），增加心率及周围小动脉收缩 3 种代偿机制，保证心、脑、肾脏的灌注。如心包积液增长速度缓慢，心包逐渐扩张适应积液量的增加，超过 2 000 mL 时才出现心脏填塞，表现为亚急性或慢性心脏填塞。结核性或肿瘤性心包炎伴严重脱水血容量不足的患者，当心包腔和右房压均衡上升至 5 ~ 15 mmHg 就可引起心室充盈受限，心搏量下降，而出现所谓的低压性心脏填塞。

（一）症状

呼吸困难，端坐呼吸或前倾坐位，口唇青紫，全身冷汗，严重者出现烦躁不安，精神恍惚。

（二）体征

（1）血压下降，心率增快及脉压差变小：心包积液使心排血量降低，心率代偿性增快以维持心排血量和动脉压，保证心、脑、肾脏灌注，同时，外围小动脉阻力增加，结果脉压差缩小。

（2）颈静脉怒张，呈现 Kussmaul 征象，即吸气时颈静脉充盈更明显，其产生机制为右房不能接纳吸气时静脉回心血量。急性心脏填塞、颈部过短、循环血容量不足时可无颈静脉怒张或 Kussmaul 征象。

（3）奇脉：吸气时桡动脉搏动减弱或消失。因吸气时心包腔内压力下降，回心血量增多，但心脏受束缚，不能相应扩张，导致室间隔左移使左室充盈减少，收缩期血压下降。用袖带测血压检查奇

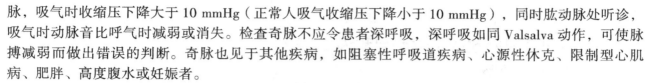

脉，吸气时收缩压下降大于 10 mmHg（正常人吸气收缩压下降小于 10 mmHg），同时肱动脉处听诊，吸气时动脉音比呼气时减弱或消失。检查奇脉不应令患者深呼吸，深呼吸如同 Valsalva 动作，可使脉搏减弱而做出错误的判断。奇脉也见于其他疾病，如阻塞性呼吸道疾病、心源性休克、限制型心肌病、肥胖、高度腹水或妊娠者。

（4）心尖搏动不明显，心音遥远，50% 可闻及心包摩擦音。

（5）肝大、腹水，体循环瘀血征象：见于亚急性或慢性心脏压塞。通过代偿机制使肾脏对水钠的重吸收增多，以增加有效循环血量，而血液大部分滞留在体循环的静脉系统，再加之不同程度的静脉收缩，导致静脉压进一步升高。

（三）辅助检查

（1）心电图：QRS 波振幅降低，P、QRS、T 波出现电交替时应考虑心脏填塞。若呼吸频率过快，而影响 QRS 电轴变化，常出现假性 QRS 电交替现象。

（2）心导管检查：心包腔内压力升高，使心脏在整个心动周期过程中持续受限，心房、心室及肺动脉压升高，舒张充盈不足，心搏量降低。血流动力学特征为肺毛细血管楔压、肺动脉舒张压、右室舒张末压与右房压相等；心搏量降低；同时记录心包内、右心、左心压力显示心包内、右房、右室和左心室舒张末压几乎相等，压力升高一般 > 15 mmHg。但需注意下列情况：①当心脏填塞时伴有严重低血容量的患者中，心包内压和右房压力相等但只有轻升高；②若在心脏填塞前左心室舒张压已经升高，此时心包内压力和右心压力升高仍相等，但低于左心室舒张末压；③肺动脉和右心室收缩压一般低于 50 mmHg，并伴有脉压差变小，反映了每搏量的降低；④重度心脏填塞，右室收缩压只稍高于右室舒张压。

（3）超声心动图：右房舒张期塌陷，右室舒张早期塌陷，左房塌陷。吸气时通过三尖瓣血流速度增加，而二尖瓣血流速度降低 > 15%。吸气时右室内径增大而左室内径缩小。二尖瓣 EF 斜率下降。下腔静脉瘀血，内径随呼吸的正常变化消失。左室假性肥厚。心脏摆动。心包腔见大量液性暗区。

（四）治疗

心包穿刺或心外科手术排出心包积液，解除心脏填塞是最主要的治疗方法。在紧急情况下某些支持疗法也有一定的治疗作用。静脉输液有助于中心静脉压升高，促进心室充盈，维持心排血量。此外，静脉滴注异丙基肾上腺素和多巴酚丁胺是维持心脏填塞时血循环的有效药物，它可增强心肌收缩力、扩张周围小动脉、缩小心脏体积以减轻心脏填塞，增加心排血量。心脏填塞时避免使用 β - 受体阻滞剂，也不宜单独使用血管扩张剂。

20 世纪 70 年代前，心包穿刺是在没有超声心动图检查和血流动力学监测下进行的盲目的床边穿刺，危及生命的并发症和死亡的发生率高达 20%。目前依据二维超声心动图检查选择穿刺部位，心电监护下心包穿刺，可降低并发症发生率。有人推荐联合进行右心导管检查、动脉压监测和心包穿刺引流和测压，可以评价压塞解除是否充分，可以彻底引流无分隔的心包液体；可以了解存在右房压高的其他原因，在血流动力学监测和透视下行心包穿刺，增加了操作的安全性。心包穿刺时最好使用三通接头，接于 18 号穿刺针上。三通接头侧管与压力传感器相连，后端连接含有 1% 利多卡因的注射器，之后可用于抽吸心包积液。穿刺针针座或近端可以经一金属夹与心电图胸导联相连，观察穿刺是否太深损伤心外膜，但必须保证心电图机或心电图监护仪接地以免漏电引起心室纤颤。

心包穿刺部位以剑突下最常用，患者取半卧位 20° ～ 30°，背部可垫枕使剑突隆起，穿刺点定在剑突下约 5 cm 和中线左旁 1 cm 处。穿刺针与皮肤成锐角，进针后针头向上略向后沿胸骨后推进。此处穿刺优点为肺脏、胸膜不遮盖心脏，穿刺针不穿过胸腔；不会损伤乳内动脉；心包后下方的积液易抽取，但穿刺针需穿过致密组织，如用力较大可能进针过深而撕裂右室、右房或冠状动脉。左第 5 肋间也是常用的穿刺部位。取坐位于心浊音界内 1 ～ 2 cm，二维超声心动图定位。穿刺向内、后，按定位方向进针。因左侧心肌较厚，穿通心肌机会少，但针头需经胸腔可使心包积液流入胸腔。若同时伴有左胸腔积液，心包穿刺抽取液体不易辨别液体来源于何处。少量心包积液选此点行心包穿刺不易成功，且有刺伤心肌危险。

五、不同病因所致的急性心包积液

（一）感染性心包积液

1. 特发性（非特异性或病毒性）心包炎

急性特发性心包炎（acute idiopathic pericar ditis）在国外占心包炎的首位，国内近年有渐增趋向。病因尚不十分清楚，可能是病毒直接侵入感染或感染后自身免疫反应。在这类心包炎患者中，曾有学者分离出柯萨奇 B、埃可 8 型病毒。目前即使在医疗技术先进的国家，对心包液、血液、咽部分泌物和粪便等进行病毒分离和培养，提供病原诊断的可能性仍不大。推测临床上许多特发性心包炎就是病毒性心包炎，因此急性特发性心包炎亦有称之为急性非特异性心包炎或病毒性心包炎（viral pericarditis）。另因此病预后良好，又有学者将其称为急性心包炎。

（1）病理：早期表现呈急性炎症反应，中性粒细胞浸润，纤维蛋白沉积是急性纤维蛋白性或干性心包炎。心包脏层与壁层表面出现含有灰黄色的纤维蛋白、白细胞及内皮细胞组成的渗出物，呈条团块及微细颗粒状，毛绒绒的样子。炎症反应可累及心外膜下心肌，或心包与心外膜之间、心包与邻近的胸骨和胸膜之间发生炎症性反应至纤维粘连。心包炎症进一步发展，液体渗出增加呈渗出性心包炎。

（2）临床表现。

①症状：本病多见于男性青壮年，儿童与老年人也有发生。半数以上病例在发病前 1 ~ 8 周曾有上呼吸道感染。前驱症状有发热和肌痛。典型"心包痛"的症状是突然剧烈心前区疼痛，部位和性质多变，常局限于胸骨后和左心前区，可放射至斜方肌、颈部及上肢。咳嗽、深呼吸、吞咽动作、躯体转动时疼痛加剧 + 前倾坐位疼痛缓解。偶有疼痛局限于上腹部，酷似"急腹症"。若疼痛性质呈压榨感并放射至左上肢又酷似"急性心肌梗死"。有时又与胸膜炎疼痛相似。一般症状持续数日至数周。呼吸与体位变化疼痛加重易与急性肺梗死胸痛相混淆，然而急性肺动脉栓塞后数日，4% 患者会并发急性心包炎，应予注意。

心包的痛觉神经经膈神经入第 4、5 节胸椎的脊髓。心包只有壁层前壁，相当于左侧第 5、6 肋间处对痛敏感。疼痛除心包壁层反应外，心包周围组织和胸膜炎症反应及心包积液心包膜伸展等原因，均可引起胸痛。

呼吸困难表现为呼吸浅速，以减轻心包和胸膜疼痛。发热或大量心包积液压迫邻近支气管和肺实质或并发肺炎，呼吸困难加重。

②体征：心包摩擦音是急性心包炎特有的体征。由于心包膜壁层与心外膜炎症性纤维蛋白渗出，表面粗糙在心脏跳动时两者相互摩擦而产生。听诊时有似搔抓、刮擦高频声音，似近在耳旁，心前区胸骨左缘和心尖部摩擦音最清楚，最好取呼吸暂停或前俯坐位，采用膜式听诊器加压听诊。大多数心包摩擦音与呼吸周期无关，但有时吸气状态下声音较响。心包摩擦音由 3 个时相成分组成，包括心房收缩（收缩期前）、心室舒张快速充盈期和心室收缩。心室收缩期成分，是心包摩擦音最响的成分。心包摩擦音由三相成分组成占 58% ~ 60%，双相 24%，单相仅有心室收缩成分者占 10% ~ 15%，且多在心包炎早期和消退期听到。单相和双相心包摩擦音，需排除器质性心脏病、纵隔嘎吱音和听诊器接触皮肤的人工摩擦音。

（3）辅助检查。

①心电图检查：典型心电图变化分 4 个阶段。第 1 阶段，在起病几小时或数天之内，除对应的 aVR、V_1 导联 ST 段常压低外，其他所有导联 ST 段抬高呈凹形，一般 < 0.5 mV，部分病例可见 P-R 段压低，约 1 周内消失；第 2 阶段，ST 和 P-R 段回到正常基线，T 波低平；第 3 阶段，在原有 ST 抬高导联中 T 波倒置，不伴有 R 波降低和病理性 Q 波；第 4 阶段，可能在发病后数周、数月，T 波恢复正常或因发展至慢性心包炎使 T 波持久倒置。当心包炎心外膜下心肌受损或心包膜不同部位的炎症恢复过程不一致，心电图呈不典型变化，如只有 ST 段抬高或 T 波变化；局限性 ST 和 T 波改变；一份心

电图可同时出现心包炎演变过程中不同阶段的 ST 和 T 波变化。如心电图见有 I 度房室传导阻滞或束支传导阻滞，则提示合并广泛性心肌炎症。第 1 阶段 ST 抬高需与以下疾病鉴别：A. 急性心肌梗死，心包炎不出现病理性 Q 波，ST 段抬高时无 T 波倒置，演变过程中在 T 波倒置之前表现为正常心电图；B. 变异性心绞痛，ST 段抬高多为暂时性；C. 早期复极综合征，ST 段抬高常见于青年人，特别是黑种人、运动员和精神科患者，ST 段没有动态演变，P-R 段不偏移。

②胸部 X 线检查：急性纤维蛋白性心包炎阶段或心包积液在 250 mL 以下，心影不增大，即使有血流动力学异常，胸部 X 线检查亦可正常。

③血白细胞正常或增多：分类以淋巴细胞为主。血沉增快，心肌酶谱正常，但当炎症扩展到心外膜下心肌时酶谱水平可升高。

（4）鉴别诊断。

①急性心肌梗死：急性心包炎早期易与之混淆。发病后 24 ~ 36 h，依临床经过，一系列特征性心电图改变和心肌酶升高可鉴别。

②急性主动脉夹层：主动脉夹层发生心包积血，呈血性心包炎时可误诊为急性特发性心包炎，通过超声心动图、CT 或 MRI 检查可获得正确诊断。

（5）治疗：本病自然病程一般为 2 ~ 6 周，多数患者可自愈，急性期卧床休息，密切观察心包积液的增长情况，出现心脏压塞即行心包穿刺。胸痛给予止痛药，阿司匹林 0.9 mg，每日 4 次或非类固醇消炎药，如吲哚美辛 75 mg/d、布洛芬 600 ~ 1 200 mg/d。经上述治疗数日后仍有剧烈胸痛，心包积液量增多或出现血性心包积液倾向，在排除合并感染后采用激素治疗，泼尼松 40 ~ 60 mg/d。症状一旦缓解即迅速逐渐减量和停用。急性特发性心包炎治疗后，头数周或数月内可复发，复发率达 20%。少数慢性复发性心包炎需用小剂量泼尼松 5 ~ 10 mg/d，维持治疗数周甚至半年。病情进展至心包缩窄时，可行心包切除术。

2. 结核性心包炎

研究表明，结核病患者中约 4% 引起急性心包炎，其中 7% 发生心脏压塞，6% 发展成心包缩窄，在我国结核病是心包炎的主要原因。患者多通过肺门、纵隔、支气管、胸骨等处直接蔓延，也可通过血行途径将病菌播散至心包，常是急性起病，亚急性发展。急性期心包纤维蛋白沉积伴有浆液血性渗出主要含有白细胞，1 ~ 2 周后以淋巴细胞为主，蛋白浓度超过 2.5 g/dL。结核性心包积液的产生可能由于对结核杆菌蛋白的高敏反应。亚急性期心包炎呈现肉芽肿性炎症并有内皮组织细胞，朗格罕斯细胞及干酪样坏死。心包渗液或心包组织中也可出现极低浓度的结核杆菌，与脏、壁层心包增厚伴成纤维细胞增生使两层粘连，若同时伴有渗出，即成慢性或粘连期，此种渗出缩窄性心包炎不常见。其后心包腔内无渗液而心包钙化，部分发展为缩窄性心包炎。

（1）临床表现：有全身性疾病的一般症状及心包炎表现，常有发热、胸痛、心悸、咳嗽、呼吸困难、食欲缺乏、消瘦乏力及盗汗等，心界扩大、心音遥远、心动过速，偶有心包摩擦音。40% ~ 50% 并胸腔积液，大量者可致心脏填塞，出现颈静脉怒张、奇脉、端坐呼吸、肝大、下肢水肿。

（2）诊断：绝对证据应是心包渗液或心包膜病检证实有结核杆菌，但阳性率极低（包括培养），活检系创伤性难以接受。其他如体内任何部位查结核杆菌或干酪性坏死肉芽肿组织学证据，即可高度提示为结核性心包炎。结核菌素皮试强阳性或抗结核治疗有效，仅是间接依据。聚合酶联反应（PCR）技术检测结核菌 DNA 的方法尚待进一步完善。

（3）治疗：确诊或怀疑结核性心包炎患者，能排除病因（如病毒、恶性肿瘤、结缔组织病等者）可予抗结核治疗。三联抗结核化疗：异烟肼 300 mg/d，利福平 600 mg/d 与链霉素 1 g/d 或乙胺丁醇 15 mg/（kg·d），治疗 9 月可以达满意疗效。

抗结核治疗中仍有心包渗出或心包炎复发，可加用肾上腺皮质激素如泼尼松 40 ~ 60 mg/d。可减少心包穿刺次数、降低死亡率，但不能减少缩窄性心包炎的发生。

外科治疗：心包缩窄、心脏填塞或渗出缩窄心包炎均是手术切除心包的指征、争取及早进行。

3. 细菌性（化脓性）心包炎

化脓性心包炎自抗感染药物使用后，较以往减少，主要致病菌由肺炎球菌、溶血性链球转为葡萄球菌及革兰阴性杆菌、沙门杆菌属、流感嗜血杆菌和其他少见病原体。通常感染由邻近胸、膈下疾病直接蔓延或血行传播。当前成年人化脓性心包炎与胸外科术后或创伤后感染、感染性心内膜炎有关。

（1）临床表现：化脓性心包炎发病开始为感染所致的高烧、寒战、盗汗和呼吸困难。多数无"心包痛"。心包摩擦音占半数以下，心动过速几乎都有，易被漏诊，颈静脉怒张和奇脉是主要的心包受累依据，且预示将发生心脏填塞。

（2）诊断：根据病史、体检再结合辅助检查白细胞升高、胸部 X 线示心影扩大，纵隔增宽。ECG 示 ST-T 呈心包炎特征改变，交替电压示有心脏填塞可能。P-R 延长、房室分离或束支传导阻滞。

心包液检查多核白细胞增多、可有脓球，葡萄糖定量水平降低，蛋白含量增加，乳酸脱氢酶（LDH）明显增高。

对高度怀疑患者应迅速做超声心动图检查，确定是否心包积液或判断有无产气菌感染所形成的粘连所致的小腔积液。

（3）治疗：使用足量抗生素外，应行心包切开引流，必须彻底引流，大剂量抗生素控制感染后维持 2 周。

4. 真菌性心包炎

（1）病因：组织孢浆菌是真菌性心包炎（fungal pericarditis）最常见的病因，多见于美国。年轻者和健康人由于吸入鸟或蝙蝠粪便中的孢子而患病。在城市则与挖掘或建筑物爆破有关。

球孢子菌性心包炎与吸入来自土壤与灰尘的衣原体孢子有关。

其他真菌感染引起心包炎包括曲菌、酵母菌、白色念珠菌等。引起真菌感染传播的危险因素，包括毒瘾者、免疫功能低下、接受广谱抗生素治疗或心脏手术恢复期。

（2）病理解剖：组织孢浆菌性心包炎，心包液增长迅速、量大，可为浆液性或血性，蛋白量增加，多形核白细胞增加。其他病原真菌性心包炎，渗液增长较慢。组织孢浆菌和其他真菌性心包炎，心包渗出液偶尔可机化，心包增厚，心包缩窄和钙化。

（3）临床表现：几乎所有组织孢浆菌心包炎患者都有呼吸道疾病、明显的"心包痛"及典型心电图改变。胸片异常，95% 心影增大，胸腔积液和 2/3 患者胸腔内淋巴结肿大。组织孢浆菌心包炎典型表现为急性自限性播散感染，40% 以上患者有血流动力学变化或心脏填塞症状，罕见发生严重长期播散感染，如发热、贫血、白细胞计数下降、肺炎 - 胸腔综合征、肝大、脑膜炎、心肌炎或心内膜炎等症状不常见。严重播散感染多半在婴幼儿、老年男性和应用免疫抑制剂者。

（4）诊断：组织孢浆菌心包炎诊断依据：①永久居住或旅行至流行病区；②青年人或健康成年人，疑心包炎时，补体结合滴定度升高至少 1∶32；③免疫扩散试验阳性。多数患者滴定度并不进行性升高，因为心包炎通常发生在轻或无症状肺炎后，则第 1 次测定时滴度已升高。组织孢浆菌素皮试对诊断没有帮助。组织孢浆菌心包炎多发生在严重播散性感染情况下，必须与结节病、结核、霍奇金病及布氏菌病鉴别。组织孢浆菌进行性播散时，组织学检查和培养是重要的，可从肝、骨髓、溃疡渗出液或痰接种于萨布罗骨髓、溃疡渗出液或痰接种于萨布罗（Sabouraud）琼脂培养基或荷兰猪，随后传代培养。

球孢子菌感染是一局限性或播散性疾病。一般为良性，有时少数发展为急性的播散性致死性的真菌病。此病常发生在美国圣华金山谷，后又在南美、非洲发现。本病不经人传染，多因吸入孢子后感染。本病不易由流行区带至其他非流行区，因非流行区不具备流行区的条件。

诊断球孢子菌性心包炎依据：①有接触流行病区尘土的病史；②有球孢子菌播散至肺和其他器官的特征性临床表现；③感染早期血清学检查沉淀反应、补体结合试验阳性；④活体组织病理检查见特征性的小体。球孢子菌素皮试往往阴性。明确诊断要根据萨布罗琼脂培养鉴定。

其他真菌性心包炎如怀疑由其他真菌引起的心包炎，应做相应的补体结合试验。念珠菌性心包炎对血清学检查和沉淀试验不敏感，也不具有特异性，心包膜活检见真菌感染的特征和心包渗液培养有

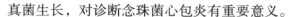

真菌生长，对诊断念珠菌心包炎有重要意义。

（5）治疗：组织孢浆菌心包炎一般属良性，在2周内缓解，不需要两性霉素B治疗，可用非固醇类消炎药治疗胸痛、发热、心包摩擦音和渗出。大量心包积液至心脏填塞，则需紧急心包穿刺或心包切开引流。心包钙化缩窄不常见。若同时伴有全身严重感染播散可静脉注射两性霉素B。

非组织孢浆菌心包炎生产诊断较罕见，不会自然缓解，多死于原发病或真菌性心包炎及心肌受累。心包炎伴有球孢子菌播散，曲菌病、芽生菌病时的药物治疗可用两性霉素B静脉注射。南美型芽生菌病尚需用氨苯磺胺（subforamide）。伴有真菌败血症和播散感染的念珠菌性心包炎用二性霉素B治疗并心包切开引流。许多非组织孢浆菌的真菌性心包炎、慢性心包炎真菌感染能发展为严重性心包炎，慢性心包炎真菌感染能发展为严重的心包缩窄，而心脏填塞并不常见，因此，心包切开引流是常用的治疗方法。心包内注射抗真菌药不一定有帮助。

长时间应用两性霉素B常伴随严重毒性反应，故强调组织学检查或培养后获得正确诊断的重要性。

伊氏放线菌病和星形诺卡菌属真菌与细菌中间类型，这类病原体可引起无痛性感染，也可由胸腔、腹腔或颜面脓肿侵入心包，发展至心脏填塞和慢性缩窄性心包。

5. 寄生虫性心包炎

寄生虫性心包炎（parasite pericarditis）极为少见。肠溶组织阿米巴可通过血源性播散或肝脓肿破入心包而引起心包炎。文献已报告100例棘球蚴引起的心包炎，它常由入侵部位蔓延至心包或在心肌形成的囊肿破入心包腔而引起心包炎。

（二）非感染性心包积液

1. 急性心肌梗死后综合征（Dressler综合征）

急性心肌梗死后综合征（Dresslersyn drome），多发生于急性心肌梗死后数周至数月，最常见是2~3周。急性起病伴发热、心包炎和胸膜炎。估计Dressler综合征发生率约为40%，近年发生率有显著下降。急性心肌梗死溶栓治疗成功再灌注者中，Dressler综合征极罕见。其发生机制尚不完全清楚，可能是机体对坏死心肌组织的一种自身免疫反应，因Dressler综合征患者血中可测到抗心肌抗体，抑或是心肌梗死处血液渗入心包腔引起心外膜迟发免疫反应，也可能由于心肌梗死创伤激活心脏内静止或潜在的病毒。临床表现需与急性心肌梗死、早期心包炎、梗死延展和梗死后心绞痛相鉴别。

（1）病理解剖：心包膜呈非特异性炎症改变、纤维蛋白沉着。与梗死早期心包炎不同，早期心包炎，心包膜炎症改变仅覆盖在梗死灶局部范围，Dressler综合征病理改变呈弥漫性。

（2）临床表现：急性心肌梗死后数周至数月内偶见于1年后发病，可反复发作。急性起病，常见症状为发热、全身不适、心前区疼痛和胸痛。疼痛性质与程度有时易误诊再梗或梗死后心绞痛。查体可闻及心包摩擦音，有时可听到胸膜摩擦音，持续2周。心包积液少至中等量，大量心包积液心脏填塞少见。心包积液为浆液性或浆液血性，偶为血性积液。血化验检查白细胞增多，血沉增快，X线胸片心影扩大，单侧（常为左侧）或双侧胸腔积液，有时可见肺内渗出阴影。超声心动图检查示心包积液。而心肌梗死后可有1/4患者出现少量心包积液，且临床无症状，但并非是Dressler综合征。心电图表现除原有的心肌梗死，ST-T改变外，部分患者有急性心包炎典型ST-T改变。

（3）鉴别诊断。

①急性心肌梗死早期心包炎：多于梗死后1周内发生，常为前壁和广泛前壁心肌梗死，扩展到心外膜引起局限性心包炎。急性心肌梗死头48 h即可听到心包摩擦音，持续2~3 d，超过3 d提示预后不良。

②心肌梗死延展或再梗死（Dressler综合征）：具有特征性"心包痛"，与呼吸，体位有关，对硝酸甘油治疗无反应；心电图无新Q波出现；CK-MB无明显上升，有时心包炎症浸润心外膜下心肌，使CK-MB轻度升高。

③心肌梗死后长期抗凝治疗继发血性心包积液：X线胸片发现心包积液，肺部浸润性阴影，少数有咯血症状者，还需与肺炎和肺梗死相鉴别。

（4）治疗：Dressler 综合征是自限性疾病，易复发，预后良好。突发的严重心包炎应住院观察，以防发生心脏压塞。发热、胸痛应予卧床休息，常用阿司匹林或非类固醇消炎药治疗。Dressler 综合征为中等或大量心包积液或复发者，可短期内用肾上腺皮质激素治疗，如泼尼松 40 mg/d，3 ～ 5 d 后快速减量至 5 ～ 10 mg/d，维持治疗至症状消失，血沉恢复正常为止。有报道秋水仙碱（colchicine）可治愈 Dressler 综合征复发性激素依赖性心包炎，其效果有待进一步证实。患 Dressler 综合征后停用抗凝剂，以免发生心包腔内出血。心脏填塞即行心包穿刺。Dressler 综合征引起缩窄性心包炎则行心包切除术。

2. 肿瘤性心包积液

（1）病理解剖：尸解资料肿瘤性心包炎（neoplastic pericarditis）占心包病的 5% ～ 10%。肺癌、乳腺癌、白血病、霍奇金病和非霍奇金淋巴瘤占恶性心包炎的 80%，除此之外还包括胃肠道癌肿、卵巢癌、宫颈癌、肉瘤、平滑肌肉瘤、多发性骨髓瘤、纵隔畸胎瘤、胸腺瘤和黑色素瘤。

①原发性心包肿瘤：原发性心包恶性肿瘤罕见，以间皮瘤占优势，其次为良性局限性纤维间皮瘤、恶性纤维肉瘤、血管肉瘤、脂肪瘤和脂肪肉瘤、良性和原发性恶性畸胎瘤。原发性心包肿瘤罕见，偶有与先天性疾病，如结节性硬化症并存报告。分泌儿茶酚胺嗜铬细胞瘤，也是罕见的原发性心包肿瘤。在一些艾滋病患者中，由于卡波济肉瘤和心脏淋巴瘤，引起心包膜和心脏恶性肿瘤病例数增多。感染艾滋病病毒早期可出现心脏填塞，必须与化脓性心包炎及心包恶性肿瘤鉴别，以排除这些疾病。

②心包转移肿瘤：癌肿转移途径有：纵隔恶性肿瘤扩散和附着到心包；肿瘤小结由血行或淋巴播散沉积于心包；肿瘤弥漫性浸润心包；原发性心包肿瘤，心包膜局部浸润。大多数病例，心外膜和心肌不受累。

③肿瘤性心包积液：肿瘤性心包炎渗液呈现浆液血性，发展迅速，可致急性或亚急性心脏压塞。心包肿瘤如肉瘤、间皮瘤和黑色素瘤，能侵蚀心室腔和心包腔内血管，引起急性心包扩张和意外的致死性心脏压塞。心包增厚和心包腔内渗液（渗出－缩窄性心包炎）或肿瘤生长把整个心脏包裹，形成缩窄性心包炎。

④纵隔肿瘤并发心包积液：并非均为恶性，纵隔淋巴瘤和霍奇金病常出现无症状心包渗液，这些暂时性心包渗液，推测可能是淋巴血流障碍的结果。纵隔胸腺瘤和原发性心脏肿瘤也可并发暂时性心包积液。

（2）临床表现：肿瘤心包炎可无症状，仅在尸解时发现。在不明原因的急性心包炎中，估计肿瘤病因占 5%。心脏填塞有时是某些癌肿、白血病，或原发性心包肿瘤的首发症状。

呼吸困难是恶性心包炎常见症状，其次包括胸痛、咳嗽、胸廓畸形和咯血。心音遥远和偶闻心包摩擦音，大多数患者是在心脏填塞、颈静脉怒张、奇脉及低血压时而被确诊。

（3）辅助检查。

①胸部 X 线 90% 以上有胸腔积液、心脏扩大、纵隔增宽、肺门肿块或偶见心脏阴影轮廓呈不规则结节状。

②心电图检查：心电图呈非特异性改变。心动过速、ST-T 改变、QRS 低电压和偶见心房纤颤。有些患者的心电图呈持续心动过速、心包炎早期心电图表现。心电图出现房室传导障碍，暗示肿瘤已浸润心肌和心脏传导系统。

③超声心动图检查可帮助探测心包腔中不规则肿块。CT 和 MRI 检查除可显示心包积液外，还能了解肿瘤位置与心包膜、纵隔和肺之间关系。

④心包穿刺和心导管：超声心动图检查发现大量心包积液疑有心脏填塞的癌肿患者，采用心包穿刺留置导管同时联用，可以鉴别：上腔静脉阻塞，可能同时并存肿瘤性心包炎，心脏填塞，致面部水肿，颈静脉扩张。心导管还能协助区分；发绀、低氧血症和肺血管阻力升高，不一定是心脏填塞特征。当心包穿刺后，患者的低氧血症和持续性呼吸困难仍存在，强有力支持肺微血管肿瘤（肿瘤性淋巴炎肺播散）。在右心导管肺毛细血管嵌顿处取血样标本，进行细胞学检查能获得诊断的证据。

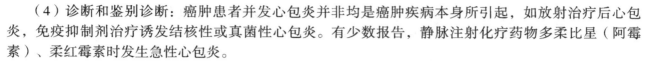

（4）诊断和鉴别诊断：癌肿患者并发心包炎并非均是癌肿疾病本身所引起，如放射治疗后心包炎，免疫抑制剂治疗诱发结核性或真菌性心包炎。有少数报告，静脉注射化疗药物多柔比星（阿霉素）、柔红霉素时发生急性心包炎。

肿瘤性心包炎心脏压塞，必须与癌肿患者因其他原因出现的颈静脉怒张、肝大、周围水肿相鉴别。引起这些症状重要原因包括：多柔比星的心肌毒性或原有心脏病者，左右心功能不全进行性加重；上腔静脉阻塞；肝肿瘤门脉高压；肿瘤播散至肺微血管继发性肺动脉高压。

由于心包积液外观不能区别心包炎的原因是肿瘤性、放射性抑或是特异性病因，需要精细的心包积液细胞学检查鉴别。细胞学检查结果对 85% 的恶性肿瘤心包炎可提供诊断依据。癌肿性心包炎，假阴性细胞学是不常见，但不包含淋巴瘤和间皮瘤。对怀疑肿瘤性心包炎者，心包积液检查应包括癌胚抗原以提高诊断的阳性率。假如细胞学检查结果阴性，可能要求切开心包进行活检。心包活检的标本要够大，能对 90% 以上病例提供组织学诊断，如标本太小可有假阴性诊断。对危急患者切开心包活检有一定危险，值得注意。经皮光导心包腔镜活检是一种新的介入检查方法，可用于怀疑心包腔肿瘤者。

（5）预后：肺癌和乳腺癌是肿瘤性心包炎心脏压塞最常见的原因。肿瘤性心包炎自然史根据原发恶性肿瘤疾病类型而决定。两组统计分析，恶性肿瘤心脏压塞经治疗患者的自然史，平均生存 4 月，25% 生存 1 年。乳腺癌致肿瘤性心包炎预后明显好于肺癌或其他转移癌性心包炎。有学者报告肺癌患者的心包炎心脏压塞外科治疗，平均生存期仅 3.5 月，相反乳腺癌平均生存 9 月，有幸者最长生存 5 年以上。

（6）治疗：肿瘤性心包积液根据患者具体情况而定，如有无心脏压塞的临床表现，有无特异性有效的治疗和恶性肿瘤病程的阶段。终末期衰竭患者，通过治疗改变预后是无希望的，在这种情况下，诊断顺序要简化，治疗目的是减轻症状，改善最后数日或数周的生活质量。90% ~ 100% 肿瘤性心包炎心脏压塞者，采用心包穿刺留置导管方法抽取心包积液，能有效地缓解相关症状，出现并发症风险低（< 2%）。若心脏压塞复发，可在局麻下行剑突下心包切开术，缓解症状成功率高，并发症发生率低。左侧开胸部分心包切开术（开窗术）与剑突下心包切开术相比，无更多的优点，现已少用。

一种经皮球囊心包切开术，对恶性肿瘤心包积液处理是一种有前途的新技术。有用此种方法治疗 50 例大量心积液和心脏压塞的经验。并发症包括 2% 冠状动脉撕裂，12% 发热，胸腔积液需行胸腔穿刺或放置引流者占 16%。虽然，早期并发症发生率高，但对恶性心包积液的处理，尚无循证医学证据证实经皮球囊心包切开术的效果优于导管心包穿刺术或剑突下心包切开术。

已接受有效的化疗和激素治疗的恶性肿瘤患者，其无症状性心包积液可用超声心动图动态观察心包积液进展情况。大量心包积液和心脏填塞，除心包穿刺抽液外可并用药物治疗如四环素和其他化学制剂注入心包腔内，目的是使心包膜硬化和心包腔闭合。与导管心包腔穿刺和剑突下心包切开抽液比较，至今没有使人信服的证据证实心包腔内滴注药物能改善预后。心包腔内滴入药物的不良反应包括胸痛、恶心、高烧，房性心律失常和迅速发展成心包缩窄。

对放射治疗敏感的肿瘤，放射治疗是一个重要的选择。大约一半恶性心包炎是对放射治疗敏感的肿瘤引发，对这种治疗有反应。一组 16 例乳腺癌患者并恶性心包积液，11 例放射治疗后明显改善。7 例白血病或淋巴瘤继发性恶性心包积液，放射治疗 6 例改善。

1/4 恶性心包积液患者很可能生存时间少于 1 年。在癌肿者伴有复发性心包积液和心包缩窄，如有对系统性抗癌治疗有潜在反应，或期望生存时间延长 1 年以上者，可考虑外科广泛心包切除术。

3. 尿毒症性心包炎

可分为尿毒症心包炎和透析后心包炎，由于透析疗法的进展，发生率较前明显降低。其发病多为综合因素：尿素氮等毒性物质所致包膜化学性炎症；营养不良免疫功能低下，频发细菌、病毒感染极易波及心包；患者血小板功能和凝血功能障碍、纤溶活性降低，导致出血性心包炎或出血纤维性心包炎，增加心脏压塞的危险；免疫功能异常；容量超负荷；患者甲状旁腺功能亢进，钙盐增加，沉积心包；伴有高尿酸血症、低蛋白血症，也增加其发生。

（1）临床表现：持续心前区疼痛，随体位变化而加剧、发热等，心包摩擦音、血压下降，心界扩大、肝大、奇脉等心脏压塞症状。如临床无典型心前区疼痛及心包摩擦音，仅靠超声心动图检查难以诊断尿毒症心包炎。

（2）治疗：血液透析是有效的治疗措施，应尽早进行。尽量减少肝素用量，避免出血致心脏填塞，必要时行无肝素透析或作体外肝素化法。积液量大者可行心包穿刺或心导管心包腔内引流术，放液后心包腔内注入甲泼尼龙 60 ～ 100 mg 可助炎症吸收。若心脏填塞持续存在或反复出现心包积液，上述治疗无效或已发展至心包缩窄可行心包切除术。

4. 放射性心包炎

（1）病因：放射性心包炎（radiation pericarditis）是乳腺癌、霍奇金病和非霍奇金淋巴瘤放射治疗的严重并发症。放射治疗对心肌和心包的损伤取决于：放射治疗的剂量；治疗次数和治疗时间；放疗照射区所包括心脏的容积；^{60}Co 与直线加速器比较，^{60}Co 照射量分布不均匀。

霍奇金病放射治疗过程中 60% 心影在照射野内，经 4 周剂量小于 4 000 rad 治疗，放射性心包炎发生率 5% ～ 7%，超过此剂量放射性心包炎发生率急速上升。当整个心包膜暴露在照射野内，心包炎发生率为 20%。若隆突下用防护垫保护心脏，发生率可降至 2.5%。

乳腺癌放射治疗，在照射野内心脏容积少于 30%，可耐受 6 周以上，6 000 rad 治疗，放射性心包炎发生率小于 5%。

目前认为放射性心包炎多发生在放射治疗后数年，临床表现呈慢性心包积液或缩窄性心包炎。

（2）病理解剖：放射性心包炎表现为纤维蛋白沉积和心包膜纤维化。急性炎症阶段心包积液可以是浆液性、浆液血性或血性，蛋白和淋巴细胞成分增多。初期炎症反应性渗液可以自然消退，若浓稠的纤维蛋白渗液继续增多，使心包粘连、心包膜增厚和心包小血管增殖则形成慢性渗出性心包积液、缩窄性心包炎及放射治疗常引起的渗出 - 缩窄性心包炎。

放射治疗有时可损伤心肌，致心肌间质纤维化、瓣膜增厚、主动脉瓣关闭不全、主动脉炎、不同程度房室传导阻滞，心肌内小动脉纤维变性增厚，可伴有心内膜纤维化或弹力纤维增生、心肌纤维化，亦可发展成限制型心肌病，与放射治疗后缩窄性心包炎并存。

（3）临床表现：少数表现为急性心包炎症状，发热、心前区痛、食欲减退、全身不适，心包摩擦音和心电图异常。迟发性心包炎常在放射治疗后 4 个月至 20 年，最常见在 12 个月内，出现急性非特异性心包炎或无症状性心包积液和胸腔积液，在数月或数年内逐渐消退。约 50% 患者呈慢性大量心包积液，伴有不同程度心脏压塞，病程长者可出现心包缩窄的临床表现。

（4）诊断及鉴别诊断：放射性心包炎常与原有的恶性肿瘤所引起的心包炎相混淆。肿瘤转移或浸润的心包炎常为大量心包积液、心脏填塞。心包积液细胞学检查，85% 病例能确定原发灶。若霍奇金病临床治愈数年后心包炎、心包积液症状仍存在，则放射损害比恶性肿瘤转移的可能性更大。放射治疗可诱发甲状腺功能低下，而发生心包积液，发生率约 25%。病毒感染所致而发生心包炎均需与放射性心包炎相鉴别。

（5）治疗：放射治疗后无症状心包积液，定期随访，不需特殊治疗。大量心包积液、心脏填塞或为明确诊断进行组织学检查需做心包穿刺术。严重顽固疼痛和威胁生命的心包积液可用激素治疗。反复大量心包积液，严重渗出 - 缩窄性心包炎行心包切除术，手术死亡率 21%，而非特异性缩窄性心包炎手术死亡率则为 8%，明显低于放射性心包炎。术后随访 5 年生存率 5%，而其他病因心包切除术，5 年随访生存率 83%。

5. 风湿性心包炎

在 19 世纪心包炎最常见病因是急性风湿热，它与严重的风湿性心内膜炎多并存。目前，风湿性心包炎（theumatic pericarditis）不常见，发生率约 5% ～ 10%。风湿性心包炎为自限性心包炎，可自然消退，发展为慢性钙化缩窄性心包炎极罕见。

（1）病理解剖：风湿性心包炎特点为浆液纤维蛋白或脓性渗液。急性活动期 IgG、IgM 和补体沉着在心包膜表面，但心包炎发病机制是免疫机制或是单纯的非特异性炎症反应尚不清楚。

（2）临床表现及诊断：风湿性心包炎常发生在急性风湿热初期，无临床症状或有典型心前区痛和急性风湿热的其他症状，如发热、全身不适和关节痛。出现心包炎常表示有弥漫性全心炎。风湿性心包炎诊断依据包括胸痛、心包摩擦音或超声心动图显示出心包积液，结合 Jones 修正的急性风湿热临床诊断标准和 A 族溶血性链球菌感染证据。儿童风湿性心包炎并不少见，所以对心包炎患儿应迅速查找急性风湿热的相关证据。

儿童或青年人出现心包炎、发热、关节痛和皮疹等，应与病毒疹、莱姆病、感染性心内膜炎、青年型类风湿性关节炎、系统性红斑狼疮、克罗恩病、Henoch-Schonlein 紫癜或镰状细胞危象相鉴别。

（3）治疗：按急性风湿热治疗，包括卧床休息，注射青霉素，若发生心力衰竭时加用地高辛。胸痛者可给予阿司匹林 600 mg，每日 3 次或 4 次，也可用激素治疗。少量或中等量心包积液常可自然消退，不需要进行心包穿刺抽液，除非为了明确急性风湿热的诊断。

6. 系统性红斑狼疮性心包炎

系统性红斑狼疮性心包炎（svstemic lupus erythemato sus pericarditis）多发生在疾病活动期，是该病最常见的心血管系统表现。临床发生率为 20% ~ 45%。超声心动图检查发现异常的百分率更高。尸解检出率为 43% ~ 100%，平均 62%，心包炎多为纤维蛋白性或渗出性。心包液可能是血浆性或肉眼血性。蛋白含量高，葡萄糖量正常或减少，白细胞计数小于 10×10^9/L，补体水平低，偶可发现红斑狼疮细胞。

心脏填塞发生率小于 10%，发展为缩窄性心包炎者罕见。有时心脏填塞是红斑狼疮首发症状。红斑狼疮心包炎可伴有心肌炎、心内膜炎，传导系统炎症和冠状动脉炎，偶可引起心肌梗死。

（1）临床表现：红斑狼疮患者出现胸痛，心包摩擦音或 X 线检查心影增大，心电图呈急性心包炎的特点。因心包炎常发生在疾病活动期，常与肾炎同时并存，其血清补体明显升高，抗核抗体阳性和血沉增加，可查到红斑狼疮细胞。

红斑狼疮患者，用免疫抑制药物、激素和细胞毒性制剂治疗过程中，若超声心动图发现新近心包积液，胸部 X 线检查心影增大，胸腔积液和肺实质性浸润，需细心的体格检查、血培养、结核菌素皮试以排除并发化脓性、真菌性或结核性心包炎。

（2）治疗：针对原发病治疗，如激素和免疫抑制剂。可采用中到大剂量糖皮质激素类药物。如泼尼松 1.0 ~ 1.5 mg/（kg·d），1 ~ 5 d 内不见症状好转，可考虑在原剂量上增加 10% 剂量，待病情缓解，减少用量，泼尼松 15 mg/d 或隔日 30 mg 维持治疗，一般为 6 ~ 12 个月不等。大量心包积液心脏压塞时行心包穿刺术，反复出现心包积液和发展成缩窄性心包炎，可选择心包切除术。

7. 类风湿心包炎

尸检发现，50% 类风湿关节炎患者合并陈旧性纤维蛋白粘连性心包炎。生前诊断约 10% ~ 25%，表现为一过性或大量心包积液心包炎征象。50% 慢性类风湿关节炎者，超声心动图检查可显示有心包积液。心包炎多见于严重类风湿关节炎，包括关节强直、畸形、皮下类风湿结节、肺炎和类风湿因子阳性。偶尔，血清类风湿因子阴性患者亦可发生类风湿性全心炎。

成人类风湿性心包炎（theumatoid pericarditis）能引致心脏填塞和渗出性缩窄心包炎及缩窄性心包炎。成人 Still 病、约 6% 青年型类风湿关节炎，可出现心包炎心脏填塞。心包炎同时伴有心肌炎的发生率以男性为主。

（1）病理解剖：心包膜典型病理改变为心包血管炎，非特异性纤维素性增厚粘连，偶见类风湿结节。心包渗液呈浆液性或血性，蛋白超过 5 g/dL，葡萄糖小于 45 mg/dL，胆固醇水平升高，白细胞计数在 20×10^9/L ~ 90×10^9/L 之间，类风湿因子阳性，补体活性减低、心包膜见 CD8$^+$T 细胞浸润。当类风湿结节侵犯心肌、心瓣膜时，能引致主动脉瓣、二尖瓣关闭不全。

（2）临床表现：关节肿胀僵痛，发热，心前区痛和心包摩擦音，胸膜炎。胸部 X 线检查心影扩大，65% 患者出现单侧或双侧胸腔积液。心电图表现为非特异性 ST-T 改变、房室传导阻滞。超声心动图检查几乎一半患者有心包增厚和积液。虽然类风湿性心包炎是自限性和良性的，但 3% ~ 25% 患者突然出现心脏填塞或因免疫复合物沉着在心包膜上而发展为渗出－缩窄性或缩窄性心包炎，且男性多于女性。

（3）治疗：有症状的心包炎者可用阿司匹林 0.6 ~ 1.0，每日 3 ~ 4 次，或非类固醇消炎药如吲哚美辛 25 mg，每日 2 次 ~ 3 次。大量心包积液、心脏填塞行心包穿刺术，4% ~ 20% 患者需心包切除术，使血流动力学得到最大的改善。

8. 心包切开术后综合征

心包切开术后综合征（postpericardiotomy syndrome）是指心脏手术一周后出现发热、心包炎、胸膜炎。此综合征首先发生在风湿性心脏病二尖瓣手术患者，认为是风湿热的复发，随后，在非风湿性心脏病的患者进行心脏手术后也会出现这一综合征。在埋藏式心脏起搏器起搏导管引起心脏穿孔、胸部钝挫伤、心外膜植入心脏起搏器及冠状动脉成形术导致冠状动脉穿孔时，可同样出现心包切开术后综合征的临床特征。

心包切开术后综合征发病率在 10% ~ 40% 之间，儿童发病率高于成人。有报道预激综合征心脏外科手术治疗导致本综合征的发生率为 31%。

同 Dressler 综合征类似，心包切开术后综合征被假设为心肌自身的免疫反应，可能同一种新的或再活化的病毒感染有关。Engle 及其同事曾用实验证明，进行过心包切开术的某些患者其血浆中出现抗心肌抗体，效价水平同综合征发病率呈正比关系。约 70% 心包切开术后综合征患者血浆抗心肌病毒抗体效价升高，而无此综合征患者仅 8% 升高，抗心肌抗体阴性，这暗示，病毒感染可能是个触发或随意因素。在 2 岁以下进行心脏手术的儿童中，患心包切开术后综合征甚为罕见。这一发现，说明同各种病毒暴露的时间有关，或是对经由胎盘的保护性抗体有关。

（1）病理解剖：心包切开术后综合征，心包组织无特异性改变，心包操作和积血可能引起心包粘连，心包膜增厚，偶有纤维化心包腔闭合，导致缩窄性心包炎。心包膜产生的组织型纤维蛋白溶酶原激活素，在心脏手术拖长时间，伴随心包间皮损伤和炎症时，分泌激活素减少影响心包纤维蛋白的溶解，导致术后心包炎和心包粘连。心包积液呈稻草黄色、粉红色或血性，其蛋白含量大于 4.5 g/dL，白细胞计数 0.3×10^9/L ~ 8.0×10^9/L。

（2）临床表现：通常在心脏手术后 2 ~ 3 周急性起病，其特征为发热、乏力和胸痛。有些病例手术后一周内即持续发热。胸痛是急性心包炎的特征，胸痛性质类似胸膜炎。其他非特异性的炎症表现包括血沉加快，多形核白细胞升高。

几乎所有患者在心脏手术后头几天可闻及心包摩擦音，大多数于 1 周内消失而不发生此综合征。X 线检查约 1/3 的患者左侧或双侧胸腔积液，1/10 患者有肺浸润，半数患者有短暂性的心影扩大。心电图表现为非特异性 ST-T 改变和阵发性房性心动过速。超声心动图可提示心包积液存在和心脏填塞的证据。心脏手术后心包渗血极为普遍，术后 10 d 内有 56% ~ 84% 患者有心包积液。诊断心包切开术后综合征需与术后其他原因，包括感染引起发热相鉴别。

（3）治疗：心包切开术后综合征有自限性，但长期迁延可致残。发热和胸痛可用阿司匹林或非类固醇消炎药加以缓解。用药后 48 h 内无效可使用激素治疗。手术后头 6 月此综合征多有复发。约 1% 成年人心脏手术后平均 49 d 发生心脏填塞，同时伴有发热、心包摩擦音及典型"心包痛"。抗凝治疗与心包切开术后综合征伴发心脏压塞无关。心脏填塞行心包穿刺处理，反复的心脏压塞需要进行心包切除术。发生缩窄性心包炎罕见，多出现在心包切除术后综合征后的数月至数年。

9. 创伤性心包炎

创伤性心包炎（traumatic pericarditis）除贯通伤和非贯通伤，其他外伤性心包炎的重要原因，包括食管癌、食管腐蚀或 Boerhaave 综合征突发食管破裂，食管内容物流入心包腔或为食管胃切除术后的并发症。意外事件，吞咽牙签或鱼骨致食管穿孔而发生心脏填塞和迟发缩窄性心包炎。食管破裂外伤性心包炎，常伴随严重糜烂性心包炎症和感染。食管破裂或穿孔可发展成食管心包瘘。上述病情，虽有内科治疗瘘管可以自然闭合报道，也常需外科立即手术，但死亡率高。心包炎也可继发于胰腺炎，此时心包积液淀粉酶含量高，而心脏填塞或胰腺心包瘘罕见。急性酒精性胰腺炎，心包积液发生率明显高于对照组（47%：11%）。恶性疾病或胃、胆管、大肠和气管外科手术并发溃疡形成，可致心包瘘管。

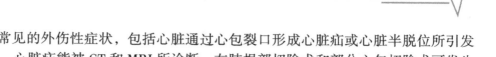

心包外伤也可出现不常见的外伤性症状，包括心脏通过心包裂口形成心脏疝或心脏半脱位所引发心血管虚脱和心包内膈疝。心脏疝能被 CT 和 MRI 所诊断。左肺根部切除术和部分心包切除术可发生在胸心脏疝。脐疝手法复位引起肠襻心包内疝罕见，超声心动图可提供诊断。

10. 心脏手术及心导管术后心包积血

心脏外科术后或心导管检查、安装起搏器过程中或术后并发心包积血，可导致急性心脏填塞和慢性缩窄性心包炎。一组报道 510 例进行心脏外科手术后连续发病者，其中 2% 在术后 1 ~ 30 d 内（平均 8 d）发生心脏压塞。心脏外科手术后至少有一半患者，可用超声心动探测出小量心包积液，大量心包积液心脏压塞常见于服抗凝药者，且比服用阿司匹林患者多 10 倍。术后心脏填塞占心脏外科术后不明原因低血压病例的 10%，会与血容量不足或心力衰竭相混淆，右室压缩继发肝充血可能误诊术后肝炎等。

床旁作食管超声检查是鉴别术后完全性或局限性心脏填塞的必不可少的诊断工具。两者在临床和超声心动图上的心脏填塞表现是有区别的。对心脏周围或大面积局限性心包积液的处理可用二维超声心动图引导下作经皮导管心包穿刺术。对心脏后壁局部心包积液或局部血栓的患者，应在手术室内作外科心包切开清除处理。Friedrich 等在 6 年中连续观察 11 845 例，心导管操作时心脏穿孔和急性心脏填塞发生率，二尖瓣球囊成形术时心脏穿孔占 4.2%，主动脉瓣球囊成形术占 0.01%，对这类患者实施心包穿刺术半数有效，而其余患者则要外科手术修补穿孔。经静脉的右心室内膜心肌活检，心脏穿孔和（或）心脏填塞发生占 1.5%，冠状动脉成形术 0.02%，冠状动脉内支架植入较少见。引起心包积血和心脏填塞其他原因，包括胸骨骨穿、食管镜和纵隔镜检查。近年报道，食管静脉曲张用内镜硬化治疗亦是引起急性心包积血和随后发展为心包炎和心脏填塞的原因。植入螺旋固定心房电极的起搏器约 5% 发生急性心包炎并伴有心包积液，需要抗感染治疗。

11. 黏液水肿性心包炎

黏液水肿患者常并发心肌病，1/3 并心包积液、胸腔积液和腹水。心包积液机制可能是水钠潴留，淋巴液引流缓慢和毛细血管外渗蛋白增加。心包积液常呈清或淡黄色，偶尔像黏液胶状物。积液所含蛋白和胆固醇浓度升高，少量白细胞或红细胞。黏液水肿患者心包积液增长速度很缓慢，容量可达 5 ~ 6 L，虽已压迫心脏，但仍无代偿性心动过速和其他心脏压塞症状，胸部透视时意外发现心脏明显扩大。曾有报道巨舌可作为甲状腺功能低下和心包积液静脉压升高的特征。大量心包积液患者，常是甲状腺功能低下特征，尤其是婴儿和老年患者，往往心包积液是唯一的体征。纵隔放射治疗后，患者出现心包积液应考虑为甲状腺功能低下的表现，有报道 25% 妇女在放射治疗中可诱发甲状腺功能紊乱。甲状腺替代治疗，已恢复具有正常甲状腺功能数月后，黏液水肿心包积液会缓慢减少最终消失。

12. 胆固醇性心包炎

胆固醇心包炎（cholesterol pericarditis）是由于心包损伤伴胆固醇结晶沉积和对炎症反应的单核细胞，包括泡沫细胞、巨噬细胞浸润而形成。心包腔内出现胆固醇结晶是慢性炎症表现。心包积液典型特征，包括微小胆固醇结晶，像闪闪发光的"金子"。心包积液中胆固醇增多机制不清，可能原因：心包表面细胞坏死放出细胞的胆固醇；红细胞溶解释放出胆固醇；心包炎减少了淋巴引流，减少胆固醇的吸收，产生胆固醇结晶；一些胆固醇心包炎患者，心包积液的胆固醇量与血浆胆固醇含量相似，心包腔内高胆固醇可能是单纯渗出物。

大多数胆固醇心包炎常缺乏明确的基础疾病。治疗包括确定伴有的任何因素如结核病、风湿病或黏液性水肿高胆固醇血症。胆固醇心包炎心包积液容量大，发展缓慢，心脏压塞并发症少见。当大量心包积液引起呼吸困难和胸痛，或发展成缩窄性心包炎的可进行心包切除术。

13. 乳糜性心包积液

特发性乳糜性心包积液（chylopericardium）罕见，常是由于胸导管阻塞，其原因可以为外科手术或外伤致胸导管破裂或因肿瘤阻塞淋巴管。胸导管阻塞，使正常的淋巴回流系统受阻，结果乳糜通过淋巴引流反流心包。多数患者无症状，心包积液缓慢增加，多在胸部 X 线和超声心动图检查时发现。损伤的胸导管和心包腔之间的淋巴引流，可凭借 ^{99m}Tc 硫黄锑胶体放射核素淋巴管造影发现。心包积液常似乳白色牛奶，含有高胆固醇及甘油三酯，蛋白含量高于 35 g/L，用苏丹Ⅲ号脂肪染剂染色，显微镜下见到细微脂肪滴。

乳糜心包积液发生心脏填塞和缩窄性心包炎罕见。有报道心脏手术后并发乳糜性心包积液可致心脏压塞。对有症状的乳糜性心包积液患者的处理，尽可能减少复发，包括限制摄入含丰富甘油三酯的食物，如不成功可考虑胸导管手术，切开心包壁排出乳糜液和防止再蓄积。

14. 妊娠与心包积液

没有证据表明妊娠会影响心包疾病的易感性，但是，许多孕妇在妊娠后 3 月出现小至中量心包积液，罕见心脏填塞，由于妊娠期血容量增加，可使原来隐伏的心包缩窄表现出来。妊娠期的急性心包炎心电图须与正常妊娠状态下心电图上轻微的 ST-T 改变相鉴别。妊娠期大多数心包疾病的处理与非妊娠者类似，值得注意的是，大剂量阿司匹林可使胎儿动脉导管提早闭合，秋水仙碱也应禁用。心包切开术或心包切除术并不增加随后妊娠的风险，必要时可以进行。妊娠 20 周后，可通过超声心动图检出胎儿心包液，深度在 2 mm 以内为正常，如心包液过多，应考虑到胎儿水肿、溶血、低蛋白血症、免疫系统疾病、母婴传播的支原体或其他感染和肿瘤形成的可能。

第二节　心包缩窄

缩窄性心包炎（constrictive pericarditis）是多种心包疾病的最终结果，表现为心包纤维化、钙化、粘连和增厚，导致各房室充盈障碍，类似于右心衰竭的临床表现，其实质是心包缩窄。

由于心包缩窄，心脏舒张期充盈受限，舒张终末期压力升高，容量减少，尽管收缩功能正常，但每搏量降低，心排血量减少，然而，由于代偿性心率增快，心排血量降低不明显，因此，与心力衰竭比较右房压升高明显，而心排血量降低较少，右房压可高达 0.98 ～ 1.96 mmHg（10 ～ 20 cmH$_2$O）。由于右房压力升高，体循环淤血，静脉压升高。

在欧美和日本，心包缩窄的主要病因为特发性心包炎，在南非和一些热带国家，结核性仍是最常见的病因，我国结核性缩窄性心包炎，约占缩窄性心包炎病因的 40%。心包缩窄的其他病因主要包括心脏手术后、接受血液透析的慢性肾衰竭、结缔组织病和肿瘤浸润。化脓性心包炎引流不畅可发展为缩窄性心包炎，亦可是真菌感染和寄生虫感染的并发症。偶可见于心肌梗死、心包切开术后综合征及石棉沉着病引起的心包炎后。

一、心包缩窄的病理生理

增厚致密的心包较坚硬并固缩压迫心脏，限止了两侧心脏于舒张期充分扩张，使舒张期回心血量减少，心搏量因之而下降。心搏量减少必然造成输血量减少，故血压一般偏低，机体为了维持一定的输血量，必须增加心室率而达代偿目的。心排血量减少也导致肾血流量不足，使肾脏水钠潴留增多，循环血容量增加。另一方面静脉血液回流障碍，因此出现静脉压力升高，其升高的程度常较心力衰竭时更为明显，故临床上出现颈静脉怒张、肝大、腹水、胸腔积液、下肢水肿等体征。因左心室受缩窄心包的影响可出现肺循环瘀血，临床上有呼吸困难等症状。

心包缩窄时，血流动力学改变主要来自于大静脉和心房受压抑或来自于心室受缩窄的结果，在过去曾有不同意见，目前认为是心室受压的结果，实验动物心脏全部受缩窄后，仅解除心房的瘢痕组织，血流动力学并无改善，而将心室部分疤痕解除后，则有明显改善；另外右心室受压后即可产生体循环静脉高压的表现。因此临床上行心包剥脱术时，应剥除心室部位的增厚心包。

二、心包缩窄的临床特征

心包缩窄形成的时间长短不一，通常将急性心包炎发生后 1 年内演变为心包缩窄者称急性缩窄，1 年以上者称为慢性缩窄。演变过程有 3 种形式：①持续型，急性心包炎经治疗后在数日内其全身反应和症状，如发热胸痛等可逐渐缓解，甚至完全消失，但肝大、颈静脉怒张等静脉瘀血体征不减反而加重，故在这类患者中很难确定急性期和缩窄期的界限，这与渗液在吸收的同时，心包增厚和缩窄形成

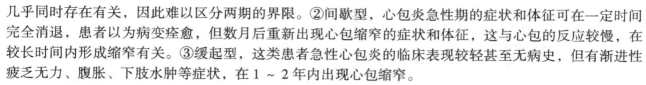

几乎同时存在有关，因此难以区分两期的界限。②间歇型，心包炎急性期的症状和体征可在一定时间完全消退，患者以为病变痊愈，但数月后重新出现心包缩窄的症状和体征，这与心包的反应较慢，在较长时间内形成缩窄有关。③缓起型，这类患者急性心包炎的临床表现较轻甚至无病史，但有渐进性疲乏无力、腹胀、下肢水肿等症状，在 1 ～ 2 年内出现心包缩窄。

（一）症状

心包缩窄的主要症状为腹胀、下肢水肿，这与静脉压增高有关，虽有呼吸困难或端坐呼吸，其并非由于心功能不全所致，而是由于腹水或胸腔积液压迫所致。此外患者常诉疲乏、食欲缺乏、上腹部胀痛等。

（二）体征

（1）血压低，脉搏快，1/3 出现奇脉，30% 并心房颤动。

（2）静脉压明显升高，即使利尿后静脉压仍保持较高水平。颈静脉怒张，吸气时更明显（Kussmaul 征），扩张的颈静脉舒张早期突然塌陷（Freidreich 征）。Kussmaul 征和 Freidreich 征均属非特异性体征，心脏压塞和任何原因的严重右心衰竭，皆可见到。

（3）心脏视诊见收缩期心尖回缩，舒张早期心尖搏动。触诊有舒张期搏动撞击感。叩诊心浊音界正常或稍扩大。胸骨左缘 3、4 肋间听到心包叩击音，无杂音。

（4）其他体征，如黄疸、肺底湿啰音、肝大、腹水比下肢水肿更明显，与肝硬化相似。

（三）辅助检查

1. 颈静脉搏动图检查

见 X（心房主动扩张）和 Y（右房血向右室排空，相当于右室突发而短促的充盈期）波槽明显加深，以 Y 降支变化最明显。

2. 心电图检查

胸导联 QRS 波呈低电压，P 波双峰，T 波浅倒，如倒置较深表示心包受累严重，缩窄累及右室流出道致使右室肥厚，心房颤动通常见于重症者。广泛心包钙化可见宽 Q 波。

3. 胸部 X 线检查

心影正常或稍扩大，心脏边缘不规则、僵硬。透视下见心脏搏动减弱或消失。上腔静脉充血使上纵隔影增宽，心房扩大，心包钙化者占 40%，在心脏侧位观察房室沟、右心前缘和纵隔有钙化阴影，但心包钙化不一定有缩窄。肺无明显充血，如有充血征示左心受累。50% 患者见胸腔积液。

4. 超声心动图检查

M 型和二维超声心动图表现均属非特异性变化。M 型超声心动图表现为左室壁舒张中晚期回声运动平坦；二尖瓣舒张早期快速开放（DE 速加快）；舒张期关闭斜率（EF 斜率）加快；室间隔在心房充盈期过渡向前运动，肺动脉瓣过早开放。

二维超声心动图表现心室腔受限变小，心房正常或稍大，心包膜回声增强，下腔静脉扩张，心脏外形固定，房室瓣活动度大，当快速到缓慢充盈过渡期，见到心室充盈突然停止。吸气时回心血量增加，因右室舒张受限使房、室间隔被推向左侧。

5. CT 或 MRI 检查

心包膜增厚比超声心动图更清晰，厚度可达 5 mm，右室畸形。左室后壁纤维化增厚，上下腔静脉和肝静脉也见特征性改变。

6. 心导管检查

通过左、右心导管同时记录到上腔静脉压、右房平均压、肺毛细血管楔压、肺动脉舒张压，左、右室压力升高，升高水平大致相等。左、右室升高，升高水平大致相等。左、右室升高的舒张压相差不超过 5 ～ 6 mmHg（0.66 ～ 0.79 kPa）。右房压力曲线 a、v 波振幅增高，x、y 波加深形成"M"型"W"型。右室压力曲线，舒张早期迅速下陷接近基线，随后上升维持高平原波呈"平方根"样符号，高平原波时压力常超过右室收缩压的 25%，约等于右房平均压。肺动脉收缩压小于 50 mmHg（6.66 kPa）。

三、心包缩窄的诊断与鉴别诊断

（一）心包缩窄的诊断依据

心包疾病病史，结合颈静脉怒胀、肝大、腹水，但心界不大、心音遥远伴有心包叩击音，可初步建立心包缩窄的诊断。再经胸部 X 线检查发现心包钙化，心电图表现为低电压和 T 波改变则可确定诊断。对不典型病例行心导管检查，可获得心腔内压力曲线以协助诊断。

（二）心包缩窄的鉴别诊断

1. 肝硬化门静脉高压伴腹水

患者虽有肝大、腹水和水肿，与缩窄性心包炎表现相似，但无颈静脉怒张和周围静脉压升高现象，无奇脉，心尖搏动正常；食管钡透显示食管静脉曲张；肝功能损害及低蛋白血症。

2. 肺心病

右心衰竭时颈静脉怒张、肝大、腹水、水肿，与缩窄性心包炎鉴别。肺心病有慢性呼吸道疾病史；休息状态下仍有呼吸困难；两肺湿啰音；吸气时颈静脉下陷，Kussmaul 征阴性；血气分析低氧血症及代偿或非代偿性呼吸性酸中毒；心电图右室肥厚；胸部 X 线片见肺纹理粗乱或肺淤血，右下肺动脉段增宽，心影往往扩大等，可与缩窄性心包炎鉴别。

3. 心脏瓣膜疾病

局限性心包缩窄由于缩窄部位局限于房室沟和大血管出入口，可产生与瓣膜病及腔静脉阻塞病相似的体征。如缩窄局限于左房室沟，形成外压性房室口通道狭窄，体征及血流动力学变化酷似二尖瓣狭窄。风湿性心脏病二尖瓣狭窄可有风湿热史而无心包炎病史。心脏杂音存在时间较久。超声心动图示二尖瓣增厚或城墙样改变，瓣膜活动受限与左室后壁呈同向运动。胸部 X 线检查，心脏搏动正常无心包钙化。心导管检查，缩窄性心包炎有特征性的压力曲线，再结合心血管造影有助于与先天性或后天获得性瓣膜病鉴别。

4. 心力衰竭

患者往往有心脏瓣膜病或其他类型心脏病，虽有颈静脉怒张和静脉压升高，但 Kussmaul 征阴性；心脏扩大或伴有心脏瓣膜病变的杂音；且下肢水肿较腹水明显均可帮助鉴别。

5. 限制型心肌病

原发性或继发性限制型心肌病由于心内膜和心肌受浸润或纤维瘢痕化，心肌顺应性丧失引起心室舒张期充盈受限。血流动力学和临床表现与缩窄性心包炎相似，鉴别诊断极为困难。因两者治疗方法、预后截然不同，故鉴别诊断很重要，确实难以鉴别时可采用开胸探查明确诊断。

四、心包缩窄的治疗

心包剥离术是治疗缩窄性心包炎的有效方法，术后存活者 90% 症状明显改善，恢复劳动力。故目前主张早期手术，即在临床上心包感染基本上已控制时就可施行手术，过迟手术患者心肌常有萎缩及纤维变性，手术虽成功但因心肌病变致术后情况改善不多，甚至因变性的心肌不能适应进入心脏血流的增多而发生心力衰竭，此外过迟手术也因一般情况不佳会增加患者手术的危险性。内科疗法主要是减轻患者症状及手术前准备。患者术前数周应休息，进低盐饮食，有贫血或低蛋白血症者可小量输血或给予清蛋白。腹水较多者可适量放水和给予利尿剂，除非有快速心房颤动一般不给予洋地黄制剂。术前 1 ～ 2 d 开始用青霉素，结核病例术前数天就应开始用抗结核药。

五、缩窄性心包炎

（一）渗出缩窄性心包炎

渗出缩窄性心包炎（effusive constrictive pericarditis）是指既有心包腔积液产生心脏压塞，又有心包膜增厚粘连引起心包缩窄的两者临床特征。本病进展缓慢，病程持续 1 年左右，可发展为缩窄性心包炎。

1. 病因

结核感染、肿瘤、放射性损伤及非特异性心包炎。

2. 临床表现

胸痛，劳力性呼吸困难，颈静脉及中心静脉压升高，常出现奇脉，心包叩击音少见。胸部 X 线示心脏增大，无心包钙化影。CT 检查心包壁层增厚，心包积液。心包穿刺抽液前心房压力曲线以 x 支下降明显，抽液后转为 y 降支下降更显著。右室压力曲线抽液前后均呈现"平方根"征。抽液后心包腔内压虽下降，而中心静脉压仍保持较高的水平。

3. 治疗

除继续治疗原发病外，激素和心包穿刺抽液治疗可暂时缓解症状。有时心包切除术是最有效的治疗方法。

（二）隐匿性缩窄性心包炎

此病少见。患者可有急性心包炎病史。常诉胸痛，劳累后呼吸困难，体查无缩窄性心包炎体征。超声心动图检查也无心包积液和缩窄的征象。右心导管，心房心室压力曲线正常。若为明确诊断和行心包切开术前，可采用较少用的增加血容量方法，诱发血流动力学改变。在 10 min 内静脉滴注大约 1 L 盐水，此时右房压力曲线显出缩窄性心包炎的"M"型或"W"型特征，而左、右心室舒张压相等。

（三）慢性钙化缩窄性心包炎

目前慢性钙化缩窄性心包炎（chronic calcific constrictive pericarditis）较罕见，属缩窄性心包炎晚期的一种特殊类型。临床特点：严重恶病质；巩膜、皮肤黄疸、蜘蛛痣、肝掌；静脉压极度升高；心律不齐，心房颤动；肝大，腹水，甚至出现意识障碍；射血分数极低，心包切除手术治疗危险性大，即使手术治疗，术后心功能也得不到改善。

（四）心包切开术后及心外科手术后缩窄性心包炎

心包切开术后缩窄性心包炎（postpericardiotomy constrictive pericarditis）发生率在 0.2% 以下。心脏手术时心包膜损害、出血、手术操作的刺激、局部低温等因素，导致心包无菌性炎症。约 25% 患者术后经超声心动图检查可发现心包积液，但经数周可逐渐吸收。部分大量血性心包积液者，虽经心包穿刺抽引治疗，由于血性渗液的组织机化，很快出现缩窄性心包炎临床表现。如心脏手术后数月内出现似右心衰竭表现，静脉压升高、肝大、腹水，应注意心包切开术后缩窄性心包炎。一旦明确诊断，需进行行心包切除术治疗。

心外科手术后缩窄性心包炎（posts urgical constrictive pericarditis）是心脏外科手术的一种并发症，从心脏手术到确诊的时间通常为一年，但其范围由少于 1 个月至 15 年以上。5 207 例成年患者外科手术后 0.2%（11 例）并发缩窄性心包炎，行心导管检查，平均术后 82 d 并发。心脏移植的患者中，超过 12% 者可能发生延迟性心包积液和缩窄，易与慢性排异反应而发生的心肌病相混淆。

1. 病因

聚乙烯酮碘（povidone-iodine）冲洗心脏被假定为对某些患者的诱发因素，许多报告并未提到这一因素，似乎心包腔出血和浆膜损伤是主要因素。一组报告暂时性心包切开术后综合征是手术后缩窄性心包炎的病因，约占 60%。现已有证据证明，手术后缩窄性心包炎，可能包括旁路血管移植术和移植血管早期闭塞，及切开心包时损害移植血管。发生缩窄性心包炎，还可能与隐藏的心包积血和心外膜安装 AICD 后数月，电极异物刺激心包的反应或电极局部感染的因素有关。

2. 临床表现

外科术后缩窄性心包炎的重要临床特征，包括呼吸困难、胸痛、颈静脉扩张、足部水肿，X 线胸片心脏扩大、超声心动图证明心包增厚并心包大量积液。另 MRI 和 CT 检查可证实一些患者心包增厚。

3. 治疗

若怀疑某些患者患有此综合征，在其心包探查术之前应用心导管术以确诊缩窄性心包炎。这些患者大多数是心包出血引起的纤维化，常伴有心脏后壁血肿，约 85% 在施行广泛心包切除术后可以好转。这类患者心包切除的死亡率高，为 5% ~ 14%。

参考文献

［1］何胜虎. 心血管内科简明治疗手册［M］. 武汉：华中科技大学出版社，2015.

［2］王士雯，钱方毅，周玉杰. 老年心脏病学［M］. 北京：人民卫生出版社，2012.

［3］任卫东. 心血管畸形胚胎学基础与超声诊断［M］. 北京：人民卫生出版社，2015.

［4］葛均波. 心血管系统疾病［M］. 北京：人民卫生出版社，2015.

［5］顾复生. 临床实用心血管病学［M］. 北京：北京大学医学出版社，2015.

［6］石翔，王福军. 老年心血管病用药手册［M］. 北京：人民军医出版社，2016.

［7］曾和松，汪道文. 心血管内科疾病诊疗指南［M］. 北京：科学出版社，2016.

［8］郝云霞，李菀. 心血管病临床护理思维与实践［M］. 北京：人民卫生出版社，2014.

［9］黄连军. 先天性心脏病介入治疗［M］. 北京：北京大学医学出版社，2015.

［10］马爱群，王建安. 心血管系统疾病［M］. 北京：人民卫生出版社，2015.

［11］许迪. 心血管科临床处方手册［M］. 南京：江苏科学技术出版社，2015.

［12］马依彤. 心血管病防治指南和适宜技术基层推广手册［M］. 北京：人民军医出版社，2014.

［13］郭继鸿，王志鹏，张海澄. 临床实用心血管病学［M］. 北京：北京大学医学出版社，2015.

［14］郭航远. 变异心血管病学［M］. 杭州：浙江大学出版社，2015.

［15］马长生，霍勇. 介入心脏病学［M］. 北京：人民卫生出版社，2016.

［16］李艳芳，周玉杰，王春梅. 心血管疾病研究进展［M］. 北京：人民军医出版社，2014.

［17］李小鹰. 心血管疾病药物治疗学［M］. 第2版. 北京：人民卫生出版社，2013.

［18］黄连军. 先天性心脏病介入治疗［M］. 北京：北京大学医学出版社，2015.

［19］张雅慧. 心血管系统疾病［M］. 北京：人民军医出版社，2015.

［20］王志敬. 心内科诊疗精萃［M］. 上海：复旦大学出版社，2015.